RENÉ CREVEL

À poumons perdus

Médecine à travers les siècles

Collection dirigée par le Docteur Xavier Riaud

L'objectif de cette collection est de constituer « une histoire grand public » de la médecine ainsi que de ses acteurs plus ou moins connus, de l'Antiquité à nos jours.

Si elle se veut un hommage à ceux qui ont contribué au progrès de l'humanité, elle ne néglige pas pour autant les zones d'ombre ou les dérives de la science médicale.

C'est en ce sens que – conformément à ce que devrait être l'enseignement de l'histoire –, elle ambitionne une « vision globale » et non partielle ou partiale comme cela est trop souvent le cas.

Dernières parutions

Georges TRAVERT, Aleksander EDELMAN, et Isabelle SERMET-GAUDELUS, *La fatalité de la mucoviscidose sera-t-elle vaincue ? Histoire et succès*, 2024.

Patrice PINET, *Christoph Wilhelm Hufeland, hygiéniste, professeur de médecine et premier médecin à la cour de Prusse. 1762-1836*, 2024.

Françoise GUILLON-METZ, *Des diabétiques célèbres. De l'Antiquité à nos jours*, 2024.

Xavier RIAUD, *Expérimentations nazies bucco-dentaires. Éthique médicale et histoire*, 2024.

Mathilde HAGELSTEIN, *Henri Petit, dentiste nancéien pendant la Grande Guerre*, 2024.

Michel A. GERMAIN, *Cancers et reconstructions médico-chirurgicales à travers les siècles*, 2024.

Xavier RIAUD, *Cowboys, Indiens et... dentistes. Une autre façon de voir le Far West*, 2024.

Patrick Albert POGNANT, *Joë Bousquet. Histoire d'un calvaire médical*, 2024.

Patrick Albert POGNANT, *Antonin Artaud. La mise en échec de la médecine*, 2024.

Pierre AUBRY et Bernard-Alex GAÜZÈRE, *Alexandre-Olivier Exquemelin. Chirurgien, flibustier et naturaliste. 1640-1717*, 2023.

Michel A. GERMAIN, *La lymphe. De l'Antiquité au XXIe siècle*, 2023.

Philippe MARRE et Xavier RIAUD, *Pr Jean-Michel Dubernard (1941-2021). Un chirurgien au service de l'Homme*, 2023.

Patrice PINET, *Louis Pasteur face aux médecins et aux chirurgiens*, 2023.

Sous la direction de Xavier RIAUD, *Au service de l'histoire de la médecine. 2006-2023. Anniversaire d'une collection éditoriale*, 2023.

Élisabeth CLEMENTZ-METZ, *Les lépreux en Alsace. Volume I : Marginaux, exclus, intercesseurs ?*, 2023.

Patrick Albert Pognant

RENÉ CREVEL

À poumons perdus

L'Harmattan

Du même auteur,
en lien avec la littérature et la médecine

Joë Bousquet – Histoire d'un calvaire médical,
Paris : L'Harmattan, coll. « Médecine à travers les siècles », 2024.
Antonin Artaud – La mise en échec de la médecine,
Paris : L'Harmattan, coll. « Médecine à travers les siècles, 2024.
*La folle clinique sexuelle du Pr P*** – De la Belle Époque aux Années folles*,
Paris : L'Harmattan, coll. « Médecine à travers les siècles », 2016.
La répression sexuelle par les psychiatres – 1850-1930 – Corps coupables,
Paris : L'Harmattan, coll. « Médecine à travers les siècles », 2011.
Psychopathia sexualis *de Krafft-Ebing – 1886-1924 –*
une œuvre majeure dans l'histoire de la sexualité,
Paris : L'Harmattan, coll. « Médecine à travers les siècles », 2011.
Procès de Philippe Naigeon – La paranoïa menottée,
Paris : L'Harmattan, hors collection, 2002

« Notice biographique du Dr Jacques Latrémolière »,
initialement en ligne sur le site de la Bibliothèque Inter-Universitaire de Santé (BIU Santé), en septembre 2011 : <http://ppognant.online.fr/latremoliere.html>
« La poésie de résistance, France, 1939-1945 », *Résistances*,
dir. Gérard Danou, Limoges : éd. Lambert-Lucas, 2011, pp. 99-135.
« Le comte qui était comtesse : un cas de gynandrie au Tribunal de Vienne, 1890 »,
communication colloque *Expertise psychiatrique et sexualité 1850-1930*,
Paris 8, 15 octobre 2009, et publication : *Droit et cultures* n° 60 2010/2,
textes réunis et préfacés par Geneviève Koubi et Patrick Pognant,
Paris : L'Harmattan, 2010, pp. 113-127.
« *Mon corps et moi* de René Crevel, le roman d'une impossible conciliation » :
Archéologie du moi, dir. G. Berkman et C. Jacot Grapa,
Saint-Denis : Presses Universitaires de Vincennes, 2009, pp. 165-180.
« Les interdits hors la loi » in *Droit et cultures*, « Interdit(s), Interdiction(s) »,
n° 57 2009/1, Paris : L'Harmattan, 2009, pp. 129-142.

5-7, rue de l'Ecole-Polytechnique, 75005 Paris
http://www.editions-harmattan.fr
ISBN : 978-2-336-51418-5
EAN : 9782336514185

Sommaire

Nota Bene

Dans les notes en bas de pages, la majuscule reproduit celle des ouvrages pour les titres d'introduction (Introduction, Préface, Présentation, etc.) ; la minuscule (introduction, préface, etc.) signifie que le texte préliminaire ne portait pas de titre et que nous lui en avons attribué un. Les références de pages que nous donnons se rapportent toujours à la dernière édition que nous citons dans les références complètes d'une œuvre.

Tous les mots en italiques dans les citations sont des auteurs respectifs.

Abréviations, mots latins, etc.

circa pour environ
coll. pour collection
CP pour Cachet Postal

dir. pour direction ; parfois suivi par ***et alii*** (et [les] autres)
et seq. pour *et sequentia* (et page suivante)
au pluriel ***et seqq.*** (et pages suivantes)

ib. pour *Ibidem* (à l'identique de la précédente note)
i. e. pour *id est* (c'est-à-dire)
infra (en aval)

NDA pour Note De l'Auteur
NDE pour Note De l'Éditeur

op. cit. pour *opere citato* (ouvrage déjà cité)

passim (à différents endroits)

s. p. n. (souligné par nous lors d'une mise en italiques d'un mot ou d'un passage dans une citation) ; toujours entre crochets dans la citation sinon les caractères en italiques sont toujours de l'auteur de la citation
s. l. (sans indication de lieu)
s. d. (sans indication de date)
s. n. a. (sans nom d'auteur)
supra (en amont)

À la mémoire de mon ami Gilles Maurice
qui aurait tant aimé voir se concrétiser cet ouvrage
mille fois évoqué lors de nos soirées si littéraires ;
Crevel n'était jamais loin,
non plus que Diderot et tant d'autres... les poètes...

Introduction

« Il n'y a plus de mesure.
J'entends que les unités de longueur,
poids, capacité, ne sauraient avoir de mesures.
Nous ne croyons plus au système métrique.
Nul ne saurait auner les rêves, les désirs. »
R. Crevel, *Paul Klee* (1930)

Ce livre consacré à René Crevel (1900-1935) parachève le triptyque consacré aux écrits de douleur de trois écrivains (Artaud, 1896-1948, Bousquet, 1897-1950, et Crevel) nés à la fin du XIXe siècle et qui, outre des liens et affinités qui seront pointés au fil des pages, ont en commun une vie particulièrement dolente, régie par une médecine impuissante, autoritaire et invasive qui a pourri leur existence et les a abandonnés dans les bras de la mort aux trop jeunes âges de 52 ans pour le premier, 53 ans pour le deuxième, et 35 ans pour le dernier. En ajoutant celui de Crevel, l'étude de ces trois destins tragiques permet de finaliser l'approche des principales pathologies qui ont marqué l'entre-deux-guerres et leurs thérapies et autres traitements afférents alors mis en œuvre, souvent plus mortifères que curatifs. Ainsi, après avoir abordé principalement l'hérédosyphilis et le traitement de la maladie mentale avec Antonin Artaud, puis la paraplégie causée par une blessure de guerre (et les pathologies conséquentes) avec Joë Bousquet, va être approché avec René Crevel un des fléaux majeurs des dix-neuvième et vingtième siècles, la tuberculose pulmonaire, qui, avant l'arrivée de la pénicilline dans les années 1950, a causé la mort de millions d'individus dans le monde et parmi eux, nombre d'artistes.

Sans doute plus connu que Joë Bousquet, mais moins renommé qu'Antonin Artaud, René Crevel doit plus sa notoriété à son joli minois et à cette attirance morbide du public pour les suicidés, *a fortiori* jeunes, qu'à son œuvre littéraire. Baptiste Rossi écrit que « Crevel, au final, est trop souvent réduit à son geste fatal, qui le résume et le présente, et c'est un pur scandale que celui-là, puisque précisément, Crevel s'est tué à cause de son suicide, ce suicide, qui, pour tous ceux qui le tentent et le réussissent est, toujours, une fatalité nécessaire[1] ». Cette notoriété, il la doit aussi à son beau visage éclairé par des yeux bleus, magnifié par Man Ray (1890-1976) et Henri Martinie (1885-1965), fut-ce en N&B. Elle est hélas ! moins redevable à son œuvre peu lue par le grand public (mais n'est-ce pas le cas de nombre d'artistes dont le destin tragique subsume l'œuvre ?), ce qu'il faut bien sûr regretter. Son œuvre tombée dans le domaine public permet aujourd'hui de trouver la plupart de ses romans et certains de ses écrits sur l'art, la littérature..., dans des rééditions de poche, certaines de grande qualité, à un prix abordable, ainsi que dans des versions numériques parfois bas de gamme, mais en toute gratuité sur le web.

Triste consolation, comme les plus grands, René Crevel a depuis le 2 décembre 2022 sa plaque commémorative sur l'immeuble qui l'a vu naître le 10 août 1900 au 30 rue de l'Échiquier à Paris, dans le Xe arrondissement ; il est ainsi gravé dans le marbre que René Crevel fut « Écrivain, Surréaliste et Dadaïste [même s'il fut dadaïste avant d'être surréaliste...] / Engagé pour la liberté et pour la paix contre le fascisme ». Ce qui, allez ! fait tout de même plaisir à lire aux fervents admirateurs de Crevel.

Dans cet ouvrage, la courte, mais dense vie de Crevel, qui restera un jeune homme pour l'éternité (une conséquence *post-mortem* avantageuse pour le jeune suicidé), nous mènera tout à trac dans son intimité amoureuse entre filles et garçons ; dans les coulisses du surréalisme avec ses guéguerres débilitantes ; chez les princesses et les voyous toutes et tous peu ou prou sniffeurs de coco ou fumeurs de noir ; dans l'Allemagne se nazifiant dans l'indifférence quasi générale sauf chez quelques-uns parmi lesquels le lucide Crevel ; nous visiterons l'arrière-cour des cabarets peuplée de gens fardés, mais aussi celle des sanatoriums peuplée de gens blafards (la gent qu'on y trouve est la même : contagieuse et désespérée, des tas de viande dans la triste quête incessante d'un autre tas de viande) ; nous partagerons ses nombreuses et fécondes rencontres artistiques, ses désespoirs chassés par ses espoirs inlassablement recommencés jusqu'à un certain soir de juin 1935. Ce chapitre biographique se clôturera sur les impressions que le jeune homme a laissées à des amis et autres relations.

Avec René Crevel, le plus jeune des trois auteurs étudiés, nous avons affaire à un auteur très littéraire, au style imagé, efficace, tranché comme le couteau effilé de ses colères. Nous découvrirons son œuvre, forcément plus réduite que celle de ses aînés, mais d'une grande portée, et où l'ombre éclairante de Denis Diderot (1713-1794) est souvent tapie. En conclusion de ce chapitre

---

[1] Baptiste ROSSI, « Des nouvelles de Crevel », *La Règle du jeu*, juin 2014 (page consultée le 30.08.2014), < https://laregledujeu.org/2014/01/06/15176/des-nouvelles-de-crevel/ >.

sera proposé un florilège des belles saillies et autres aphorismes dont le poète avait le talent.

Nous poursuivrons par la découverte de ses écrits de douleur, en apparence moins abondants que ceux de ses aînés, mais nous verrons qu'ils sont substantiels. Si l'œuvre romanesque recèle forcément une part autobiographique, elle est avant tout fictionnelle et se prête moins à l'apitoiement de soi et aux écrits cliniques qui caractérisent les livres d'Artaud et de Bousquet. Mais nous verrons que les protagonistes de ses romans connaissent les mêmes douleurs que leur auteur. En plus de ses livres, sa correspondance fournira un matériau essentiel.

Nous aborderons également l'obsession suicidaire du jeune homme que l'on retrouve disséminée tout au long de son œuvre et verrons s'il a pu être influencé ou renforcé dans sa détermination par quelques prédécesseurs du monde artistique, parfois proches de lui.

Puis nous partagerons, nous espérons avec tact, l'intimité du poète en découvrant la sexualité péremptoire qui l'a taraudé, fut une source de ses douleurs et a semblé parfois l'encombrer ; nous découvrirons aussi son goût modéré des drogues dont l'alcool, qui n'a pas fait de lui, au contraire de ses deux aînés, ce qu'il convient de nommer un toxicomane.

Enfin, nous nous pencherons sur le supplice médical de René Crevel avec les nombreux traitements et autres opérations qu'il a subis, ce qui nous conduira, parfois en compagnie de Paul Éluard, dans ces mouroirs alvéolaires appelés sanatoriums, machines à ne pas guérir peuplées de « poitrinaires » ou de « tubards » toussotant sur leurs balcons ensoleillés qui avaient au moins l'utilité d'offrir des panoramas figés comme des cartes postales, mais, à la longue, si déprimants à beaucoup.

Comme pour nos ouvrages sur Artaud et Bousquet, ont été privilégiés l'approche chronologique et un découpage par thèmes (ce qui implique certaines redites assumées afin de privilégier la cohérence de chaque chapitre ainsi autonomisé).

Nous avons également repris notre manière de saturer le texte par des citations pléthoriques, cette accumulation provoquant la cristallisation des dires de l'auteur, avec parfois ses contradictions de fait mises en relief. Ce faisant, tout en servant notre propos, nous espérons donner au lecteur l'envie d'aller plus avant dans la découverte (ou la redécouverte) de cet auteur fascinant dont les œuvres continuent de parler aux lecteurs du XXIe siècle, un auteur qui a eu le talent de tenter obstinément d'accorder la noirceur de sa vie à la lumière de ses idées.

I. Biographie abrégée

Pour élaborer ce chapitre divisé en deux sections, nous nous sommes principalement appuyé sur l'œuvre de René Crevel[1] et particulièrement sur ses lettres. A également été fait appel à deux incontournables biographies, celle de Michel Carassou[2] et celle de François Buot[3], la première plus factuelle que la seconde, plus foisonnante et analytique. Les autres sources proviennent d'écrits exégétiques et de certains témoignages.

Comme annoncé dans l'Introduction, une section spécifique fermera ce chapitre avec les impressions que René Crevel a laissées à ses amis, relations, personnes rencontrées...

I. Les grandes étapes d'une vie contrastée

1. Enfance et adolescence

René Paul Henri Crevel naît un 10 août 1900 au sein d'une famille petite bourgeoise, rue de l'Échiquier à Paris, dans une France de la IIIe République encore marquée par l'affaire Dreyfus. La famille compte déjà un garçon, Georges, né en 1899. Le père, Eugène Paul Crevel (1868-1914) dirige une imprimerie de partitions musicales (jazz et chansons), l'imprimerie Crevel, 18 rue du Faubourg-Saint-Denis à Paris (imprimerie familiale créée au XIXe siècle sous le nom de Crevel Frères). La mère (née Louise Marguerite Plet, 1877-1926), sans profession, est maîtresse-femme au foyer : elle est décrite autoritaire et exigeante sur le plan de l'éducation.

Michel Carassou rapporte que cette mère accomplie fait circoncire René quand il est âgé de trois ans, « sans doute en raison d'un phimosis[4] ». Mais peut-être aussi et surtout pour une raison moins avouable qu'il faudrait trouver chez une femme sous l'influence d'un médecin hygiéniste (il serait à ce sujet éclairant de savoir si Georges avait auparavant subi la même mutilation). Par les propos mêmes de l'auteur, on sait que cette posthectomie est terriblement mal vécue par l'enfant.

---

[1] À ne pas confondre avec son homonyme, de huit ans son aîné, René Crevel (Rouen, 23.01.1892–Villeneuve-Loubet, 02.07.1971), décorateur, peintre et architecte, qui œuvrait dans le milieu artistique parisien (entre autres dans le petit monde du cinéma) et que notre René Crevel aurait pu croiser (nous n'avons pas trouvé trace d'une quelconque rencontre entre les deux hommes). Ils ont forcément eu connaissance de leur homonymie mais ont dû décider de l'ignorer et de s'ignorer.

[2] Michel CARASSOU, *René Crevel*, Paris, Fayard, 1989, 292 p.

Dans la suite de l'appareil de notes, nous ne mentionnerons que le nom de l'auteur, *idem* pour la référence du biographe suivant.

[3] François BUOT, *Crevel*, Paris : Grasset, 1991, 490 p.

[4] Michel CARASSOU, *op. cit.* (292 p.), pp. 23-24.

En 1904, la famille s'agrandit d'un troisième enfant : c'est une petite fille prénommée Hélène qui succède aux deux garçons. L'appartement devenu trop exigu, les Crevel quittent le quartier animé du Xe arrondissement pour habiter un arrondissement plus chic, le XVIe, dans un appartement sis au 15 rue de la Pompe.

Très peu d'informations sont à disposition sur sa prime enfance et René Crevel lui-même sera peu disert sur ce sujet, lâchant ça et là au détour de quelques textes des bribes de souvenirs. Ainsi, dans *L'Arbre à méditation* (nous reviendrons sur cette œuvre dans le chapitre suivant), il donne, à travers le personnage de Rub Dub Dub (le fils d'Esperanza est un des principaux protagonistes de son roman *Les pieds dans le plat*[1]), des détails qu'on ne peut s'empêcher de considérer comme autobiographiques, par exemple quand il évoque sa famille en 1906 qui, « par peur de la typhoïde boit de l'eau d'Évian, mange des fruits en compote, les salades cuites, hait le soleil qui use les rideaux et défend, bien entendu, à la chair de sa chair de sortir sans chaussettes, même l'été au bord de la mer[2] », attitude parfaitement hygiéniste qui se raccorde avec l'épisode de l'excision préputiale évoquée plus haut.

L'enfant est élevé selon les stricts codes de la bourgeoisie façon seizième, de l'habillement ridiculement chic (costume de coupe anglaise, col dur, chapeau melon, canne...) en passant par les leçons de piano, dès 1906. Dans son essai, *Le clavecin de Diderot*, il raconte que, bambin, il avait reçu en cadeau une boîte d'aquarelle dont la palette de couleurs l'avait inspiré pour « barbouiller » un palmier en « rose vif », mais « il fut objecté que les arbres étaient verts. Donc le [sien] c'était du gâchis, et rien de plus. D'ailleurs [il était] trop petit pour peindre et on [lui] ôta pinceaux, gobelets, palette[3]. » Cela ne lui ôta pas son goût pour l'art pictural et nous verrons plus tard qu'il avait un bon coup de crayon que, hélas ! il n'exploitera pas.

---

[1] *Les pieds dans le plat* (1930-1933), Paris : Éditions du Sagittaire (anciennes Éditions Kra), Paris 1933, 362 p. ; rééd. Préface de Ezra POUND, Paris : Société Nouvelle des Éditions Pauvert, 1974, 1976, 1985 (320 p.), p. 139.

Le personnage de Rub dub dub et des passages entiers de *L'Arbre à méditation* sont repris dans *Les Pieds dans le plat*, roman écrit deux ans plus tard.

N.B. : dans la suite de l'appareil de notes, pour les œuvres de René Crevel (livres, articles, lettres...), nous ne répéterons pas le nom de l'auteur. Par ailleurs, nous essayons toujours de donner, entre parenthèses, après le titre de l'œuvre, sa date de composition (ce qui assez peu nécessaire pour Crevel car il publiait en général assez vite après avoir achevé ses textes et il y a peu d'œuvres publiées posthumément à l'instar de celle citée dans la note suivante). Enfin, les références des citations portent sur la dernière édition mentionnée dans la note en bas de page (souvent les rééditions de Pauvert et Gallimard).

[2] *L'Arbre à méditation* (1930-1931), dans *René Crevel – Les Inédits, lettres, textes*, édition établie et présentée par Alexandre MARE, Paris : Éditions du Seuil, coll. « Fiction & Cie », 2013 (400 p.), p. 294.

[3] *Le clavecin de Diderot* (193-1932), Paris : Éditions surréalistes-José Corti, 1932, 168 p. ; rééd. *René Crevel – L'Esprit contre la Raison et autres écrits surréalistes*, Préface d'Annie LE BRUN : « Un palmier rose vif », Paris : Société Nouvelle des Éditions Pauvert, 1986 (336 p.), p. 229.

La naissance d'une autre sœur, Denise, en 1910, viendra bousculer le ronron de sa monotone enfance. La petite fille sera la cadette de la fratrie qui ne s'agrandira plus. Les Crevel doivent à nouveau déménager et s'installent, toujours dans le seizième arrondissement de Paris, au 6 rue de la Muette.

Les enfants suivent la voie toute tracée de la bonne éducation qui ne saurait être complète sans celle de la religion catholique. Aussi, cela vaudra à René Crevel, à l'âge de onze ans, de faire sa première communion (nous imaginons qu'il en fut de même pour son frère et ses sœurs).

Puis, c'est l'entrée en sixième, une étape de notre vie d'enfant dont on se souvient toujours, tant elle nous grandit en laissant l'impression que l'on a monté une marche importante d'un escalier trop sérieux dont on ne sait exactement où il nous conduira, même si certains se projettent précocement dans une vocation. Fut-ce le cas pour René ?

Arrivent bientôt les fièvres de la puberté chez un enfant pour qui les choses du sexe étaient peccamineuses, fussent-elles en pensée (les enfants provençaux, dans les années 1870, n'appelaient-ils leur pénis « le péché[1] » ?).

Nous ne savons pas si la déclaration de guerre de l'Allemagne, le 3 août 1914, et les bouleversements qu'elle a entraînés dans le pays ont affecté la famille Crevel. Le père de René, alors âgé de 46 ans, est en principe mobilisable (l'exemption d'incorporation commençait à partir de 48 ans, mais il a pu bénéficier des dispenses prévues par la loi concernant les « soutiens indispensables de famille », Loi du 5 août 1914, art. 49) pour rejoindre ce que l'on appelait alors « la réserve de l'armée territoriale » : les troupes – dont les soldats étaient surnommés « les pépères » – qui la composaient étaient en principe affectées à l'arrière. Mais après la bataille de la Marne, entre les 5 et 10 septembre 1914, et la perte de près de 80 000 hommes malgré la victoire française, l'état-major ne fit plus la distinction entre les conscrits, les engagés volontaires et les réservistes ; aussi, la mobilisation des « pépères » s'accéléra car il y avait grand besoin de soldats pour monter au front[2]. Est-ce là une des raisons (en y ajoutant les vraisemblables sombres perspectives d'avenir pour une imprimerie de partitions musicales en période de guerre) qui motive le suicide d'Eugène Crevel par pendaison, au mois de novembre, quelques mois après l'hécatombe de la Marne ? Si aucun document ne vient éclairer les raisons de ce suicide spectaculaire, dans le salon de l'appartement familial, en

---

[1] Anne-Marie SOHN, *Du premier baiser à l'alcôve*, Paris : Aubier, coll. « Collection historique », 1996 (314 p.), p. 19.

[2] *Légifrance*, « Loi du 5 août 1914 Relative à l'état de siège » (page consultée le 02.04.2024), < https://www.legifrance.gouv.fr/jorf/id/JORFTEXT000000868909/ > ; *Musée de la Grande guerre*, « La Bataille de la Marne de 1914 » (page consultée le 02.04.2024), < https://www.museedelagrandeguerre.com/collections/la-bataille-de-la-marne-1914/ > ; et *Site Interarmées des Réserves Militaires*, « Historique de la Réserve » (page consultée le 02.04.2024), < https://www.reserve-operationnelle.ema.defense.gouv.fr/index.php/armee-de-l-air/la-reserve/historique/485-historique-de-la-reserve >.

revanche, on sait que la mère de René le conduit devant le cadavre ballant de son père (il y aurait beaucoup à écrire sur le comportement ahurissant de cette mère : peut-il s'excuser par l'état de choc dans lequel elle devait se trouver devant sa macabre découverte ?). Comment un enfant de quatorze ans peut-il supporter la terrible vision de son père mort au bout d'une corde ? Cette horrible vision ne le quittera jamais et aura des conséquences évidentes sur sa constitution psychique en pleine construction. Avec l'excision préputiale subie une dizaine d'années auparavant, le suicide paternel est le deuxième trauma qui aura ravagé son enfance.

Le jeune orphelin de père a dû trouver dans le travail scolaire une façon de surmonter ses malheurs car il est un bon élève. Ainsi, alors que, en 1914, il est en troisième A, il obtient un prix en latin-grec[1]. L'année suivante, il entre au lycée Janson-de-Sailly, rue de la Pompe où il avait habité jusqu'en 1910. Il y mène de bonnes études, lit beaucoup et commence à écrire. Aucun évènement d'importance ne vient troubler les années 1915 et 1916.

« En 1917, il est en première A et se voit accorder un prix en composition française[2]. » Julien [à l'état-civil Julian] Green (1900-1998), de double nationalité française et américaine, qui a le même âge que René (Julien aussi a dû faire face à un deuil brutal à l'âge de 14 ans, avec la mort subite de sa mère), est également élève à Janson-de-Sailly, mais vraisemblablement pas dans la même classe que lui[3]. À 17 ans, bien loin de la vie protégée de ses condisciples, en pleine guerre, Green réussit à rejoindre les rangs de la Croix-Rouge américaine (par la suite, en 1918, il sera détaché dans l'artillerie française en tant que sous-lieutenant et servira en Italie ; il sera démobilisé en 1919). Nous allons bientôt voir comment se déroulera la vie de Crevel et de ses camarades, une vie très protégée, sans commune mesure avec celle de Julien Green parti à la guerre ! Mais cette décision des « planqués » était dictée par une forme de sagesse. Étudier, c'était aussi une manière de servir le pays, en s'engageant pour l'avenir ; ceci étant bien sûr leur façon de penser qui les mettait en paix avec leur conscience. Mais peut-être avaient-ils aussi une répulsion de la stupidité des guerres. S'ils avaient connu ce texte de Colette Peignot, ne l'auraient-ils pas fait leur ? :

---

[1] François BUOT, *op. cit.*, p. 29.

[2] *Ib.*

[3] Nous aurions trouvé trace d'un souvenir scolaire commun dans un texte de l'un ou de l'autre. Rien ne vient donc attester dans les textes que nous avons lus qu'ils se soient côtoyés ou fréquentés à Janson-de-Sailly mais, par la suite, devenus adultes, ils se rencontreront chez des relations communes (par exemple Georges Poupet, Jean Cocteau, André Gide...). Nous verrons plus loin que les deux hommes ne s'appréciaient guère. Et l'on ne trouve rien d'aimable sur Crevel dans le *Journal* de Green (voir *infra*). Nous verrons aussi à quelle occasion Green, des dizaines d'années plus tard se fera un laudateur critique de Crevel (peut-on tout pardonner à la vieillesse ?). Il osera mettre en doute la sincérité de son suicide en bavant que ce n'était qu'une tentative et qu'il avait espéré être sauvé !

> [...] Une guerre, quelle aventure ! La patrie vous offre une cible à déverser l'aigre bile des sédentaires, la patrie vous offre un ennemi à haïr, à mépriser, un être auquel vous êtes incontestablement supérieur (nous avons le bon droit pour nous). La patrie c'est à la fois un blason pour ces parvenus à la gloire et c'est aussi le sentiment de sécurité car, trop mesquins pour comprendre l'universel, ils seront généreux dans les limites de leurs frontières comme sont bonnes leurs femmes dans les limites de leurs *bonnes œuvres*. Demain, ils donneront les fils avec le même entrain car cette progéniture douceâtre a perdu elle aussi le sens de l'humain et la guerre, vrai, est une occasion sans pareille de se dépasser soi-même. Ils ont besoin de tanks et de cadavres pour se sentir vivants, magnanimes et transcendants. La vie terne et grise devient rouge sang et ils changeront demain encore le veston élimé au bureau contre une armure de croisés à galons de sous-officiers[1].

À défaut d'un Green parti et qu'il n'aurait donc peut-être jamais rencontré, René Crevel se fait un compagnon de lycée, Marc Allégret (1900-1973), qui est alors le jeune ami d'André Gide (1869-1951). Michel Leiris (1901-1990) est son condisciple, mais ils ne se fréquentent pas explique Buot qui a interviewé Leiris[2]. Enfin, un autre élève qui deviendra célèbre (il faut voir la liste impressionnante de célébrités dans tous les secteurs d'activité, anciens de Janson-de-Sailly !) fait aussi partie du lycée : Jean-Michel Frank (1895-1941)[3], mais il est peu probable que ce soit là qu'ils ont tissé des liens d'amitié car « le début de leur correspondance remonte bien à 1916 », date à laquelle Jean-Michel Frank avait déjà quitté Janson-de-Sailly : François Buot l'atteste par une lettre de René Crevel dans laquelle il « fait allusion à la mort des deux frères et au suicide du père de son nouvel ami. Ce dernier drame les rapproche singulièrement[4] ». En effet, en 1915, les deux frères de Jean-Michel Frank « meurent au combat, le père se suicide[5] ». Savaient-ils déjà, au fond de leurs secrètes profondeurs, qu'ils se suicideraient, René le premier (en 35, par le gaz) et Jean-Michel le second (en 41, par les barbituriques) ?

Mais revenons à cette année de 1917, si chargée en événements. Durant l'été, grâce à son ami Marc, René est engagé comme figurant sur le film *Le*

---

[1] LAURE [Colette Peignot], *Histoire d'une petite fille*, Lyon : Éditions de la Lanterne, 2024 (88 p.), p. 58.

[2] François BUOT, *op. cit.*, p. 25.

[3] À ne pas confondre avec son homonyme, le poète Jean-Michel Frank (1922-1988). Le Frank qui nous intéresse deviendra un décorateur de renommée internationale. Il était le cousin d'Anne Frank (1929-1945) qu'il n'a jamais rencontrée mais il fut en relation avec le père d'Anne, son oncle Otto Frank (1889-1980) dont l'établissement à Amsterdam ne facilita pas les relations familiales [a].

> [a] *J Forum, le portail juif francophone*, « La Tragique histoire du cousin d'Anne Frank », s. n. a., 14 février 2017 (page consultée le 28.07.2024),
> < https://www.jforum.fr/la-tragique-histoire-du-cousin-danne-frank.html >.

[4] François BUOT, *op. cit.*, p. 27.

[5] *Comité Jean-Michel Frank* (page consultée le 06.04.2024),
< https://www.comite-jean-michel-frank.com/biographie-jean-michel-frank.html >.

Torrent, réalisé par Louis Mercanton (1879-1932) et Marc Hervil (1881-1960), sur un scénario de Marcel L'Herbier (1888-1979)[1]. « Crevel participe au tournage des scènes d'intérieur, au studio de l'Éclipse, à Neuilly. D'abord figurant, il est passé ensuite derrière la caméra[2] ». Son engagement comme figurant dans un film lui permet, pour la première fois, de loger hors de l'étouffant appartement familial : « Il a pris une chambre à Montparnasse, à l'hôtel des Écoles[3]. »

À la rentrée de 1917, René se trouve en terminale de philosophie. Ses rapports avec sa mère sont tendus. Il provoque la dame en noir par un comportement et des vêtements excentriques, ses sorties, ses fréquentations. Mais les reproches maternels sont délestés de leur portée car le fils affiche de bons résultats scolaires.

En 1918, alors que les dernières balles sont tirées sur les champs de bataille et que Joë Bousquet se fait toucher par l'une d'entre elles sur le Chemin des Dames, et avant que l'Europe signe la paix et se remembre, pendant qu'Apollinaire meurt d'une grippe espagnole trop fatale et que Dada proclame son manifeste, pendant que Julien Green fait toujours le soldat, Crevel obtient son bac de philo à dix-huit ans. Il s'inscrit alors à la Sorbonne en Lettres et en Droit. L'émancipation va pouvoir commencer.

2. 1919-1921 : l'émancipation

À l'université, en fac de lettres, il choisit pour objet d'étude Denis Diderot dont il envisage même de faire une thèse consacrée à une partie de son œuvre, à savoir les romans. À la Sorbonne, le jeune homme se fait de nouveaux amis, notamment deux filles de son âge, Simone Ratel (1900-1948) et Marcelle Sauvageot (1900-1934), futures écrivaines sur lesquelles nous reviendrons. À propos des enseignants de la Sorbonne, « ce musée Dupuytren[4] de toutes les sénilités », il écrira en avoir « connu entre 1918 et 1922, une bonne demi-douzaine taillés et s'enorgueillissant d'être taillés par Anatole France[5] ».

Aucun fait particulier n'est rapporté par ses biographes ou par Crevel lui-même concernant l'année universitaire 1918-1919 sauf le nouveau drame qui vient endeuiller les Crevel : Georges, le frère aîné, meurt d'une pneumonie (une tuberculose qui ne voulait pas s'avouer telle).

---

[1] Louis MERCANTON, René HERVIL, *Le Torrent*, long métrage, N&B, muet, Paris : Société des Films Éclipse, 1917, durée non trouvée.
[2] Michel CARASSOU, *op. cit.*, p. 30.
[3] *Ib.*, pp. 30-31.
[4] Du nom du chirurgien et anatomiste français Guillaume Dupuytren (1777-1835), le musée Dupuytren ouvrit en 1835 dans l'enceinte de la Faculté de Médecine de Paris, rue de l'École de Médecine dans le VIe arrondissement de Paris. Devenu vétuste, le musée dut fermer en 1937.
[5] *Le Clavecin de Diderot*, *op. cit.*, p. 164.

René Crevel s'engage dans l'armée en 1920 pour une durée de trois ans, dans une compagnie spéciale du 104e régiment d'infanterie réservée aux étudiants : les pioupious sont hébergés à la caserne de Latour-Maubourg, suivent la formation de sous-officiers le matin, et les cours à l'université l'après-midi[1]. Le voilà débarrassé de sa mère, le voilà indépendant, enfin ! Cent fois dormir dans une chambrée de l'armée plutôt que dans sa chambre familiale ! Ne plus avoir à parler avec sa mère, ne plus voir son triste visage, vivre loin de cette emprise constrictive, c'était commencer une nouvelle vie.

À la caserne Latour-Maubourg, il se fait des amis comme Marcel Arland, 1899-1986 (qui avait perdu son père à l'âge de trois ans et demi et avait vécu sous la coupe d'une mère odieuse, de bonnes raisons pour devenir ami avec Crevel), Jacques Baron (1905-1986), Max Morise (1900-1976), Roger Vitrac (1899-1952)..., tous camarades qui partagent la même chambrée.

En 1921, René voit publier son premier texte, dans *L'Université*, la revue des étudiants de la Sorbonne dont Marcel Arland est le rédacteur en chef. À cette époque, le groupe d'amis lisent *391* (la revue de Picabia, 1879-1953), *Dada* (celle de Tristan Tzara, 1896-1963) et *Littérature* (celle de Louis Aragon, 1897-1982, André Breton, 1896-1966 et Philippe Soupault, 1897-1990).

En avril 1921, se déroule la manifestation dadaïste[2] de Saint-Julien-le-Pauvre (Paris, Ve arrondissement) à laquelle Crevel se rend. Sont entre autres présents Marcel Arland, André Dhôtel (1900-1991), Georges Limbour (1900-1970), Roger Vitrac... René fait la connaissance d'Aragon qui le présentera aux autres membres de *Littérature*, tous des dadaïstes qui commencent à se détacher du mouvement Dada.

---

[1] Michel CARASSOU, *op. cit.*, p. 35.

[2] Dada (ou le dadaïsme) est un mouvement littéraire et artistique né pendant la Première Guerre mondiale en Allemagne, avec le *Manifeste littéraire*, publié sous forme de tract, en février 1915, à Berlin, rédigé par Hugo Ball (1886-1827) et Richard Huelsenbeck (1892-1974) qui s'y déclarent « négativistes ». Dada se rassemble en Suisse alémanique, à Zurich, avec Hugo Ball et divers écrivains dont un jeune roumain enthousiaste âgé de vingt-deux ans, Tristan Tzara. Dada se caractérise par la remise en cause des conventions et contraintes idéologiques, politiques, esthétiques... afin que le public réfléchisse à son mode de vie et aux rouages qui le régissent. Démarche politique, voire prosélyte pour ces jeunes gens portés par le communisme et l'anarchisme. Les Dada fondent à Zurich (à l'abri de la guerre), le Cabaret Voltaire, lieu culturel d'avant-garde, qui ne restera ouvert que six mois en 1916, année au cours de laquelle est publié, en mai, le seul numéro de la revue *Cabaret Voltaire*. En 1920, Tristan Tzara vient s'installer à Paris où il incarne le mouvement Dada. Mais dès son arrivée, des tensions se font jour avec André Breton et ses amis, lesquels, en réaction aux facéties publiques des Dada, décident d'abandonner la stratégie humoristique au profit d'un affichage faisant ressortir la rigueur et le sérieux de leur démarche, *Littérature* au poing, au service de la révolution [a].

[a] D'après Antje KRAMER, *Les grands manifestes de l'art des XIXe et XXe siècles*, Paris : TTM Éditions, coll. « Beaux-Arts éditions », 2011 (264 p.), p. 72, 80.

En novembre 1921, paraît le premier numéro d'*aventure*[1] dont René est le gérant, revue cofondée par la bande de la caserne Latour-Maubourg (Marcel Arland, Jacques Baron *et alii*). Pour les numéros de décembre et de janvier (la revue ne connut que trois livraisons), s'ajoutent des signatures extérieures comme celles d'André Breton, Jean Cocteau (1889-1963), Jean Dubuffet (1901-1985), Raoul Dufy (1877-1953), Fernand Léger (1881-1955), Paul Morand (1888-1976), Tristan Tzara.

Le mouvement dada, *aventure*, son goût pour l'écriture, la rencontre avec des peintres, des intellectuels, l'émulation et la stimulation de son petit groupe d'amis..., tout cela a dû bien s'agiter dans le cerveau bouillonnant du jeune homme pour qu'il décide fougueusement de s'engager dans l'aventure de l'écriture, en connaissant les conséquences d'un tel choix, notamment parce que le métier d'auteur fabrique des êtres devant faire face à la pauvreté et à la précarité, seule une poignée d'écrivains parvenant à vivre de son travail. Mais quand on a vingt ans, on est forcément enthousiaste et certain que l'on fera partie de la poignée...

3. 1922 : premiers pas dans la République des Lettres

Dans le monde grouillant des journalistes et autres chroniqueurs – première étape avant de franchir celle de l'écriture d'un roman pour un petit nombre d'entre eux –, René Crevel fait une entrée modeste avec des articles, mais plus pour la revue *aventure* qui cesse de paraître après le numéro de janvier.

Une partie des dadaïstes, regroupés autour d'André Breton, fait scission en ce début d'année 1922 en organisant un congrès auquel Tristan Tzara refuse de participer. Aussi, Tzara et ses amis invitent-ils Breton à venir s'expliquer, le 17 février, à huit heures et demie, à La Closerie des Lilas. Crevel est présent. Aucun compromis n'est trouvé et, dans les jours et semaines qui suivent, les deux groupes s'invectivent par articles de presse interposés. Le groupe de Tzara réussira à faire annuler le congrès projeté par Breton. S'il faut choisir son camp, René Crevel, bien qu'attiré par l'intelligence de Breton et son magnétisme, choisit le camp de Tristan Tzara qui l'avait séduit dès leur première rencontre : son instinct ne l'avait pas trompé car ils deviendront de grands amis, une qualité relationnelle qu'il n'atteindra jamais avec Breton.

En mars, Crevel publie un article lumineux[2] sur l'œuvre de Proust (1871-novembre 1922), qui prend dimension avant l'heure d'un éloge funèbre qui allait être prononcé à la fin de l'année.

Quant à la revue *aventure*, elle est morte, alors vive *Dés* ! qu'il cofonde en avril avec son ami Marcel Arland. Mais elle ne connaîtra qu'une livraison...

---

[1] Les bibliographies et les articles et autres citations donnent *Aventure* avec une majuscule alors que la graphie des trois couvertures originales réclame la minuscule sur le a : *aventure*.

[2] « Du côté de chez Proust », *L'Université de Paris*, n° 240, mars 1922.

À la faveur d'une permission estivale en Normandie, « Crevel rencontre une femme qui découvre en lui des dons de médium. Sous sa conduite, il parvient à s'endormir et à parler sans en avoir conscience[1]. » A-t-il alors imaginé que cette révélation allait devenir son ticket d'entrée pour intégrer le groupe d'André Breton ?

À son retour à Paris, il rencontre fortuitement André Breton qu'il n'a pas revu depuis la Closerie des Lilas, s'étant abstenu d'aller aux réunions du groupe *Littérature*. Il lui confie son expérience de spiritisme lors de sa permission. Breton, en pleine recherche sur l'écriture automatique avec ses compagnons, invite René chez lui, rue Fontaine où se trouvent les autres membres de la phratrie. Crevel introduit alors les pratiques hypnotiques dans le groupe, séances au cours desquelles Robert Desnos (1900-1945) voudra toujours lui ravir la vedette... Les séances vont s'enchaîner, en épuisant les deux principaux « endormis », Crevel et Desnos. Lors d'une séance, Crevel aurait hurlé : « Ah ! je suis tuberculeux ! Tous vous serez malades les uns et les autres. Vous serez fous. Je vous donne rendez-vous sur les toits. J'ai jeté un sort sur cette maison. J'ai jeté un sort, un sort. Vous mourrez tous. Tous. Tuberculeux... » Michel Carassou, qui rapporte cet épisode, ajoute : « Les assistants sont terrorisés. Les jours suivants, Ernst se met à cracher du sang. Éluard tousse et Simone Breton reçoit un vasistas sur le crâne. Tous n'ont qu'une pensée en tête : la malédiction de Crevel[2]. » On n'est plus dans l'histoire littéraire, mais dans un roman qui s'intitulerait *La malédiction de Crevel...*

4. 1923 : l'année de la quille

En cette année 1923, René collabore à différents journaux et revues en tant que journaliste littéraire. Parallèlement, au début de l'année, il poursuit les séances de sommeil avec le groupe de Breton mais il décide d'arrêter (à la suite de quoi, après avoir encore un peu épuisé Desnos, resté seul en lice, Breton y mettra un terme) : « Le jour où je n'en puis plus, où je me rends compte que si je continue, je vais y laisser la vie, ou pour le moins la tête, je décide de me faire opérer de l'appendicite[3]. »

Dans l'histoire de la littérature, René Crevel restera l'homme qui aura offert à ceux qui allaient bientôt devenir les surréalistes, l'apport inestimable à

---

[1] François BUOT, *op. cit.*, p. 53.

[2] Michel CARASSOU, *op. cit.*, p. 43.

[3] « The Period of Sleeping-fits [La période des sommeils] », *This Quarter*, vol. 5, n° 1, sept. 1932, pp. 181-188 ; retraduction de Michel Carassou et Gérard Piloquet ; *Œuvres complètes*, t. 1, Paris : Éditions du Sandre, 2014 (864 p.), pp. 569-570.

N. B. : dans la suite de l'appareil de notes, la référence des *Œuvres complètes* des éditions du Sandre, en deux tomes, sera donnée sous la forme « *O. C.*, t. 1 (ou t. 2) ». Le tome deux totalise 832 p. Même si l'on ne partage pas les partis-pris qui ont présidé à cette édition, on peut en saluer la qualité, tant du contenu que du contenant. Sur notre demande, les éditeurs nous ont aimablement fait parvenir un *Index nominum* (même papier, même format) qui faisait défaut aux deux volumes.

leurs yeux du sommeil hypnotique, révélateur d'un inconscient jusque là inaccessible et qu'ils continueront de décrypter par le biais de l'écriture automatique. Crevel (et bien d'autres !) saura prendre ses distances avec cette écriture automatique qui sera l'un des substrats du surréalisme théorisé par Breton.

Le 6 juillet, il participe à la soirée dadaïste *Cœur à barbe* où l'on retrouve le jeune homme en comédien, engoncé dans le costume géométrique en carton de Sonia Delaunay (1885-1979), sur la scène du Théâtre Michel, 38 rue des Mathurins dans le VIIIe arrondissement de Paris : il joue le rôle d'« Œil » dans la pièce de Tristan Tzara, *Cœur à gaz*. La représentation est perturbée par Breton et ses amis qui sont expulsés par la police. Un peu plus tard, le calme étant revenu, dès le début de la pièce, c'est un Paul Éluard furieux qui fiche le bazar : il monte sur la scène, invective et gifle Tzara tout encartonné dans son costume et Crevel qui tente de s'interposer se prend une mandale par Breton ! S'ensuit une mêlée générale. Le calme finit par revenir et la pièce peut être jouée. Mais le directeur annule la représentation du lendemain. Cette soirée, conçue pour relancer spectaculairement le mouvement Dada, a eu l'effet inverse : elle a été une soirée de funérailles, car ce fut bel et bien l'enterrement de Dada. Crevel, dont l'amitié pour Tristan Tzara ne s'est jamais démentie, envoie une lettre de rupture à André Breton. Mais il fait mieux que cela. Crevel ne s'abaisse pas à l'agression physique des « rigido-gifleurs », il a la mandale littéraire et cela valut à celui qui se prenait déjà pour un pape, un règlement de comptes en bonne et due forme de la part du giflé, à la parution de *Pas perdus* :

> [...] Quelles étranges expériences pour qui n'aimant pas certains soirs le sommeil hypnotique facile à contrefaire, sentait Breton désirer la folie comme un appel d'air. Tout finit par des articles. Grâce ou disgrâce pour Breton, la folie n'est point venue. L'auteur des *Pas perdus* est un excellent critique, je veux dire qu'il sait fort bien fausser les valeurs et vendre de l'or pour du cuivre[1].

Loin des chicayas qui deviendront coutumières de ces jeunes gens exaltés groupés autour de Tzara et de Breton, et dont René venait d'avoir un avant-goût, il en a terminé avec la Sorbonne où il a aisément obtenu sa licence en lettres mais il est toujours soldat et doit passer l'été à la caserne.

Fin septembre, le voilà enfin libéré de son engagement dans l'armée. Il goûte à la liberté totale qui lui est donnée. Mais maintenant qu'il avait décidé de s'émanciper en se débarrassant du licol maternel, il allait devoir affronter les contraintes. Il avait anticipé la nécessité d'avoir une activité rémunératrice, en entrant au mois d'août comme secrétaire de rédaction aux *Nouvelles Littéraires* (bien qu'il fût encore soldat et que prendre un emploi était interdit). Il continua à publier des articles pour d'autres revues que *Les Nouvelles*.

Cette vie de jeune journaliste littéraire lui convient mieux qu'un engagement de plusieurs années pour l'obtention d'un doctorat (il avait commencé à

---

[1] René CREVEL, « *Les Pas perdus* par André Breton », *Les Feuilles libres*, n° 34, mars 1924.

travailler son sujet) qui n'offre qu'un débouché universitaire, guère attirant pour un jeune homme de vingt-trois ans émoustillé par des aspirations plus enthousiasmantes que les espaces sombres et confinés des amphithéâtres. Souper des contraintes institutionnelles ! Si son poste lui permet d'assurer l'ordinaire et de se loger à l'hôtel quand il veut se protéger de son insupportable mère, il présente aussi l'avantage de lui permettre de faire son entrée dans les soirées mondaines où se côtoient les artistes, les aristocrates et les bourgeois, fêtes typiques des Années folles à Paris, mais réservées à une élite fortunée, où la particule est fort prisée. Dans cette période libératrice, grisé par les vapeurs de la liberté, René Crevel brave quelques interdits. Pense-t-il à Rimbaud, adepte du « dérèglement des sens » ? Il va faire sienne l'homosexualité, tout autant par bravade que pour le plaisir sexuel. Comme si la pédérastie était pour lui la forme la plus sublime de la transgression. Être pédéraste, c'est défier la loi, la morale et le conformisme bourgeois dans lesquels il a été élevé par sa pieuse mère ; c'est aussi se frapper d'ostracisme, entrer de plain-pied dans la marge où l'on patauge joyeusement dans les flaques de l'interdit et de la morale sur lesquels on a pris soin d'uriner généreusement.

Et c'est alors qu'il va tomber amoureux du peintre américain Eugene MacCown (1886-1966) rencontré lors d'une soirée très comme il faut, très comme il aime, dans son besoin de voir des gens, plutôt du beau monde, de se montrer et de se mettre en valeur, dans les fêtes, les cabarets, tous les endroits d'allégresse où cela bouge. François Buot parle à son endroit de frivolité[1], frivolité de façade, peut-être, mais nous ne pensons pas que Crevel fut un être frivole. Ce sont peut-être les propres mots du jeune homme qui ont influencé le biographe : « Ma vie n'a été que frivolité[2]. » On peut voir dans son attitude volage une revanche tapageuse et joyeuse sur son adolescence meurtrie. Coïncidence (mais peut-être intersigne dans la psyché bouleversée de Crevel), le bel Eugene porte le même prénom que son père, l'accent grave en moins, ce qui est assez logique car Eugene n'avait pas encore atteint l'âge pour être grave : il n'était pas encore trentenaire à l'époque de leur rencontre et sa vie d'artiste peintre américain à Paris lui souriait (les témoins de l'époque le décrivent comme la coqueluche du Tout-Paris : il faut dire que c'était un excellent pianiste). Il apparaît que les deux jeunes gens sont très épris l'un de l'autre si l'on en croit les lettres de dépit qui viendront plus tard, au temps amer de la déprise.

5. 1924-1926 : les débuts littéraires et deux années heureuses

René Crevel rédige son roman *Détours* en début d'année 1924. Il a une activité professionnelle chargée et prend trois semaines de repos. À son retour aux *Nouvelles littéraires*, il délaissera la critique des livres pour des articles

[1] François BUOT, « Un jeune homme frivole », *op. cit.*, p. 63.

[2] « Lettre à Mopsa Sternheim, Grand Hôtel du Palais, Pau, Pyrénées-Atlantiques (CP : 18.11.1928) », *René Crevel – Lettres à Mopsa*, Textes établis et présentés par Michel CARASSOU, Paris : Éditions Paris-Méditerranée, coll. « Cachet volant », 1997 (168 p.), p. 63.

de fond sur le théâtre, souvent basés sur des interviews. Il écrira en parallèle de nombreux papiers pour les revues. Il mène une vie très active, faite de travail mais aussi de rencontres mondaines dont il a pris goût.

Ainsi, il continue de faire des rencontres qui auront un rôle important dans les quelques années de sa vie qui vont suivre. Après avoir tissé des complicités avec Marie Laurencin (1883-1956), Georges Poupet (?-1951), Nancy Cunard (1896-1965), Max Jacob (1876-1944) pour n'en citer que quelques-uns, tant la liste est longue, il rencontre en cette année 1924, entre autres personnalités, le comte Étienne de Beaumont (1883-1956), le vicomte Charles de Noailles (1891-1981) et son épouse, depuis 1923, Marie-Laure (1902-1970), Julien Green (1900-1998), la princesse Violette Murat, née Ney d'Elchingen (1903-1959), la chanteuse Yvonne Georges[1] avec qui René lie de forts liens d'amitié, tout comme avec la brillante journaliste Georgette Camille de Gérando (1900-1998). Il rencontre aussi le compositeur Henri Sauguet (de son vrai nom Henri-Pierre Poupard, 1901-1989) avec qui il tisse de solides liens d'amitié.

Le concours d'art lancé (du 15 mars au 15 avril) par le CIO (Comité International Olympique) pour les Jeux de Paris (« les huitièmes Olympiades », du 5 au 27 juillet 1924)[2] ne semble pas avoir intéressé les relations artistiques de

---

[1] Yvonne Georges (1896-1930), née à Liège (Belgique), de son vrai nom Yvonne de Knops, raconte que, jeune fille, alors que les troupes de l'Empire allemand occupent avec brutalité son pays, elle a « travaillé [s]on art au son du canon ». Malgré sa singularité et celle de son répertoire, elle deviendra une artiste réputée en France et à l'international, et Robert Desnos en sera éperdument amoureux, bien qu'Yvonne n'aimât pas les hommes. Sa chanson *Adieu chers camarades* (acc. au piano par Georges Van Parys, matrice WL 323-1, Columbia, 09.12.1926) est comprise comme un soutien aux matelots mutins de la mer Noire dont le procès divise la France et l'étiquette de la matrice porte l'étiquette : « À sortir le jour où la révolution éclatera en France. » Cette anecdote et le répertoire de la chanteuse ne pouvaient que renforcer l'amitié de Crevel pour Yvonne [a].

[a] Jacques PRIMACK et Gilles PÉTARD, livret du CD *Yvonne George et Kiki de Montparnasse*, Disques Chansophone, 1991. / *Adieu chers camarades* figure sur le CD.

[2] C'est la troisième fois que se déroule le Concours d'art olympique. Celui-ci sera renouvelé jusqu'en 1949. La commission et les jurys réunissaient des sommités des arts et des lettres. Comme pour les disciplines sportives, trois médailles étaient décernées (bronze, argent et or) pour chacune des disciplines artistiques suivantes : Architecture, Littérature, Musique, Peinture et Sculpture (« Rapport officiel », p. 40). Cette année-là, aucune médaille pour la Musique ne put être attribuée car le jury ne parvint pas à se mettre d'accord ! Le génie est parfois inintelligent... Parmi les membres du Jury de musique, on trouve les prestigieux noms suivants : Charles Widor (président), Louis Aubert, Bela Bartok, Nadia Boulanger, Paul Dukas, Georges Enesco, Manuel de Falla, Gabriel Fauré, Jean Giraudoux, Arthur Honegger, le marquis de Polignac, Maurice Ravel, Albert Roussel, Florent Schmidt, Igor Stravinsky (« Rapport officiel », p. 604).

Ce paragraphe fait une synthèse concise de deux sources d'information :

– A. Avé (dir.), *VIIIe Olympiade – Paris 1924*, « Rapport officiel », Paris : Librairie de France, 1924 (852 p.), pp. 40, 604 ;

– *Beaux Arts* « Quand l'art concourait aux Jeux olympiques » par Joséphine BINDÉ, 15 sept. 2021, mis à jour le 24 avril 2024 (page consultée le 26.04.2024),

< https://www.beauxarts.com/grand-format/quand-lart-concourait-aux-jeux-olympiques/ >.

Crevel ; la Commission des Arts et des Relations extérieures est pourtant présidée par le marquis Melchior de Polignac (1880-1950) et plusieurs sommités du monde des arts et de la littérature figurent dans les jurys ; il faut préciser que les artistes connaissaient, mieux que le marquis, la très riche Princesse Edmond de Polignac, cette grande mécène du monde artistique de l'entre-deux-guerres (née Winiretta Singer, 1865-1943, dont le père a inventé une machine à coudre excavatrice et dont le mari, Edmond, compositeur, né en 1834, mourut en 1901).

Au mois d'avril, René Crevel a la satisfaction de voir son roman *Détours*, proposé par Marcel Arland à La NRF, accepté par Jean Paulhan pour la collection « Une œuvre un portrait ». Sa vie devient radieuse. Sa première histoire d'amour, la littérature, et tous ses amis, la peinture, la musique : le grand tourniquet de la félicité qui se met à tourner favorablement, moment rare qui donne envie de hurler son bonheur à la cantonade.

En juin, lors des Soirées de Paris du comte de Beaumont, son ami Tzara monte sa dernière pièce *Mouchoir de nuage*, une tragédie en quatorze actes. Crevel est heureux de voir un autre ami, le comédien Marcel Herrand (1897-1953) jouer ce soir-là dans deux créations, la première avec la pièce de Tzara, la deuxième avec une pièce de Jean Cocteau, *Roméo et Juliette*.

Bien loin des brouhahas des Jeux olympiques de Paris (du 5 au 27 juillet), durant l'été, fatigué (d'avoir trop fêté son bonheur ?), il part se reposer dans les Alpes, d'abord à La Grave dans les Hautes-Alpes où il arrive courant juin, puis, au mois d'août, à Monnetier-Mornex, au château de Mornex, en Haute-Savoie, où il peut écrire dans la solitude et le calme que réclament ses nerfs qu'il a peut-être fragiles depuis un certain jour de novembre 1914. « Les nerfs malades », c'est en tout cas la raison invoquée pour ce séjour montagnard préconisé par la médecine. Cette locution vague voile un diagnostic. En cela, elle est utile à ne pas nommer une pathologie précise, permettant ainsi au patient de préserver son secret médical. Mais dans le cas de Crevel, elle prend la valeur d'un leurre permettant de ne pas divulguer à son entourage les prémices d'une affection pulmonaire, si telle est bien ce qui se cache derrière « les nerfs malades », même s'il est évident que René avait une nature nerveuse et qu'il était hypersensible (nous tâcherons d'y voir plus clair au chapitre VII). Allant mieux ou le croyant, il file sur la Côte d'Azur, à Sainte-Maxime. Un séjour de courte durée car, sur injonction médicale, il doit retrouver la montagne au mois d'août. Il mettra à profit son isolement pour écrire ce qui deviendra son deuxième ouvrage, *Mon corps et moi*.

Au mois d'août, il a eu la joie de voir paraître son premier livre, *Détours*, avec la satisfaction de contempler son portrait (réussi !) en frontispice, réalisé par Eugene MacCown (indifféremment orthographié McCown).

Il rentre à Paris en septembre et à son retour aux *Nouvelles*, il prend une nouvelle rubrique, « Voici... » qui consiste à portraiturer un auteur prometteur. Il s'acquitte avec brio de sa chronique, plaisante à lire. Il entre d'ailleurs dans une période féconde en écriture.

En plein scandale après la parution de *Cadavre*, le premier texte surréaliste collectif (qui proteste contre les obsèques solennelles célébrées à la mort, le 12 octobre, d'Anatole France, 1844-1924), paraît le 15 octobre le *Premier Manifeste du Surréalisme*[1] dans lequel René, selon la bulle du pape Jean, bulle que d'aucuns s'acharneront à vouloir crever, est cité parmi ceux ayant « fait acte de surréalisme absolu ». Il s'est rapproché de Breton et il est alors convaincu que le surréalisme est plus qu'un simple mouvement littéraire et qu'il peut changer la vie. Le voilà donc surréaliste, certes, mais cela ne l'empêchera pas de conserver une distance critique, ni de continuer à vouer à Tristan Tzara une chaleureuse amitié.

La période des grandes fêtes continue. Sa liaison avec Eugene MacCown n'empêche pas René de mener une vie dissolue, à l'instar d'ailleurs de son ami : les lettres et témoignages rapportent que les amours de ces deux-là étaient parfois tumultueuses[2]. De temps à autre, il s'adonne à l'opium, la drogue à la mode avec la « coco » (cocaïne) et le « noir » (opium). Cette vie de patachon ne l'empêche pas d'écrire, ni de faire des rencontres artistiques et intellectuelles, les seules qui l'intéressent et l'enrichissent vraiment. Par exemple, en octobre, à plusieurs reprises, il voit Antonin Artaud, « partisan de rentrer dans le groupe des surréalistes en y apportant ce qui manque au Manifeste : une attaque en règle contre les institutions, les mœurs politiques où la

---

[1] *Manifeste du surréalisme*, Paris : Éditions du Sagittaire, 1924 ; rééd. augmentée en 1929 ; rééd. André BRETON, *Manifestes du surréalisme*, Paris: Gallimard, coll. « Idées », 1985 ; rééd. 2007 (180 p.), pp. 36-37.

[2] Julien Green – qui ramasse tous les ragots de Paris qui traînent sur les trottoirs et dans leurs caniveaux (ou dans les salons, sous les moquettes) pour en faire un *Journal* (dont la majeure partie est un pénible cahier comptable de ses « branletteries », « suceries » et autres enculeries, sans oublier ses maladies vénériennes et autres soucis médicaux causés par sa « queue » trop fouineuse, nous ne faisons que néologiser la vulgarité de des propres mots de l'auteur) – rapporte ainsi, le 1er mai 1929 (on ne sait si le souvenir est récent ou ancien, mais on peut l'estimer vers 1924) les propos du critique littéraire anglais Raymond Mortimer (1895-1980) :

> [Mortimer] était un soir couché avec le peintre américain McCown quand Crevel, qui était l'amant de ce dernier, entra fort inopinément et les surprit dans les bras l'un de l'autre. Une courte bataille s'ensuivit. Mortimer fut jeté à la porte et dans l'escalier, malgré les cris de McCown, par Crevel qui fit un paquet de ses vêtements épars et les lui lança à la tête. McCown assistait à la scène impuissant et navré de cette exécution, comme une femme entre son mari et son amant [a].
>
> [a] Julien Green, *Journal intégral* 1919-1940*, éd. établie par Guillaume FAU *et alii*, Paris : Robert Lafont, coll. « Bouquins », 2019 (1334 p.), p. 126.

Si le livre de M. Green apporte des observations d'un indéniable intérêt sur la vie des homosexuels et sur le monde littéraire de l'époque (intérêt à nuancer car nous disposons de nombreuses autres sources sérieuses, moins racoleuses et moins cancanières), il peut toutefois agacer le lecteur (sauf si celui-ci décide de lire l'ouvrage à une main...) par l'exposition complaisante et surnuméraire, avec force détails scabreux, des muqueuses turgescentes et des pratiques sexuelles quasi quotidiennes du diariste. Green écrit à la date du 25 mars 1929 : « Résolution : me branler de moins en moins. Cultiver en moi le goût de l'étude. » (p. 115). L'espoir d'en finir avec les spasmes du monsieur reprend alors chez le lecteur épuisé par les frasques humides de l'auteur. Hélas ! les bonnes résolutions ne seront pas tenues... et il faut garnir ses yeux de préservatifs pour poursuivre la lecture.

société cristallise ses contraintes malfaisantes[1] ». Si Crevel adhère aux principes du surréalisme, il s'est toutefois tenu à l'écart des réunions du Groupe : que ou qui craignait-il ?

Il se tient également à distance de l'écriture automatique : « Il est impossible de parler d'automatisme lorsqu'il y a écriture, et si le mouvement accompli pour dessiner révèle les mouvements les plus secrets de l'âme, ces lettres, nous les assemblons et nous nous efforçons de les dessiner suivant un ordre, un modèle appris. M'apparaissent donc à la fois trop vagues et trop précis ceux qui prétendent séparer l'inconscient du conscient[2]. »

Afin de satisfaire son envie permanente de rencontres stimulantes, il se rend plusieurs fois au Bureau de recherches surréalistes, 15 rue de Grenelle, qui a ouvert le 11 octobre 1924 (et dont il a été un souscripteur). Après réflexion, et après avoir évalué l'intérêt d'autres petits groupes d'artistes, peut-être séduit par la fébrile authenticité d'Antonin Artaud qui le reçoit rue de Grenelle, il décide de se rapprocher du Groupe rassemblé autour de Breton. D'ailleurs, n'est-il pas « ensurréalismé » jusqu'aux boucles de ses cheveux, jusqu'au bout de sa langue volubile et celui de ses doigts incessants ?

Malgré l'honneur que lui a fait Breton dans son *Manifeste*, il ne se rendra aux réunions hebdomadaires du Groupe surréaliste au café Certà (passage de l'Opéra, situé entre le 6, boulevard des Italiens et le 8, rue Le Peletier, passage qui sera détruit en 1925), que de manière épisodique, comme s'il voulait marquer une certaine distance.

Le 1er décembre, paraît le premier numéro de *La Révolution surréaliste*[3]. S'il n'y a pas écrit d'article, il a dû être surpris d'y trouver sa photo dans le trombinoscope ; la lecture de ces pages ardentes le marque et lui permet de mieux comprendre le surréalisme dont il va finalement se rapprocher. Au cours de ce mois de décembre, il rencontre lors d'un déjeuner Marcel Jouhandeau (1888-1979), pour qui Crevel avait déjà montré une inclination : n'avait-il pas salué en septembre, en termes plutôt louangeurs, la sortie du roman *Les Pincengrain*[4] ? Ils entament ce jour-là une amitié indéfectible.

Début janvier 1925, il déjeune avec Antonin Artaud dont l'originalité intellectuelle et le franc-parler le séduisent ; ces deux-là affichaient alors une grande beauté mais si attirance il y eut, lors de ces quelques rendez-vous fin 24-début 25, elle fut apparemment simplement cérébrale et ne donna pas naissance à une quelconque amitié suivie. On trouve leurs deux noms au sommaire

---

[1] François BUOT, *op. cit.*, p. 106.

[2] « De la candeur », *Le Mouvement accéléré*, Paris, 2e année, novembre 1924.

[3] *La Révolution surréaliste* connaîtra 12 livraisons entre le 1er décembre 1924 et le 15 décembre 1929. *Le Surréalisme Au Service De La Révolution* (n° 1, juillet 1930) prendra sa suite. On trouve des éditions des 12 numéros en fac-similés et plusieurs sites les proposent en téléchargement, notamment le site *Gallica* de la BNF.

[4] « *Les Pincengrain*, par Marcel Jouhandeau (N.R.F., éditeur) », Paris : *Les Feuilles libres*, n° 37, septembre-octobre 1924.

du n° 2 de *La Révolution surréaliste*, Crevel y signant un court article intitulé « Le sommeil[1] ». Artaud, quant à lui, en plus de sa réponse à l'enquête sur le suicide lancée dans le numéro, y publie deux articles : le premier, sans titre, dans la rubrique « Textes surréalistes[2] » (à la fin de l'article un astérisque donne cette précision : « Ce texte a été écrit sous l'inspiration des tableaux d'André Masson » qu'Artaud fréquentait alors et dont il admirait l'œuvre) ; le deuxième dans la rubrique « Chroniques », un long texte intitulé « Sûreté générale : la liquidation de l'opium[3] », non signé (alors qu'il est désigné comme auteur sur la couverture). Ce numéro 2 est d'autant plus important que l' « Avis » suivant est publié :

> En vue d'une action plus directe et plus effective, il a été décidé dès le 30 janvier 1925 que le Bureau de Recherches surréalistes serait fermé au public. Le travail s'y poursuivra, mais différemment. Antonin Artaud assume depuis ce moment la direction de ce Bureau. Un ensemble de projets et de manifestations précises que les différents comités exécutent actuellement en collaboration avec A. Artaud, seront exposés dans le n° 3 de *La Révolution Surréaliste.* *Le Bureau central, plus que jamais vivant, est désormais un lieu clos, mais dont il faut que le monde sache qu'il existe*[4].

Ce début d'année démarre hardiment pour le Groupe avec la Déclaration du 27 janvier 1925 du Bureau de Recherches Surréalistes signée par ses vingt-six membres dont René Crevel mais aussi Antonin Artaud (le très probable rédacteur du texte) et même Joë Bousquet depuis Carcassonne (ce qui, loin d'une opération coup de sang, montée à la va-vite, atteste une certaine organisation et une Déclaration préméditée) ; pour les autres signataires, on devine bien sûr Breton, Aragon, Éluard... ; ils sont tous là, les surréalistes qui ne savaient pas leur futur de « surréalistes historiques ». Cette Déclaration marque un tournant important car il ne va plus s'agir seulement d'art et de littérature mais bel et bien d'un projet révolutionnaire afin de changer la société : il faut à présent mettre en œuvre la révolution surréaliste, ce à quoi se sont engagés les vingt-six signataires. René Crevel s'était d'ailleurs rendu à la réunion plénière du 27 janvier au Certà.

C'est à cette époque que datent les premiers et profonds désaccords intellectuels entre René Crevel et son ami Marcel Arland, amitié déjà un peu tiédie depuis l'engouement pour Dada de 1922 auquel Arland n'avait pas succombé ; Arland n'accepte pas le nouveau tournant pris par le Groupe (alors qu'il fut naguère séduit par *Littérature*). Crevel avait pourtant publié des propos positifs, et sur *Terres étrangères* (le nouvel opus de Marcel), et sur son auteur, dans *Les Feuilles libres* de janvier-février 1924 ; de surcroît, il avait

---

[1] « Le sommeil », *La Révolution surréaliste*, n° 2, 15 janvier 1925, pp. 25-26.
[2] Antonin ARTAUD, sans titre, « Le monde physique est encore là... », *ib.*, pp. 6-7.
[3] Antonin ARTAUD, « Sûreté générale : la liquidation de l'opium », *ib.*, pp. 20-22.
[4] *Ib.*, p. 31.

consacré à son ami un portrait-interview dans sa rubrique « Voici » aux *Nouvelles littéraires*[1] ; comme quoi ce qui a l'apparence d'une solide amitié peut s'arrêter d'un coup ; on peut alors se demander quel était le degré de l'amitié entre ces deux-là car l'amitié pour la vie (la seule qui compte, le reste n'étant que mondanité ou lien social) n'est-elle pas censée pouvoir surmonter les divergences ?

En février paraît aux *Nouvelles littéraires*[2] un article intitulé « VOICI... UNE ENQUÊTE / Et quelques opinions sur le suicide », papier dans lequel René Crevel dévoile certaines réponses des personnalités interrogées sur le suicide. Dans les commentaires qu'il fait sur certains, se dessine en creux son propre point de vue que nous développerons dans le chapitre consacré à ce sujet. Nous évoquons cet article car Crevel ironise à deux reprises sur la posture de Marcel Arland, ce qui est une manière littéraire de mettre un point final résolument enfoncé dans le papier peint défraîchi de leur relation amicale. Il n'existe pas pire manière de rompre ainsi une amitié car la rupture est publique et donne en pâture les raisons forcément bonnes qui ont motivé la désunion avec pour conséquence une dépréciation de la personne ainsi mise en cause, laquelle n'a d'autre alternative que le mépris ou la réponse. Marcel Arland répondra-t-il ?

Le 9 mars, René Crevel se rend à la permanence du Bureau de recherche, tenue par André Breton et Louis Aragon. Il leur remet en mains propres sa réponse à la circulaire d'Artaud du 3 mars (dans laquelle était demandé aux membres du groupe de fournir un texte sur leurs idées du surréalisme) et leur déclare son « approbation pour les mesures qui engageraient l'activité morale du Bureau de recherches surréalistes[3] ». Quelques jours plus tard, c'est le vernissage d'une exposition d'Eugene MacCown à la galerie l'Effort moderne. Grâce à Nancy Cunard et à René, le Tout-Paris est là...

Transparences, roman d'une nuit solitaire (changé en *Mon corps et moi*, titre qui sera trouvé à l'automne par Philippe Soupault, son futur éditeur aux éditions du Sagittaire), son second livre, est refusé par Jean Paulhan à La NRF : son auteur s'en trouve marri et il doute de lui.

Début avril, un télégramme lui demande de venir vite à Villard-de-Lans car sa mère atteinte de broncho-pneumonie est au plus mal et ses deux filles (Hélène et Denise) sont à ses côtés. « Je maudis ce sacrifice sans amour »

---

[1] « Voici... Marcel Arland », *Les Nouvelles littéraires, artistiques et scientifiques*, Hebdomadaire d'information, de critique et de bibliographie, directeurs-fondateurs Jacques GUENNE et Maurice MARTIN du GARD, n° 109, 15 novembre 1924, p. 2.

Le titre complet de l'hebdomadaire a été donné ici mais il est couramment appelé *Les Nouvelles littéraires*, que nous adoptons dans la suite de l'appareil de notes.

[2] *Les Nouvelles littéraires*, n° 121, 7 février 1925.

[3] Précision donnée par Michel CARASSOU, *op. cit.*, p. 91.

écrit-il à Marcel Jouhandeau[1]. Mais c'était une fausse alerte et René rentre à Paris. Il prend le temps de régler ses affaires et notamment, il cesse sa collaboration aux *Nouvelles Littéraires*. Il part début mai se reposer à Saint-Tropez. Il va rester sur la Côte d'Azur jusqu'à la fin juin et y commencer l'écriture de *La mort difficile*, son troisième roman.

Il retrouve Paris en juillet en pleine effervescence surréaliste. D'abord, il y a le tract contre Paul Claudel (1868-1955), à la date du 1er juillet, signé par René. Alors ambassadeur de France au Japon, Claudel avait en quelque sorte déclenché les hostilités en déclarant lors d'une interview au journal italien *Il Secolo* : « Quant aux mouvements actuels, pas un seul ne peut conduire à une véritable rénovation ou création. Ni le dadaïsme, ni le surréalisme qui ont un seul sens : pédérastique[2]. » Propos indignes qui ne pouvaient laisser indifférents les artistes ainsi discriminés. Le propos claudélien prend quelque saveur quand on connaît de l'auteur son refoulement de sa propre pédérastie et quand on connaît la détestation des homosexuels (le mot homophobie n'existait pas à l'époque...) de Breton et de ses amis. Crevel a dû se sentir bien seul et il aura eu le talent, certes sans faire l'unanimité, de s'imposer au groupe en affichant son orientation sexuelle et, autre détestation du groupe, en écrivant talentueusement des romans ! Voici les deux derniers paragraphes de la « Lettre ouverte à M. Paul Claudel » :

> C'est une singulière méconnaissance des facultés propres et des possibilités de l'esprit qui fait périodiquement rechercher leur salut à des goujats de votre espèce dans une tradition catholique ou gréco-romaine. Le salut pour nous n'est nulle part. Nous tenons Rimbaud pour un homme qui a désespéré de son salut et dont l'œuvre et la vie sont de purs témoignages de perdition.
> Catholicisme, classicisme gréco-romain, nous vous abandonnons à vos bondieuseries infâmes. Qu'elles vous profitent de toute manière ; engraissez encore, crevez sous l'admiration et le respect de vos concitoyens. Écrivez, priez et bavez ; nous réclamons le déshonneur de vous avoir traité une fois pour toutes de cuistre et de canaille[3].

---

[1] « Lettre à Marcel Jouhandeau, Hôtel de Paris, Villard-de-Lans, Isère (s. d., début avril 1925) », *René Crevel – Lettres de désir et de souffrance*, Préface de Julien GREEN (« L'ange du suicide »), Présentation et annotation par Éric LE BOUVIER, Paris : Librairie Arthème Fayard (396 p.), p. 29.

[2] C. A. T. [?], « Sur la poésie moderne, une interview de Paul Claudel à Florence », rubrique « Belles Lettres », *Comœdia*, n° 4570, 24 juin 1925 [la plupart des références donnent faussement la date du « 17 juin »], p. 3.

L'article de C. A. T. [identité introuvable] est constitué d'un résumé et d'extraits de l'interview de Paul Claudel par Aldo Sorani (1883-1945) parue à Milan dans le quotidien italien *Il Secolo* [*Le siècle*], juin 1925.

[3] « Lettre ouverte à M. Paul Claudel, Ambassadeur de France au Japon », tract imprimé le 1er juillet 1925.

Le banquet à la Closerie des Lilas en l'honneur du Magnifique, l'ainsi nommé Saint-Pol-Roux (1861-1940), le 2 juillet 1925, reste une date mémorable dans la saga surréaliste, ponctuée en ses premières années d'existence de coups d'éclat. Breton et ses amis avaient compris les mécanismes du bruit médiatique et savent en user efficacement ; à notre époque, épuisant tous les canaux de diffusion, ils auraient conquis une audience sans comparaison possible avec la petite centaine de Germanopratins qui portait le surréalisme à bout de poings et à coups de canne, avec des tracts incendiaires brandis telles les oriflammes de l'espoir sincère de changer le monde.

Avant de revenir au célèbre restaurant, il faut rappeler qu'André Breton et ses amis considèrent Saint-Paul Roux comme un précurseur, ainsi que l'on peut le constater en lisant l'hebdomadaire *Les Nouvelles littéraires* du 9 mai, avec, titré en gros dans un cadre en haut de la page cinq « Hommage à Saint-Pol-Roux » ; la page est tout entière consacrée au Magnifique et les textes que l'on peut y lire sont tous signés par les seuls surréalistes[1]. Dans son article intitulé « Le Maître de l'image », André Breton, avec son emphase habituelle, écrit que Saint-Pol-Roux « a droit parmi *les vivants* à la première place et il convient de le saluer parmi eux comme le seul authentique précurseur du mouvement dit moderne ». Pour finir de contextualiser notre propos, signalons que le jour même du Banquet, le 2 juillet, *Paris-Soir* avait publié la réponse de Rachilde (1860-1953) à l'enquête « Un Français peut-il aujourd'hui épouser une Allemande ? » : la réponse enflammée de Rachilde qui avait clamé « Non ! », avait mis en fureur les surréalistes.

Lors du dîner (la « Lettre ouverte à M. Paul Claudel », en format tract, imprimée sur papier sang de bœuf, avait été placée sous chaque assiette), les événements dégénèrent très vite. La présence de Rachilde n'est sans doute pas étrangère aux événements car Breton aurait lancé sa serviette au visage de la dame. C'en est trop ! Les empoignades commencent alors à l'intérieur et à l'extérieur de la Closerie. Michel Leiris est sur le point d'être lynché[2] car il s'est mis à crier « À bas la France ! Vive Abd el-Krim[3] ! » (il doit sa survie à l'arrivée de la police).

---

[1] « Hommage à Saint-Pol-Roux », Paris : *Les Nouvelles littéraires*, samedi 09 mai 1925, 4e année, n° 134, p. 5.

Outre une note de la rédaction titrée « Le retour de Saint-Pol-Roux » (celui-ci quittant sa retraite de Camaret, en Bretagne) et, outre deux textes et une maxime du poète et un dessin d'André Masson, on trouve des textes de (colonne de gauche à colonne de droite) : Louis Aragon, Roger Vitrac, Robert Desnos, Benjamin Péret (1899-1959), Michel Leiris (dans le titre de son article, il troque « le Magnifique » pour « le Véritable »), l'Américain Evan Shipman (1904-1967), Max Morise, André Breton (l'article le plus conséquent), Paul Éluard, Jacques Baron.

[2] Philippe SOLLERS, « Quand les surréalistes criaient : "À bas la France !" », *Le Nouvel Observateur*, 30 mai 2013.

[3] Mohamed Abd el-Krim Khattabi (1882-1963) est le chef de la rébellion au Maroc sous double protectorat espagnol et français ; âgé de trente ans, il combat les troupes espagnoles, et instaure en 1923 une République des tribus confédérées du Rif dans la zone espagnole. Les Français,

Si René Crevel n'a pas participé à l' « Hommage » des *Nouvelles littéraires*, il a assisté au dîner (il faudrait écrire au non-dîner) en s'abstenant de se mêler aux bagarres dont les motifs lui étaient étrangers. Il habite alors l'appartement familial, car sa mère, à la santé déclinante comme nous l'avons vu, fait des séjours fréquents à montagne en compagnie de ses deux filles.

Cette journée du 2 juillet, qui s'est terminée sous les gnons et l'intervention de la maréchaussée, avait pourtant bien commencé pour les surréalistes qui virent leurs signatures au bas de l'appel publié par *L'Humanité* sous le titre « Les travailleurs intellectuels aux côtés du prolétariat contre la guerre au Maroc ». Cette prise de position nette et sans appel donna une nouvelle impulsion à René Crevel, qui se retrouvait au diapason du mouvement, en plein accord avec lui.

Quelques jours plus tard, il part en vacances avec Eugene MacCown au Lavandou. Pendant que l'un peint, l'autre écrit... C'est beau comme une histoire d'amour... René travaille à son prochain livre, *La Mort difficile*. Le 1er août, le couple d'amis part pour Sainte-Maxime. À la mi-août, à la croisée des chemins, les deux amants ne prennent pas la même direction. Pour Eugene, c'est Venise, pour René, c'est l'Auvergne où il va retrouver sa mère, pas bien remise de sa broncho-pneumonie. Comme à son habitude, il ne s'attardera pas en famille et revient à Sainte-Maxime fin août, où il restera jusqu'à la fin septembre.

Crevel retrouve l'agitation parisienne et le groupe surréaliste, effervescent. Le 16 octobre, *La Révolution surréaliste* est de nouveau solidaire d'une déclaration contre la guerre du Rif à laquelle il souscrit. Le mouvement se politise fortement et se montre en accord avec les objectifs de la IIIe Internationale communiste. Malgré son engagement, « il est bien entendu que Crevel ne fait pas partie et ne fera pas partie du groupement, que chaque membre du groupement est tenu envers lui au secret absolu, que les questions Soupault et de Massot sont réservées » peut-on lire dans le communiqué final de la séance du comité de liaison du 19 octobre 1925[1], pourtant présidée par Pierre Morhange (1901-1972), devenu un ami de Crevel.

Heureusement, il est occupé, ce qui lui permet d'atténuer sa déception (non sans forfanterie, il continuera de se proclamer surréaliste). Il a fini d'écrire son roman *La mort difficile* et, courant octobre, il le remet à Philippe Soupault. Il voit ses amis, particulièrement Marie Laurencin à qui il est très lié. Il s'investit

craignant une contagion à la région sous leur contrôle, envoient des troupes début mai pour venir en renfort aux troupes espagnoles et mater ce qu'ils considèrent comme une rébellion. Ce que l'on a appelé la Guerre du Rif, commencée en 1921 prendra fin en 1926, avec la reddition d'Add el-Krim. Ces informations permettent de mieux comprendre le violent lynchage de Leiris qui, en hurlant « Vive Abd el-Krim ! », glorifiait un ennemi, tueurs de soldats français ! La Guerre du Rif a déclenché des protestations de toutes parts et les surréalistes ont mêlé leurs voix aux dénonciations de cette guerre colonialiste.

[1] François BUOT, *op. cit.*, p. 139.

aussi dans la préparation du grand bal des Beaumont qui aura lieu en décembre et intitulé cette année *Les Entrées d'opéra* : René y figurera dans le costume d'un marin[1] (c'est au cours de la soirée qu'il rencontrera Georges Poupet qui fera partie de son cercle rapproché). Et la nuit (assez souvent jusqu'à l'aube), il retrouve ses amis, notamment Georgette Camille, avec qui il court tous les endroits où l'on peut écouter du jazz dont René raffole (la plupart des musiciens étaient alors des Afro-Américains, ce qui redoublait son intérêt, fasciné qu'il était par les personnes noires). Durant sa vie de noctambule, il continue de faire des rencontres dont celle de Marc Chadourne (1895-1975) ; les deux jeunes gens deviennent amis. Mais il rencontre aussi le frère de Marc, Paul Chadourne (1898-1981), dadaïste revendiqué, journaliste, critique d'art et féru d'art moderne, avec qui il se noue aussi d'amitié ; Paul fait partie d'une bande d'amis parmi lesquels Drieu La Rochelle (1893-1945), Jacques Rigaut (1898-1929), que Crevel croise ici et là. Mais Marc et Paul ont aussi un frère talentueux, auteur de plusieurs romans et recueils de poésie, Louis (1890-1925) qui est mort le 20 mars 1925 (Marc dédiera à sa mémoire *Vasco*, 1927), interné pour troubles mentaux à la Maison de santé d'Ivry (créée par le père de l'aliénisme à la française, le docteur Étienne Esquirol). C'est dans cette Maison qu'Antonin Artaud finira sa vie, en 1948. La mort rôdait beaucoup autour de René. D'ailleurs, même si cela semble passer sous silence, c'est sans doute au cours de l'année qu'a dû être diagnostiquée sa tuberculose. Mais il fera comme si de rien n'était. La fête, pour conjurer la menace.

René se rend quelques jours à Londres, fin décembre avec Paul Chadourne, et rentre passer les fêtes avec Eugene à Paris.

À la fin du mois, le 30 décembre, paraît, avec son portrait par son amie Alice Halicka, *Mon corps et moi* aux Éditions du Sagittaire. Son deuxième livre publié ! Il espère très fort que *La mort difficile* connaîtra le même sort l'année suivante...

6. 1926 : l'année noire

René Crevel rentre à Paris courant février. Le début de l'année se passe entre travail, visites et rencontres. Il s'est fait des nouveaux amis peintres qu'il rencontre souvent dans leur atelier (où se croisent d'autres connaissances telles que son ami Tristan Tzara, Étienne de Beaumont, Marcel Jouhandeau...), Louis Marcousis (1878-1941) et son épouse Alice Halicka (1889-1974). Il se rend aussi souvent à l'atelier d'un grand ami de Joë Bousquet, Max Ernst (1891-1976), avec qui il a fortement sympathisé ; les deux jeunes hommes, aussi bavards l'un que l'autre, ont de multiples sujets de discussion et sont d'accord sur le regard qu'ils posent sur le mouvement surréaliste et la tyrannie de Breton. D'ailleurs, René est à nouveau admis aux réunions-apéro quotidiennes, à présent à la brasserie Cyrano, avenue de Clichy (place

[1] On peut lire une page édifiante qui décrit les fastes de cette soirée, avec moult comtesses, duchesses et autres princesses, dans la biographie de François BUOT, p. 136.

Blanche) dans le XVIIIe arrondissement (près du domicile de Breton), et l'un de ses articles figure dans le numéro de mars 1926 de *La Révolution surréaliste*[1].

Durant ce mois de mars, René Crevel fait une rencontre qui va beaucoup compter pour lui, celle de l'écrivaine américaine Gertrude Stein (1874-1946) dont il deviendra un familier de son appartement rue de Fleurus, dans le VIe arrondissement (où sont accrochées les toiles des plus grands peintres de l'époque...). Leur correspondance qui ne cessera qu'avec la mort de René, a été rassemblée en volume (voir chapitre suivant).

Au mois d'avril, il reçoit la visite du jeune Klaus Mann (1906-1949) qui tente d'exister dans l'ombre d'un père de plus en plus famé (lauréat du prix Nobel de littérature en 1929). Klaus Mann n'est à Paris que pour trois mois mais ces deux-là resteront amis jusqu'à la mort de Crevel dans la vie duquel le jeune allemand joua un rôle important que nous découvrirons en aval. Le jeune Berlinois, qui tombe amoureux de Crevel, est de six ans son cadet, mais il a déjà à son actif plusieurs publications en Allemagne ; nous verrons le portrait détaillé – empreint d'idéalisation parfois lyrique mêlée de véracité – que Klaus Mann consacre dans la section suivante au beau Français. René est vraisemblablement plus attiré par l'intelligence de ce jeune homme brillant, loyal et sympathique que par son physique, ce qui n'empêchera pas Crevel d'en faire un ami, et tout le temps du séjour parisien du Berlinois, ils se virent souvent. À propos de l'engagement surréaliste de son ami, Klaus Man dans ses mémoires, fait état de son incompréhension : « Est-ce bon pour René, que d'accepter avec tant de zèle et de ferveur l'influence de Breton, de s'y soumettre si totalement ? Si on l'aimait – et je l'aimais – on ne pouvait que s'en inquiéter pour lui. » Il s'interroge un peu plus loin comment il pourrait « apaiser la soif d'un garçon à la jeunesse inquiète, profondément troublée, et qui s'efforce, avec ferveur, d'accomplir sa tâche[2] ? ».

---

[1] « Le bien du siècle », *in* « Chroniques », *La Révolution surréaliste*, deuxième année, n° 6, 1er mars 1926, pp. 27-28.

Dans cette longue chronique, Crevel transfère sa hargne dans son écriture pour accabler son (ex-)ami Marcel Arland avec son *Mal du siècle*, lui reprochant notamment d'avoir psychiatrisé une jeunesse, saine, révoltée par les travers d'une société capitaliste ; et Crevel en cela reconnaît le bien du siècle. Drieu La Rochelle en prend aussi pour son grade tout autant que dieu... Clausule de l'article : « Le mal du siècle n'est que dans l'ennui résigné et verbal de ceux qui renoncent et se vantent de renoncer par bon sens, ou esprit religieux. Le bien du siècle est dans ce principe même de révolution à quoi aboutissent les hommes dociles à l'esprit. »

Deux ans plus tôt, il écrivait à propos du roman *Terres étrangères* de Marcel Arland paru à la NRF : « Mal de solitude, mal d'intelligence. / Arland a raison, il y a un nouveau mal du siècle. / Critique, il l'a défini. / Romancier, il l'a décrit. / Il sera demain parmi nos témoins les plus lucides [a]. » On a le droit de changer d'avis...

[a] *Les Feuilles libres*, n° 35, janv.-fév. 1924.

[2] Klaus MANN, *Der Wendepunkt – Ein Lebensbericht* [*Le Tournant – Parcours d'une vie*] , München : Spangenberg im Ellermann Verlag, 1976, 596 p. ; 1re éd. française, *Le Tournant*, trad. française Nicole ROCHE, Malakoff : Solin, 1984 (692 p.), p. 312.

René avait retravaillé *La mort difficile* et il remet le manuscrit définitif à son ami Soupault fin mai ainsi que son article « Pour une simple honnêteté » au *Cahier du mois* pour le numéro de juin, après quoi il part à Cagnes-sur-Mer où il travaille à l'écriture de *Babylone*, son nouveau roman. La mort de sa mère le 26 juin (à 49 ans, morte d'une tuberculose dont le nom sera tu) le contraint à rentrer à Paris mais il ne s'y attarde pas et il regagne Cagnes après l'enterrement car Eugene l'attend. Mais, sur le chemin, il s'arrête à Toulon où une chambre d'hôtel accueille son mal de vivre qu'il met entre parenthèses lubriques dans les bras d'un jeune marin. Cependant, Cagnes l'attend, Cagnes avec Eugene, Cagnes avec *Babylone*, dont il poursuit l'écriture. Il délaisse toutefois son roman pour traduire du Shakespeare avec l'aide de son ami américain. C'est qu'il veut améliorer son anglais pour sa correspondance avec Gertrude Stein dans cette langue et aussi dans le cadre de conférences qu'il doit bientôt donner en Grande-Bretagne.

Il prendra le temps d'aller consulter à Nice un médecin car il se sent malade. C'est de cette année 1926 que date le diagnostic de graves problèmes pulmonaires, voire de la tuberculose, aussi de la syphilis. Mais il semble passer outre. Profitant de son séjour dans le Midi, il pousse jusqu'à Marseille où il rencontre André Gaillard (1898-1929), rédacteur en chef des *Cahiers du Sud*, avec qui se noue une amitié : les deux jeunes gens partagent un point de vue identique et d'ailleurs, Gaillard a fait paraître un article admiratif sur Crevel dans *Les Cahiers libres*. Le Parisien lui promet un essai pour la revue.

Il rentre en octobre à Paris et retrouve ses sœurs avec qui il règle les histoires de succession. Il travaille à la conférence qu'il doit donner en fin d'année en Grande-Bretagne, et décide d'en faire un petit livre, *L'Esprit contre la raison*[1]. Faire d'un texte deux coups est une pratique assez fréquente chez les écrivains... D'autant qu'il n'y aura pas de doublon puisque dans un premier cas, on se trouve dans l'oralité, et dans le deuxième dans l'écrit. Ainsi, il termine son texte et l'envoie aux *Cahiers du Sud*, à son ami Gaillard.

La mort difficile paraît début novembre aux éditions Simon Kra[2] et le dix-huit décembre l'article-interview[3] que lui a consacré son successeur aux *Nouvelles littéraires*, Georges Charensol (1899-1995).

---

[1] *L'Esprit contre la raison* (1926), Marseille : *Les Cahiers du Sud*, n° 6, déc. 1927, 59 p. ; rééd. complétées d'autres textes, éd. de Jean SCHWARTZ, Préface de Marcel JOUHANDEAU, Paris : Tchou, 1969, XII-153 p. ; rééd. *René Crevel – L'Esprit contre la Raison et autres écrits surréalistes*, *op. cit.*, pp. 41-64.

[2] *La mort difficile* (1925-1926), Paris : Éditions Simon Kra, 1926, 200 p. ; rééd. Société Nouvelle des Éditions J.-J. Pauvert, 1974 ; Société Nouvelle des Éditions Pauvert, Préface de Salvador Dalí, 1979 ; rééd. Paris : Le Livre de Poche, coll. « Biblio », 1987, 192 p.

[3] Georges CHARENSOL, « Les vingt à trente ans : René Crevel », *Les Nouvelles littéraires*, n° 218, 18 décembre 1926, p. 5.

Alors qu'il a rompu avec Eugene, le portait (dessin) qui figure au milieu de l'article est d'un certain Eugene McCown...

René, accompagné par Harold Acton (voir la section suivante), part ensuite donner des conférences sur le surréalisme à des étudiants de français en Grande-Bretagne (Oxford, Cambridge).

Malgré le succès remporté outre-Manche, il ne va pas bien sur le plan psychologique et décide de tenter une psychanalyse ; Artaud avait aussi tenté cette démarche avec le même psychanalyste, René Allendy (1889-1942), mais y avait renoncé après quelques séances et Crevel fera de même... : « Pour l'océan, je puis [...] le comparer à l'homme : je prétends qu'il ne doit vouer aucune reconnaissance à ces parois qui, faisant prisonnier un peu de lui, permettent à ce peu de se transformer. Ce qui revient à dire qu'un état premier se suffit à soi-même... et ne demande secours ni à la philosophie ni à la littérature. Il se subit et n'a d'autre expression qu'un chant affectif interne et sans syllabes[1]. »

Il ne va pas bien non plus sur le plan physique. Même s'il a tenté de l'oublier, la tuberculose pulmonaire est à l'œuvre dans son corps. Il doit se reposer et partir au plus vite à la montagne. Il annule un voyage prévu en Allemagne et réduit ses activités. Il décide de partir juste après les fêtes de fin d'année.

Entre temps, il a rencontré chez son éditeur le tout jeune Pierre Minet (1909-1975), un Rémois faisant partie de la phratrie des Simplistes avec d'autres Rémois, Roger Gilbert-Leconte (1907-1943) et René Daumal (1908-1944) ; savaient-ils alors qu'ils allaient être les fondateurs du Grand Jeu[2] avec Roger Vailland (1907-1965) ? Pierre Minet avait en Crevel une personne ressource sur qui il pouvait compter lorsqu'il avait trop faim (sans un sou, à l'âge de seize ans, il était monté tout seul à Paris pour faire l'artiste ; il sera rejoint plus tard par ses « phrères » Simplistes).

René Crevel passe Noël rue de Fleurus, chez Gertrude Stein où il retrouve ses connaissances autour de la table. Mais il ne s'attarde pas à Paris et part en train pour la montagne.

---

[1] *Mon corps et moi* (1923-1924), Paris : Éditions du Sagittaire-Simon Kra, coll. « Revue Européenne », 30 déc. 1925 (204 p.) ; rééd. Paris : Société Nouvelle des Éditions J.-J. Pauvert-Éditions du Sagittaire, 1974 ; rééd. Paris : Société Nouvelle des Éditions Pauvert, 1979, 1985 (254 p.), pp. 52-53. / Le point de vue de Crevel sur la psychanalyse évoluera lors de sa rencontre avec un jeune psychanalyste dont nous allons bientôt faire la connaissance...

[2] Le Grand jeu est à la fois une phratrie d'auteurs et le titre d'une revue qui ne connaîtra que trois livraisons (été 1928, printemps 1929, automne 1930). Ses membres ne se considèrent pas comme un mouvement littéraire à l'instar des surréalistes mais se définissent comme « une union d'hommes liés à la même recherche » ; pour eux, « art, littérature ne sont [...] que des moyens » (Roger Gilbert-Lecomte, « Avant-propos », *Le Grand jeu*, n° 1, été 1928, p. 2). Malgré leur jeunesse, ces « phrères », qui se dénomment « les Simplistes », surent tenir tête à Breton et préserver leur entière liberté de penser et d'écrire, au grand dam du « Pape » qui a tout tenté pour les inféoder.

7. 1927 : premiers pas dans la vie horizontale d'un tuberculeux

René Crevel arrive harassé début janvier à Genève où il ne reste pas, il part aussitôt pour Morzine (Haute-Savoie) et s'installe au Grand Hôtel. Il y poursuit la composition de *Babylone*. Il est décidé à venir à bout de la maladie et à se soigner sérieusement. Aussi, descend-il chaque semaine à Genève pour recevoir une injection du sérum du docteur Henri Spahlinger (1882-1965) censé guérir rapidement de la tuberculose : « [...] Le docteur Spalinger [*sic*] n'a pas bonne réputation en France, écrit Michel Carassou : on le traite de fumiste, de fou, d'assassin. Mais Crevel le regarde comme un génie qui lui offre une chance de guérison que nul autre ne promet aussi rapide[1]. » Ce docteur n'a pas meilleure réputation dans la communauté scientifique internationale qui lui reproche notamment de ne pas communiquer la composition de son sérum, ce qui va à l'encontre de l'éthique médicale où il est de règle de partager ses résultats. Dès 1923, la presse anglo-saxonne spécialisée s'empare du sujet (tandis que le premier article que nous avons trouvé dans la presse française est de... 1932 et encore, il n'est que modérément critique à l'encontre de ce médecin). Nous tâcherons d'examiner les effets de ce sérum « miraculeux » inoculé à René Crevel au chapitre VII (les traitements).

Lors d'un de ses séjours à Genève, il fait la connaissance d'un étudiant en lettres, Alain Rosset (1902-1975), « un jeune homme de taille moyenne avec de beaux yeux bleus[2] » en qui il met l'espoir de relations charnelles dont il est

---

[1] Michel CARASSOU, *op. cit.*, p. 119.

[2] François BUOT, *op. cit.*, p. 175.

D'après le témoignage de Georgette Camille de Gérando que le biographe a rencontrée ; elle précise à propos de ce jeune Suisse (« qui se fait déjà appeler Blaise Allan ») : « C'était un garçon charmant, plutôt drôle, il est devenu traducteur et aimait beaucoup voyager. Sur son passeport, il fait mettre la mention : aventurier. » René Crevel ne fut donc pas le seul à tomber sous son charme et l'on peut attester de l'attirance de Max Jacob et celle de Marcel Jouhandeau pour le bel Helvète. On trouve le nom de Blaise Allan comme traducteur, auteur d'ouvrages, d'articles et autres poèmes. Il figure dans le répertoire des manuscrits de la BNF sous le nom de Blaise Allan. Mais on trouve aussi des ouvrages signés par son patronyme (mais toujours prénommé « Alfred » et non pas « Alain ») [a].

Des éléments biographiques sont proposés par le Guichet des Savoirs de la Bibliothèque Municipale de Lyon : « Né à Neuchâtel le 27 décembre 1902, Alfred Rosset est originaire de Bougy-Villars. Il fait ses études à Neuchâtel, avant de partir s'installer à Paris. Il signe la plupart de ses ouvrages sous le pseudonyme de Blaise Allan. Sources : Base de données répertoriant tous les écrivains vaudois (d'origine ou établis dans le canton, nés depuis 1900) de la Bibliothèque cantonale et universitaire de Lausanne [b]. »

Nous n'avons pas trouvé l'état civil officiel de ce jeune homme aux identités multiples : l'hypothèse que nous avançons est qu'Alfred était son premier prénom et Alain son deuxième ou troisième prénom (il ne devait pas apprécier le prénom Alfred...). Il se faisait également appeler Léo Barret mais c'est bien sous le pseudonyme de Blaise Allan qu'il est le plus connu. Dans la note[1] p. 67 des *Inédits*, *op. cit.*, Alexandre Mare signale un autre pseudo (que nous n'avons pas rencontré dans nos lectures), celui de « Grego More »...

[a] Les références d'ouvrages avec les deux identités (Alfred Rosset et Blaise Allan) sont trouvables sur le site de la Bibliothèque Cantonale Universitaire de Lausanne en tapant dans la fenêtre de recherche « Alfred Rosset » : *BCU Lausanne* (page consultée le 11.06.2024), < https://www.bcu-lausanne.ch/?s=Alfred+Rosset >. .../...

en manque depuis son arrivée à Morzine. Mais le beau jeune homme aux yeux bleus habite à Neuchâtel, chez ses parents...

Déprimé par deux mois de solitude avec pour horizon immuable la vue des hautes montagnes figées dans leur armure d'un blanc éblouissant, il décide début mars, de s'installer à un kilomètre de Genève, à Champel-les-Bains, quartier huppé à la périphérie de la capitale suisse. Il réside à « l'Hôtel Beau-Séjour, un établissement d'hydrothérapie luxueux avec deux-cents chambres. Des personnages célèbres y séjournent et l'ont précédé (notamment l'écrivain Guy de Maupassant [1850-1893] et le compositeur Camille Saint-Saëns [1835-1921]). [Les curistes] profitent de l'eau de l'Arve [dont on a découvert les bienfaits à la fin du XVIIIe siècle] sous toutes ses formes : bains, douches, vapeurs et fumigations[1] ». Ce changement de décor permet à René Crevel de se rapprocher d'Alain Rosset (il n'est plus qu'à 120 kilomètres de Neuchâtel, contre 180 kilomètres depuis Morzine !). D'ailleurs, il ira passer une journée entière à Neuchâtel.

À la mi-avril, il reçoit la visite de Nancy Cunard (l'amie chez qui il a connu Eugene MacCown) dont Louis Aragon est le nouvel amant (mais un amant déçu[2]...). Exubérante, elle emmène René passer deux jours à Milan. On ne peut écarter l'hypothèse d'une liaison un peu plus qu'amicale...Le séjour ne peut hélas ! se prolonger car il doit rentrer à Paris subir des examens médicaux qui ne peuvent attendre.

Les résultats des introspections médicales sont très mauvais : il a les deux poumons touchés avec une caverne au droit et des lésions au gauche. Il doit impérativement retourner à la montagne, au plus vite.

Il met à profit son passage parisien courant mai pour remettre son livre enfin terminé, *Babylone* [3], chez l'éditeur Simon Kra ; mais aussi pour vendre l'appartement familial et régler les problèmes de succession qui se concrétiseront pour lui en le versement d'une rente mensuelle ; et surtout pour voir une partie de ses amis, parmi lesquels Marie Laurencin qui lui offre deux aquarelles pour égayer sa chambre sanatoriale. Il fait la connaissance de Virgil Thomson (1896-1989), un compositeur américain qu'il continuera de fréquenter. Il rencontre aussi plus souvent son ancien condisciple de Janson-de Sailly, Christian Bérard (1902-1944), surnommé « Bébé » qui commence à se faire remarquer dans les milieux de la peinture, et qui est devenu un des grands

---

[b] *Bibliothèque Municipale de Lyon*, « Guichet des savoirs » (page consultée le 11.06.2024), < https://www.guichetdusavoir.org/question/voir/28643 >.

[1] *Ville de Genève*, s. n. a. (page consultée le 05.06.2024), <https://www.geneve.ch/faire-geneve/decouvrir-geneve-quartiers/champel/anecdotes>.

[2] Lire Louis ARAGON, *La Grande Gaîté*, suivi de *Tout ne finit pas par des chansons*, Paris : Gallimard, 1929, d'après des textes écrits en 1927-1928 ; rééd. Préface de Thérèse EYCHART, Paris : Gallimard, coll. « Poésie / Gallimard », n° 544, 2019, 144 p.

[3] *Babylone*, Paris : Éditions Simon Kra, « Collection Européenne », n° 30, 1927, 196 p. ; rééd. Paris : Société Nouvelles des Éditions Jean-Jacques Pauvert, 1975, 264 p.

amis de Crevel, tout comme un autre peintre, aussi ami de Bérard, Pavel Tchelitchew (1898-1957), rencontré en 1925 chez Gertrude Stein (Pavel vit avec sa sœur Choura, devenue elle aussi une grande amie de Crevel). Il fait également la connaissance de l'écrivain et critique, Edmond Jaloux (1878-1949). Le réseau de connaissances de René est impressionnant et donne le tournis ! Il est un *Who's Who* à lui tout seul...

Il ne manque pas de rendre visite aux surréalistes, toujours fidèles à la brasserie Cyrano. De vives tensions électrisent alors le Groupe qui aurait exclu Antonin Artaud[1] et Philippe Soupault, trop réticents à l'engagement politique des Surréalistes (d'autres sont sur la sellette...) ; en effet, cinq des Surréalistes historiques du mouvement ont adhéré au Parti communiste français : Louis Aragon, André Breton, Paul Éluard, Benjamin Péret, Pierre Unik (1909-1945). Selon certains auteurs, Crevel aurait adhéré lui aussi, en même temps que ses camarades[2]. Nous contestons cette assertion car nous n'avons trouvé aucun document officiel attestant de cette adhésion de René Crevel au Parti communiste français. De surcroît, Michel Carassou décrit une scène d'avril 1934 (*op. cit.*, p. 236) au cours de laquelle André Breton et Paul Éluard (qui ont été exclus du PCF l'année précédente) dissuadent leur ami d'adhérer au parti, ce qui confirmerait que Crevel n'y a jamais été encarté. Nous nous en tiendrons au fait qu'il fut un sympathisant du Parti sans jamais en être membre[3].

En mai, il arrive épuisé en Suisse, au sanatorium de Davos-Platz[4], localité perchée au sud-est du pays, dans le canton des Grisons, à 1 560 mètres d'altitude (il y restera, en compagnie de sa neurasthénie, jusqu'en octobre). Il s'est installé au Parksanatorium Hôtel où un repos absolu lui est prescrit ; en

---

[1] Antonin Artaud n'a jamais été exclu du Groupe surréaliste : il en est parti de lui-même ! En revanche, Philippe Soupault le fut bien.

[2] « Il est entré en 1927 au Parti communiste français en même temps qu'André Breton et d'autres surréalistes comme Aragon. Crevel en est exclu en 1933, toujours avec Breton, la greffe entre surréalisme et bolchévisme n'ayant pas pris [a]. »

[3] C'est d'ailleurs ce qu'écrit Eddy Batache : « [...] Crevel agissait en militant marxiste, bien qu'il n'ait jamais été officiellement membre du Parti communiste [b]. »

De son côté, François Buot écrit : « Crevel ne prend [...] pas sa carte au parti [communiste], mais choisit l'action sur le terrain au service des autres [c]. »

[a] Jean-Noël CUÉNOD, « Révolte au cœur : la comète René Crevel », 8 février 2023, < https://jncuenod.com/revolte-au-coeur-la-comete-rene-crevel/ >.

[b] Eddy BATACHE, *La mysticité charnelle de René Crevel*, 1re éd. Georges Visat, 1976 ; rééd. 1978, diffusion Paris : J.-M. Place (88 p.), p. 27.

[c] François BUOT, *op. cit.*, p. 401.

[4] Pour permettre les cures d'héliothérapie alors prescrites aux tuberculeux, aux environs de Davos (ville la plus haute d'Europe), s'ouvrirent des sanatoriums dès la deuxième moitié du XIXe siècle. Les deux bourgs principaux de la ville sont Davos-Dorf et Davos-Platz, distantes de trois kilomètres ; déjà à l'époque, elles disposaient chacune d'une gare ferroviaire. René Crevel séjourna dans les deux localités sans que, dans ses lettres, il précise à chaque fois le lieu exact, se contentant d'indiquer « Davos ».

d'autres termes il doit garder le lit ou la chaise longue sur le balcon. Il n'a même pas le droit d'écrire ! un comble pour un écrivain.

Au sanatorium, cette « tuberculoserie » comme il le nomme dans une lettre à Marcel Jouhandeau[1], il fait un froid qu'il a du mal à supporter (il s'en plaint dans différentes lettres). Au bout de plusieurs semaines de position horizontale, il a enfin l'autorisation de sortir mais pas plus de dix minutes par jour ! Lui, si vif, si enjoué, il se retrouve grabataire, n'ayant pour seul loisir que celui de se morfondre.

Dans une lettre à Gertrude Stein, il tient à rassurer sa correspondante sur sa salubrité mentale. Crevel écrit en anglais (parfois approximatif) à son amie américaine : « Je suis un bon garçon, mais à Davos, on peut facilement devenir fou. Il y a un vent appelé ''foehn[2]'' qui rend tout le monde dément. La semaine dernière, un jeune homme a planté un couteau dans le cou de son voisin, parce que ce pauvre voisin avait ri[3]. » On imagine que ce genre de faits divers ne laissaient pas indifférents les malades qui jasaient, ce qui leur donnait l'occasion d'avoir quelques frissons autres que ceux causés par la fièvre.

En ce mois de juillet, la chaleur arrive enfin et le foehn ne souffle plus que dans la vallée, ne risquant pas de provoquer quelque nouvelle mort violente... L'atmosphère douillette le réchauffe enfin et lui permet de reprendre vie ; il se remet au travail.

Il a tellement envie de vie qu'il décide, début août, de changer de sana pour prendre une chambre à l'hôtel d'Angleterre où il pourra tout à la fois écrire et se soigner. À peine installé, il voit arriver Violette Murat[4] et Jeanne Bourgoint[5]

---

[1] « Lettre à Marcel Jouhandeau, Davos-Platz (s. d., juin 1927) », *René Crevel – Lettres de désir et de souffrance*, *op. cit.*, p. 61.

[2] Le *föhn* (en français foehn) est parfois appelé le « vent qui rend fou, car son aspect turbulent est pénible à supporter. Selon des croyances populaires, il peut provoquer des migraines et des psychoses. Une étude de l'université de Munich (Allemagne) a trouvé une augmentation de 10% des suicides et accidents en période de foehn en Europe [a]. »

[a] Régis CREPET, météorologue, « Qu'est-ce que l'effet de Foehn, ce vent sec et chaud qui modifie le climat ? », *La chaîne Météo Consult*, 20.02.2024 (page consultée le 08.06.2024),
<https://www.meteoconsult.fr/actualites-meteo/2024-02-20/69999-qu-est-ce-que-l-effet-de-foehn-ce-vent-sec-et-chaud-qui-modifie-le-climat >.

[3] « Lettre à Gertrude Stein, s. l. : Davos-Platz, Parksanatorium, (s. d., juillet-août 1927) », *Correspondance de René Crevel à Gertrude Stein*, traduction, présentation et annotation par Jean-Michel DEVÉSA, Paris : L'Harmattan, coll. « Espaces littéraires », 2000 (270 p.), p. 104.

[4] Très lié à Violette Murat (veuve du prince Eugène Joaquim Murat, 1875-1906, mort prématurément à l'âge de 31 ans dans un accident automobile et avec qui elle eut deux filles et un garçon), née Violette Ney d'Elchingen, dont la générosité et l'exubérance n'ont pas récompensé son physique assez disgracieux, Crevel en a fait la dédicataire (anonyme) de *Mon corps et moi* (« À celle qui sait voyager et juger ») : « René aime beaucoup son côté bohème de luxe, sa voix faubourienne et la ''mauvaise'' réputation qu'elle a dans le Tout-Paris. Pour Crevel, elle est bien la reine de la nuit [a]. »

[a] François BUOT, *op. cit.*, p. 131.

[5] Jeanne et son frère Jean sont lotis d'une grande beauté qui facilite leur intégration dans le Paris artistique. D'ailleurs, en 1929, Jean Cocteau les prendra pour modèles pour son roman,

(*cerca* 1903-1904 -1930) qui viennent passer six semaines à Davos. Ce long séjour de ses deux amies remplit Crevel d'une grande joie, même s'il devait toujours respecter les prescriptions médicales qui, bien qu'allégées depuis quelque temps, exigeaient toujours qu'il se reposât et se ménageât.

Leur départ à la mi-septembre lui est douloureux, le faisant replonger dans la solitude avec l'angoisse têtue de son corps incertain qui le taraude incessamment. Pour alimenter sa neurasthénie galopante, le soleil a disparu et c'est déjà l'automne et ses froidures qui le pénètrent et tapissent sa psyché d'un triste givre au moment où la neige tenace commence à recouvrir le paysage pour de longs mois, longs mois comme ceux que lui réclament les médecins pour qu'il reste jusqu'en mai 1928.

Deux semaines après leur départ, il oublie la promesse qu'il s'était faite d'une grande compliance et, sur un coup de tête, il s'affale sur la banquette d'un train qui fonce sur Paris.

Arrivé dans la capitale, il fait des visites rapides à quelques amis, parmi lesquels André Gide et Marc Allégret, et surtout, il retrouve Tony Gandarillas[1] qu'il avait rencontré chez Étienne de Beaumont et qui était devenu un grand ami. Et les voilà dans un train qui les emmène à Marseille où un bateau les conduira à Marrakech, qui serait alors le premier voyage de René en terre africaine, un de ses désirs les plus persistants.

Hélas ! à Marseille, son corps reprend le dessus et Crevel fait une rechute qui l'oblige à renoncer à son voyage et à garder le lit pendant deux semaines. Tony Gandarillas a décidé de renoncer à son escapade au Maroc pour rester auprès de lui. Il est bientôt rejoint par un de ses amis, le jeune américain Philip Lasell (état-civil non trouvé) que René avait déjà rencontré à Paris. Le malade reçoit des visites amicales, parmi lesquelles celles d'André Gaillard et Jean Ballard (1893-1973), et de Jean Cocteau en compagnie amoureuse du jeune poète Jean Desbordes (1906-1944), autant de visites qui lui font oublier son corps si exigeant. Son état s'étant amélioré, Tony et Philip l'emmènent passer une convalescence à Vence (Alpes-Maritimes) qui va s'avérer des plus heureuses. À Paris, en octobre, *Babylone* a paru sans son auteur. À Vence, il poursuit l'écriture de *Êtes-vous fou ?* Le climat tendre de la petite ville en ce mois de novembre adoucit ses souffrances et est propice au travail.

En décembre, le 5, il part dans les Bouches-du-Rhône, à Marseille, pour la parution aux Cahiers du Sud de *L'Esprit contre la raison* (qu'il avait fini

---

Les Enfants terribles. Ils sont désargentés et vivent de petits boulots (le mannequinat pour Jeanne). Ils sont devenus tous deux des opiomanes, Jean dans les bras de Jean Cocteau, Jeanne dans ceux de Violette Murat.

[1] De son vrai nom José Antonio Gandarillas Huici (1885-1970), Tony Gandarillas, « ce Chilien d'origine, a la chance d'avoir obtenu un poste d'attaché d'ambassade à Londres. Une charge très honorifique qui ne lui demande pas un travail prenant. Tous ceux qui l'ont croisé le présentent comme un homme petit, avec des cheveux très bruns et un nez retroussé. [...] Son charme et sa drôlerie font l'unanimité et sa grande passion pour l'opium n'est pas un secret [a] ».

[a] François BUOT, *op. cit.*, p. 173.

d'écrire un an auparavant), afin de signer le service de presse. Il retrouve avec joie André Gaillard et l'équipe des *Cahiers du Sud.*

Quelques jours plus tard, le 11 décembre, il se rend à Grasse (Alpes-Maritimes) visiter le célèbre Herbert George Wells (1866-1946). Mais sur le chemin du retour il est pris d'un malaise. Il sombre à nouveau dans un état dépressif. Faut-il relier les crises dépressives de René Crevel au climat ? Il se trouve que ce mois de décembre est bien pluvieux. À Vence, son ami Tony l'installe à l'hôtel de la Conque et lui interdit toute sortie. Trop fatigué, les nerfs exacerbés, il décide de ne pas rentrer à Paris où il était attendu et passe les fêtes de fin d'année avec ses amis dorloteurs.

L'optimisme est revenu soudain car les résultats d'analyses et d'examens arrivent de Nice où il s'était rendu. Il écrit à son amie Gertrude :« [...] Je n'ai ni bacille ni fièvre. Un médecin qui m'a examiné à la ''loupe'' affirme que je ne suis pas tuberculeux mais malade des nerfs [...]. Il trouve que mes réflexes sont très mauvais, tout comme ma circulation, et que mes poumons, s'ils ne sont pas vraiment fameux, ne sont pas atteints par la tuberculose (comme le disaient certains médecins français)[1]. »

8. 1928 : une année aux couleurs de la maladie et de l'amitié

Prétendument guéri (sauf de ses nerfs...), malgré les avertissements d'un médecin cannois qui lui recommande de se faire examiner en Allemagne, il n'y a pas d'obstacle pour que René Crevel reprenne sa vie d'avant ; c'est du moins ce qu'il pense. Aussi, après Noël, son ami Tony Gandarillas l'emmène outre-Rhin où René a été invité à donner une conférence. Ils voyagent en voiture, Tony au volant. Ils arrivent à Berlin début janvier 1928.

Sa première visite en terre germanique sera marquée par beaucoup de rencontres artistiques (mais aussi charnelles car il a une revanche à prendre sur la chasteté imposée pendant des mois...). Ainsi, il fait la connaissance du dramaturge Carl Sternheim (1878-1942) et de son épouse, Thea (1883-1971), mais surtout de leur fille, Dorothea (dite Mopsa) Sternheim (1904-1954), vers qui il a une attirance immédiate ; elle est décoratrice de théâtre et costumière (elle travaille sur des pièces de Klaus Mann). Crevel rencontre aussi les écrivains Hans Feist (1887-1952) et Stefan Zweig (1881-1942), le professeur Ernst Robert Curtius (1886-1956), universitaire philologue et écrivain, défenseur de la jeune littérature française. Il retrouve même André Gide, arrivé à la mi-janvier, berlinois pour deux semaines avec Marcel Allégret. André Gide, face au découragement du jeune auteur talentueux qu'il apprécie, lui conseille vivement de se remettre à son livre (*Êtes-vous fou ?*). Un peu plus tard, Crevel rencontrera une protégée du galeriste Alfred Fleichtheim (1878-1937), la sculptrice Renée Sintenis (1888-1965), sur qui, à la demande du galeriste

---

[1] « Lettre à Gertrude Stein, s. l. (Vence ou Allemagne), (s. d., fin 1927-début 1928) », *Correspondance de René Crevel à Gertrude Stein, op. cit.*, p. 124.

(dont René Crevel est également un protégé !), il écrira un petit ouvrage (voir *infra*).

René donne la conférence prévue à l'université de Berlin sur le surréalisme. Il parle devant plusieurs centaines d'étudiants qui lui offrent un grand succès. Rançon de la gloire, il devra renouveler sa conférence ainsi qu'il l'écrit à Étienne de Beaumont[1]. Il visite le célèbre Institut de sexologie, unique en Europe (peut-être même au monde), très en avance sur son temps, dirigé par le professeur Magnus Hirschfeld (1868-1935). Le sexologue, connu entre autres pour son ouvrage *Le Troisième sexe*[2], devra fuir l'Allemagne en 1931 (son Institut sera saccagé et ses livres et dossiers brûlés...) : Hirschfeld avait le mauvais goût d'être juif et de mettre à mal la morale bourgeoise en protégeant l'homosexualité, le travestissement[3] et plus largement, les comportements sexuels déviants. Aussi, compte tenu de ses travaux et de l'accueil qu'il réservait à des êtres en souffrance, on peut se montrer très surpris de trouver une caricature féroce et extravagante de l'Institut et de son fondateur (devenu piètrement Optimus Cerf-Mayer) dans *Êtes-vous fous ?*[4], que Crevel écrira au cours de cette année 28 et publiera l'année suivante.

Il passe des examens médicaux qui confirment la présence de la tuberculose dans ses poumons. Il parvient à terminer la *Préface du catalogue de l'exposition Paul Klee* pour la galerie Fleichtheim tout en menant une vie un tantinet dissolue dans ce Berlin des années folles, la ville libre qui permet toutes les audaces intellectuelles, artistiques et humaines, la ville où l'on festoie, où l'on s'amuse et où l'on se consume au feu des chairs faciles (« J'aime assez cette grande putain de ville[5] » écrit-il) : René Crevel veut goûter à tous les plaisirs avant son entrée, à la mi-février, à la clinique Aesculap où le docteur Nuverricht lui prescrit une intervention pour un pneumothorax artificiel (rappel : les opérations, pathologies, traitements sont explicités au chapitre VII).

Le temps de la poisse est revenu. Cette poisse, exsudée par tous les pores de sa peau et de son destin, englue son corps encollé sur les lits blancs de l'immobilité à l'odeur d'éther et de chlore des hôpitaux, sanatoriums et autres cliniques. Sait-il alors que ce destin maudit sous les auspices de la mort le poursuivra encore et encore ? Ses malheurs sont heureusement adoucis par la présence de ses amis dévoués qui s'occupent de lui ; parmi eux, Mopsa, cette

---

[1] « Lettre à Étienne de Beaumont, Hôtel Am Zoo, Berlin (s. d., mi-janvier 1928) », *René Crevel – Les Inédits, lettres, textes*, *op. cit.*, p. 76.

[2] Magnus HIRSCHFELD, *Le Troisième sexe. Les homosexuels de Berlin*, Paris : Librairie médicale et scientifique Jules Rousset, 1908, 103 p.

[3] Voir l'article complet sur Hirschfeld et son œuvre (avec une petite biographie) et plus particulièrement ses propos sur le travestisme : Gilles TRÉHEL « Magnus Hirschfeld (1868-1935) et la femme soldat », *Topique* 2013/4 (n° 125), Paris : Éditions Association Internationale Interactions de la Psychanalyse (A2IP), pp. 125-137.

[4] *Êtes-vous fous ?* (1928-1929), Paris : Éditions de La NRF, 1929, 216 p. ; rééd. Paris : Gallimard, coll. « L'imaginaire », 1981, 1988 (180 p.), p. 133 *et passim.*

[5] « Lettre à Étienne de Beaumont, Hôtel Am Zoo, Berlin, Allemagne (début janvier 1928) », *René Crevel – Les Inédits, lettres, textes*, *op. cit.*, p. 75.

belle jeune femme à l'allure un peu garçonne et au charme irrésistible dont il est décidément amoureux. Ils ont commencé de vivre ensemble une histoire d'amour folle, belle, et forcément un peu triste car il n'est pas facile que ces deux fortes personnalités, malades (de santé fragile, Mopsa est toxicomane), aux contraintes artistiques différentes, parviennent à se mettre au diapason.

Mais il n'est pas temps de compter fleurette car l'état de santé de René ne s'améliore pas. L'intervention du pneumothorax artificiel tenté sur lui a échoué, ce qui plonge le jeune homme dans le désarroi. Violette Murat arrive le 1er mars à Berlin pour soutenir son ami ; il apprécie sa présence si affectueuse et elle a dans ses bagages un peu d'opium pour soulager les souffrances de son Crecre (surnom affectueux dont ses amis l'affublent)... La troisième tentative de pneumothorax artificiel est la bonne et le chirurgien parvient à gonfler un peu le poumon.

Il subit début mars une opération plus délicate, une phrénicotomie. Celle-ci réussit et, après bien des douleurs, il sort enfin de la clinique. Il devra cependant supporter un nouveau pneumothorax artificiel mais qui se passe sans encombre et satisfait son médecin. Cela ne l'empêche donc pas d'assister au vernissage de l'exposition Paul Klee à la galerie Alfred Fleichtheim, le 19 mars, et de partir le lendemain pour Paris avec Tony et Violette Murat.

De retour à la capitale, il est sans logement et impécunieux : son séjour berlinois et les factures de la clinique Aesculap l'ont ruiné ! Aussi va-t-il habiter rue des Marronniers (Paris XVIe) chez son ami Tony. Il sort beaucoup. Il a besoin de bouger, de rire, de vivre. Il revoit des amis et, parmi les plus récents, le prince Jean-Louis de Faucigny-Lucinge (1904-1992)[1], dit « Johnny » (sans doute le seul prince à avoir reçu un tel surnom !), et son épouse, Liliane Marie Mathilde Beaumont d'Erlanger (1902-1945), dite « Baba », une mannequin très convoitée pour sa beauté. René présentera aux « Babas » Salvador Dalí et Gala, en 1930.

Il est atterré par les propos tenus dans le numéro 11 de *La Révolution surréaliste* du 15 mars[2], entre autres par Pierre Unik qui ose écrire qu'« au point de vue physique, la pédérastie [le] dégoûte à l'égal des excréments et, au point

[1] Jean-Louis de Faucigny-Lucinge publiera deux ouvrages autobiographiques, le premier relatant les fêtes extravagantes qu'il donna avec Baba dans leur hôtel particulier de la rue de Babylone : *Fêtes mémorables, bals costumés, 1922-1972*, Paris : Éditions Herscher, 1986, 126 p., illustrations N&B et couleurs ; *Un gentilhomme cosmopolite*, Paris : Perrin, 1990, 278 p.

[2] Un rabibochage a eu lieu avec Antonin Artaud dont on peut lire dans ce numéro de la revue surréaliste, un article, p. 12, « L'osselet toxique », article qui résonne comme un avant-texte de sa future vie de dément, et dans lequel il règle déjà, par anticipation, ses comptes avec les « psychiâtres » (*sic*). Pour la petite histoire, il signe aussi, p. 29, sur un papier à entête du Bureau de Recherches surréaliste (qui avait fermé ses portes en 1925... mais quand même reproduit !) une lettre ouverte à Jean Paulhan dans laquelle il fait une mise au point véhémente : « Je n'ajouterai aucune injure à la qualification de votre attitude. Il en faut beaucoup plus, croyez-le bien, pour me faire douter de moi. Je sais où j'ai mal mais ce n'est pas à cette petite partie de mon esprit qu'un Jean Paulhan peut atteindre [*explicit* avant la signature suivie d'un post-scriptum]. »

de vue moral, [il] la condamne[1] » ; quant à Breton, il se surpasse dans des propos consternants : « J'accuse les pédérastes de proposer à la tolérance humaine un déficit moral et mental qui tend à s'ériger en système et à paralyser toutes les entreprises que je respecte[2]. » Plus loin, le photographe Jacques-André Boiffard (1902-1961) tente de tenir un propos mesuré mais il est aussitôt rembarré par un Breton démuni dont la seule piètre réponse est de menacer de quitter la réunion et d'avouer qu'il est un obscurantiste ! :

> Boiffard – Tous les pédérastes ne se livrent pas à ces manifestations extérieures. Des gestes de certaines femmes sont plus ridicules, gênants que ceux de certains pédérastes. Je ne condamne absolument pas la pédérastie d'un point de vue moral. J'ai envisagé également le fait de coucher avec un homme sans répugnance. Je ne l'ai d'ailleurs pas fait. Breton : – Je m'oppose absolument à ce que la discussion se poursuive sur ce sujet. Si elle doit tourner à la réclame pédérastique, je l'abandonne immédiatement. [...] Veut-on que j'abandonne la discussion ? Je veux bien faire acte d'obscurantisme en pareil domaine[3].

Qu'ont apporté ses études en médecine et en psychiatrie à ce Breton plus rigide qu'un menhir et si imbu de lui-même ? Il écrit comme les aliénistes bornés du siècle dernier, il se prend pour un hygiéniste (dans la foulée des sinistres Samuel-Auguste Tissot, 1728-1797, et autres John Harvey Kellogg, 1852-1943, ces salisseurs d'innocence et de plaisir qui ont pourri des générations et dont les relents nauséabonds subsistent toujours aujourd'hui), il se prend pour un père la morale, un flic de la jouissance. Il est déplorable. Des propos semblables à ceux tenus par ces deux surréalistes commencent à s'écrire chez les nationalistes allemands et l'on sait jusqu'où conduira cette haine irraisonnée et déraisonnable du pédéraste : à la déportation et aux chambres à gaz. C'est bien à cause de gens qui pensent ainsi que, encore aujourd'hui, on « casse du pédé » et que l'on tente parfois de « redresser » des individus pour qu'ils marchent droit dans une sexualité qui n'est pas la leur.

Par ailleurs, on peut s'interroger sur l'intérêt de publier cette discussion à bâtons rompus sur la sexualité, soi-disant sans tabou (le petit adjudant serré des sphincters, Breton, a fixé les bornes que nous avons vues). Elle clôt ce numéro de bon niveau et cette fin le fait tomber dans le caniveau le plus nauséabond. Enfin, si nous avons accordé beaucoup de place à ce long texte de *La Révolution surréaliste* et à André Breton, c'est qu'elle est un des principaux marqueurs de l'incompréhension des amis de Crevel (particulièrement Klaus Mann) concernant son indulgence à l'égard de ce Breton, en pleine contradiction avec son caractère entier ; *nolens volens*, il restera fidèle jusqu'à sa

---

[1] Pierre UNIK (verbatim d'une discussion entre plusieurs surréalistes), « Recherches Sur La Sexualité Part D'objectivité, Déterminations Individuelles, Degré De Conscience / 1re Soirée / 27 janvier 1928 », Paris : *La révolution surréaliste*, 4e année, n° 11, 15 mars 1928, p. 33.
[2] *Ib.*
[3] *Ib.*, p. 38.

mort, même s'ils étaient en froid les dernières semaines la précédant. Le magnétisme d'un gourou n'explique pas tout.

Début avril, malgré ce numéro insultant de *La Révolution...*, René a le courage de revoir les surréalistes qui connaissent tous son inclination pour les garçons car il ne s'en est jamais caché, ne serait-ce que dans ses textes. Par une sorte d'accord tacite, le sujet ne vient jamais en discussion en sa présence. Cependant, l'accueil est plutôt tiède et Crevel a dû se départir de son sourire permanent. Il n'a toujours pas digéré l'exclusion de Philippe Soupault qui date de novembre 1926 (au même moment était annoncée l'exclusion d'Antonin Artaud : quoi qu'on ait pu écrire, nous répétons qu'Artaud n'a pas été exclu car il est parti de lui-même, avec fracas...), ni les textes homophobes (mot inexistant à l'époque, qui n'apparaît en France que dans les années 1990) de *La Révolution...* Seul Éluard est amical. René va d'ailleurs souvent le visiter à Eaubonne. Il a une entrevue avec André Breton, rue Fontaine, d'où il ressort déçu, même s'il ne peut s'empêcher de vouer une sorte d'admiration pour cet homme brillant mais tellement insupportable et si borné sur certains sujets.

La situation matérielle de René Crevel est fragile car son revenu principal consiste en la rente héritée de ses parents. Il ne paraît pourtant pas complexé dans ses relations avec ses amis, beaucoup d'entre eux étant riches, voire richissimes...

Pour se changer les idées, il va passer quelques jours chez Éluard et Gala[1] à Eaubonne, dans cette maison décorée par Max Ernst qui fut un pensionnaire du couple, un pensionnaire d'un genre un peu particulier. À notre connaissance, le séjour de René fut beaucoup plus sage...

Ce mois d'avril est marqué par quatre grands bals organisés par son ami, le comte Étienne de Beaumont. Pour le bal dont le thème est « Faune et Flore aquatiques », l'hôtel des Beaumont devient un aquarium géant où évoluent René en poisson sans précision, la comtesse en poisson rouge, et le comte en raie ! Il écrit à Gertrude Stein, à propos des bals : « [...] Durant mes trois dernières semaines françaises, [cela] m'a valu de me costumer en poisson, en coureur cycliste et en Espagnol. Maintenant je suis un bon gros Suisse à face replète, / le cœur innocent / et la plume appliquée[2]. »

À la fin du mois d'avril, il emménage dans son nouvel appartement, 28 rue Lacretelle, où il retrouve une certaine tranquillité et plus de calme que rue des Marronniers où son ami Tony est toujours partant pour des nuits de bamboche. A-t-il vieilli ? Est-ce la maladie ? Il ressent un besoin de calme. Il annonce

---

[1] Elena Diakonova, 1894-1982, d'origine russe, mariée à Paul Éluard depuis 1917, après avoir eu pour amant Max Ernst (on parle de relation triangulaire quand celui-ci vint habiter Eaubonne...), finira par vivre avec Salvador Dalí, de dix ans son cadet, et en faire son époux en 1932. Faut-il rappeler l'influence considérable qu'elle a eue sur le peintre à partir de 1929, tant sur le plan de l'œuvre que sur celui de sa gestion ? Elle n'est pas pour rien dans le sobriquet-anagramme dont fut affublé Salvador Dalí dans le monde artistique, Avida Dollars...

[2] « Lettre à Gertrude Stein, Hôtel-Pension Bellevue, Seelisberg, Suisse (s. d., juillet 1928 ?) », *Correspondance de René Crevel à Gertrude Stein*, *op. cit.*, p. 140.

renoncer aux drogues. Il est seul. Le mois de mai s'étire mais il a du mal à se mettre au travail...

Fin juin, quelques jours avant son départ contraint à la montagne pour raison de santé, Mopsa arrive à Paris. Mais ce bonheur est de courte durée car il doit impérativement partir se soigner en Suisse, dans le petit village de Seelisberg, au cœur du pays, où il retrouve Paul Éluard, également tuberculeux, accompagné de Gala (qui le fut aussi !). René s'installe à l'hôtel-pension Bellevue où sont les Éluard qui ont été les instigateurs de la venue de René dans ce coin perdu de Suisse. Il reprend l'écriture d'*Êtes-vous fous ?* sans doute stimulé par la présence de son ami avec qui il échange beaucoup. Ils évoquent entre autres Joë Bousquet, ce surréaliste invisible cloîtré dans sa chambre à Carcassonne et à qui Éluard est très attaché. Si des proches de Crevel firent le voyage en la cité fortifiée, Ernst, Jouhandeau, Laurencin..., lui ne le fera jamais. Mais les deux hommes se connaissaient par personnes interposées (Max Ernst, Paul Éluard, Georges Poupet[1]...).

Autre événement dans ce long séjour suisse, il aura la joie de passer dix jours avec Mopsa, venue le visiter avant de partir pour Londres. Son état est jugé plutôt bon mais il est toujours assorti d'une prescription de repos et de chasteté.

René partira de Seelisberg le 20 août, avant son ami (la présence d'Éluard au Bellevue est attestée le 28 août). Mais avant de rentrer à Paris, il prend le train pour Lausanne et de là, il se rend à Neufchâtel voir son ami Alain Rosset, qu'il aime décidément beaucoup.

Puis c'est le retour à Paris, tant attendu. Il reprend avec gourmandise sa vie de patachon : les nuits de Paris offrent de quoi les pousser jusqu'à l'aube. Entre les soirées chez les amis et ceux qu'il retrouve dans les boîtes de nuit, il regagne le sourire et la joie de vivre. Il conjure la maladie, qui reste pourtant tapie en lui. La vie nocturne facilite les contacts et René Crevel continue de faire de nouvelles connaissances. Ainsi, il fait celle du très parisien Francis Picabia (né François Marie Martinez Picabia, 1879-1953). Début septembre, il rencontre la marquise Tota Cuevas de Vera[2] dont nous reparlerons, tant elle

---

[1] Par exemple, dans une lettre à Georges Poupet, Crevel écrit : « Quand M. Bousquet aura lu mon manuscrit, pourras-tu l'envoyer à Théa Sternheim [...] [a]. »

Thea Sternheim est la mère de Mopsa.

[a] « Lettre à Georges Poupet, Hôtel du Palais, Pau, Pyrénées-Atlantiques (16.11.1928) », *René Crevel –Lettres de désir et de souffrance*, *op. cit.*, p. 103.

[2] Née María de las Mercedes Adela Atucha y Llavallol (1887-1970), dite Tota Cuevas, américaine (Margaret de Cuevas de Vera) est d'origine argentine. Elle est apparentée à la famille Rockefeller et hérite d'une fortune considérable lors de la mort de son grand-père John D. Rockefeller. Établie à Paris, elle fréquente le milieu artistique et devient l'amie de Marie Laurencin, de Jean-Louis de Faucigny-Lucinge... Attirée par les jeunes gens, elle tombera très amoureuse de René Crevel ainsi que nous allons le voir plus loin.

N. B. : on trouve assez souvent « Tota Cuevas de la Serna » dans les ouvrages français sur Crevel alors qu'il faudrait écrire « Tota Cuevas *de Vera* » (ou « *de la Vera* », rencontré plus rarement). Est-ce par confusion avec le célèbre écrivain espagnol, Ramón Gómez de la Serna

va jouer un rôle important dans la vie de René Crevel. Il voit beaucoup Paul Éluard tout au long de ce mois de septembre. En octobre, avant de partir de nouveau en Suisse, au sanatorium d'Arosa, Éluard défend le livre de son ami à La NRF qui l'accepte.

Parmi les rencontres importantes, il revoit Breton, le cœur brisé par ses déboires sentimentaux et Gide « qui lui montre l'étrange journal érotico-paysan d'un berger mort à vingt ans[1] ».

Le mariage de sa sœur Hélène, le 29 octobre 1928, entraîne une diminution de ses rentes. Il doit trouver des petits travaux rémunérateurs. Il traverse à nouveau une crise nerveuse. Les médecins l'exhortent à renoncer à son projet de voyage à Berlin : alors qu'il avait annoncé à Mopsa son arrivée, il doit se décommander. La vie agitée qu'il mène ne convient plus à son corps qui le lâche. Aussi, se plie-t-il aux recommandations des médecins et part-il à Pau à la mi-octobre ; il s'installe à l'hôtel du Palais, un peu retiré de la ville. Il y retrouve la chétive Choura Tchelitchew, qui, elle aussi, souffre de tuberculose. Mais elle loge dans une autre partie de la ville.

Il profite du calme et du doux automne pour écrire la préface du catalogue de l'exposition Max Ernst qui se tiendra à la galerie Bernheim du 1er au 15 décembre (et il prend de l'avance en rédigeant celle pour l'exposition du même peintre à la galerie de son ami Fleichtheim en mars-avril 1929). Il travaille aussi à un texte sur Picasso pour *Der Querschnitt*. Il envoie également de nombreuses lettres et lit beaucoup. C'est le repos façon Crevel... L'après-midi, il fait de longues promenades avec Choura mais nous ne savons rien de leurs conversations. Il poursuit aussi ses rendez-vous médicaux. Il doit à présent subir des injections de sels d'or.

Il reçoit des visites dont celle, au mois de novembre, de Tony Gandarillas, accompagné d'un architecte, décorateur, dessinateur..., d'origine cubaine, Emilio Terry (1890-1969) que Crevel présentera à Salvador Dalí qui fera le portrait du Cubain en 1934. Bien qu'Emilio soit de dix ans son aîné, le courant passe entre Crevel et lui, et ils deviendront très amis.

Au mois de décembre, la veille de Noël, il confie à Mopsa qu'il a eu un « horrible abcès » et « très mal placé » qui lui a occasionné deux semaines « de grosse fièvre et de souffrances affreuses[2] ». De surcroît, il fut mis à la diète.

Toujours à Mopsa, six jours plus tard, dans le franc-parler qui le caractérise, René indique à son amie la localisation de cet abcès « mal placé » : « Je viens d'être assez malade avec ce sale abcès (au cul) percé. » Par ailleurs, c'est la première fois qu'il évoque, certes à mots couverts, la syphilis dont il était

---

(1888-1963), mort en exil à Buenos Aires ? Ou encore avec le cousin de Ramón, le peintre Ismael de la Serna (Ismael González de la Serna, 1898-1968, mort à Paris) bien connu dans les milieux artistiques parisiens de l'époque et que Crevel a dû croiser ?

[1] Michel CARASSOU, *op. cit.*, p. 149.

[2] « Lettre à Mopsa Sternheim, Grand-Hôtel du Palais, Pau, Pyrénées-Atlantiques (CP : 24.12. 1928) », *René Crevel – Lettres à* Mopsa, *op. cit.*, p. 69.

atteint : « Il y a la sale autre maladie qu'on recommencera à soigner quand je quitterai ce pays, à Paris[1]. »

Les fêtes de fin d'année se déroulent sans éclat, dans l'alanguissement de cette ville de Pau qui lui semble avachie, assoupie, et où il se condamne à rester encore un mois.

9. 1929, une année de misère et de deuil, et si peu de joies

René Crevel rentre à Paris à la mi-février, alors qu'une vague de froid (le 15, il fait -13° dans la capitale) enrobe le pays d'une vêture de neige et de glace. Entre autres préoccupations, René a celle de se positionner par rapport au mouvement surréaliste dont il s'est trouvé éloigné par la force des choses. Mais son ami Éluard l'a toujours tenu informé des événements et Crevel est convaincu de l'importance du surréalisme auquel il continue de croire. Il intègre maintenant la nécessité de l'engagement politique. Le mouvement a échoué dans sa volonté de se rapprocher des membres du groupe Clarté dont le premier numéro de la revue, *Clarté* [2], avait paru fin 1921, une revue imprégnée des positions de Raymond Lefebvre (1891-1920), présumé mort en mer de Barents en URSS (Union des républiques socialistes soviétiques). Maintenant, Breton veut asseoir sa prédominance sur celle d'un autre groupe, celui du Grand jeu, évoqué en amont lors de la rencontre de Crevel avec Pierre Minet, un des piliers du groupe, fin 1926[3]. Cette reprise en main s'avère urgente, d'autant que le jeune écrivain franco-serbe Salomon (Salmon) Monny de Bouly (1904-1968), tenu en haute estime par Artaud, vient de déserter pour rejoindre les fougueux jeunes gens du Grand jeu.

Soucieux de retrouver sa place dans le groupe, René répond à sa demande, à savoir, chacun doit rendre compte de son positionnement politique afin d'envisager des actions collectives ou individuelles. Il est également demandé avec quelles personnes chacun souhaiterait envisager des actions. Les réponses de René ont dû être appréciées car il est invité à participer le 11 mars, au bar du Château (dans le XIVe arrondissement, rue du Château), à une réunion organisée par les surréalistes à laquelle ont été conviés des membres de Clarté, du Grand Jeu... Breton exige que la réunion débute sur les avis du « sort fait récemment à Léon Trotski (1879-1940) » qui, écarté par Joseph Staline (1878-1953), se trouve en exil. Mais la séance tourne vite au règlement de compte.

---

[1] *Id.* (CP : 30.12.1928), pp. 70-71.

[2] *Clarté* a été « fondée officiellement en mai 1919 par Henri Barbusse, Paul Vaillant-Couturier et Raymond Lefebvre [a] ».

> [a] Alain CUÉNOT, « *Clarté* (1919-1928) - Du refus de la guerre à la révolution », *Cahiers d'Histoire*, n° 123 : « Les libéralismes en question (XVIIIe-XXIe siècles) », 2014, pp. 115-136.

[3] Le rôle de Pierre Minet fut toutefois limité dans Le Grand jeu. Il se tint notamment à distance des querelles avec les surréalistes qui ne l'intéressaient pas. Il était alors un tout jeune homme de dix-sept ans avide de découvertes et farouche défenseur de sa liberté. Il fut surtout l'ami de Roger Gilbert-Lecomte jusqu'à la mort du poète.

Breton ne peut s'empêcher de jouer le rôle d'un accusateur public à l'encontre des membres du Grand Jeu, et notamment de Roger Vailland qui, journaliste à *Paris-Midi*, aurait fait paraître « des articles favorables » (*a priori* un seul !) au préfet de police de Paris, Jean Chiappe : « Vailland [...] subit des salves pour un malencontreux articulet sur Jean Chiappe [...], ''L'hymne Chiappe-Martia'' (publié dans *Paris-Midi* le 15 septembre 1928), jugé favorable à ce préfet ultra-réactionnaire[1]. » La réunion s'achève dans la confusion sans que rien de concret ne débouche : il n'y aura pas d'action commune des intellectuels et les surréalistes resteront seuls. Cela attriste René qui n'a pas pris la parole. Pourtant, quelques jours plus tard, il reçoit la demande de Breton et d'Aragon d'un article pour un numéro spécial de *Variétés*, ce qu'il voit bien sûr comme une marque de confiance de ses deux camarades.

Cependant, il ne va pas très bien. Les problèmes d'argent, *Êtes-vous fou ?* qui devait sortir le 1er mars et dont la sortie est retardée pour cause d'incendie à l'imprimerie. Puis cette tuberculose qui lui ronge les poumons et cet abcès anal récidivant dont il voudrait avoir raison. Les soucis d'argent le taraudent car ils sont directement corrélés à son état de santé (pas de sécu ni de mutuelle à cette époque !) : « [...] J'ai mangé 50 000 [Fr] d'un patrimoine qui fond comme beurre au soleil et d'ici quelques mois (surtout s'il faut couper le cul) ce sera une petite ruine dont je me fouterai [double *sic* !] si je suis costaud, mais qui m'ennuiera bien si la carcasse ne va pas[2]. »

Début avril, il commence à Saint-Cloud le traitement du Dr Manoukhine (exilé russe dont le nom s'orthographie avec un « h » contrairement à ce qu'on lit le plus souvent, y compris chez Crevel) qui lui a pourtant été déconseillé par un autre médecin (voir chapitre VII). Par souci de commodité, il loue un pavillon à Meudon, avenue de la gare de Fleury. Klaus Mann, Hans Feist et Mopsa sont à Paris. Les deux garçons allemands sont des soupirants mais seule l'intéresse sa Mopsa qu'il peut enfin serrer dans ses bras.

Quelques soirées à thème se déroulent alors à Paris et Crevel ne manque pas d'y traîner ses Berlinois. Après la soirée des Beaumont, celle des Noailles. Il deviendra un ami de Marie-Laure qui en fera son confident (comme en atteste leur correspondance soutenue).

Mopsa et Klaus repartent pour l'Allemagne. De retour à Berlin, Mopsa lui envoie une lettre dans laquelle elle écrit qu'elle attend un enfant de lui, enfant qu'ils dénommeront « l'enfant bleu ».

Êtes-vous fou ? paraît, enfin !, le 10 avril, chez Gallimard, aux Éditions de La NRF. C'est là pour René une grande satisfaction que celle d'être édité dans la déjà prestigieuse maison.

---

[1] *Le Maitron*, Alain (Georges) LEDUC, « Notice Roger Vailland » *in* « Dictionnaire biographique » (page consultée le 28.06.2024), < https://maitron.fr/spip.php?article179724 >.
Cet incident sera le prélude du retrait de *Clarté* de Roger Vailland, très affecté par les attaques publiques de Breton.

[2] « Lettre à Mopsa Sternheim, Pau, Hôtel du Palais et Beau séjour, Pau, Pyrénées-Atlantiques (CP : 21/01/1929) », *René Crevel –Lettres à Mopsa*, *op. cit.*, p. 75.

Dans *Le Tournant*, sur les quelques pages qu'il consacre à Crevel et à *Êtes-vous fou ?* Klaus Man fait part de ses dissensions avec son ami qu'il appelle « ange » (décidément, tout le monde veut faire de Crevel un ange !). Klaus Mann reproche vivement au Français d'avoir brocardé dans son roman l'Institut Hirschfeld (c'est un des amis de Mann) et d'avoir choisi de se ranger sous la coupe d'André Breton que Klaus déteste (il n'est pas le seul...). Il reproche finalement à Crevel de se gâcher. Si les discussions furent âpres entre les deux amis, elles ne compromettront pas leur amitié[1].

À cette époque, il travaille peu et a surtout des activités mondaines. Il continue de tisser des relations dans des soirées (notamment en compagnie d'Emilio Terry), et participe cependant aux réunions quotidiennes du groupe surréaliste. Il voit beaucoup Pierre Minet, très attaché à son bienfaiteur. René recueille ainsi quelques informations sur le Grand Jeu, devenu le principal groupe concurrent du groupe de Breton.

Début juin il écrit à Mopsa pour s'enquérir de l'enfant bleu mais aussi pour lui faire part de son état : « Ici chaleur, énervement, pauvreté. Je vends tout ce que j'ai[2]. »

Le 4 juin, il se rend au mariage de son grand ami Marcel Jouhandeau. Avec Jean Cocteau, il est le témoin de la danseuse Élisabeth Claire Toulemont (1888-1971) dite Élise Caryathis (et plus simplement Carya), la mariée, avec qui Crevel s'était déjà lié d'amitié lors de rencontres précédentes ; quant au marié, ses témoins sont Marie Laurencin et Gaston Gallimard. Voilà un mariage placé sous les auspices de l'art et de la littérature. C'est à cette époque que René Crevel se rapproche de Salvador Dalí (1904-1989), qui avait commencé à venir à Paris par intermittence depuis 1928 ; il était déjà un peintre confirmé et avait rencontré Breton. Crevel joua un rôle important pour les débuts de Dalí car il fit acheter ses toiles par ses amis fortunés.

Il entre à la clinique Antoine Chantin début juin et le 12, il informe Mopsa de son hospitalisation, en atténuant, comme il le fait souvent avec elle, la gravité de ses maux :

> Voilà encore ton Crecre assez moche avec un abcès du genre de celui de Pau [*i. e.* l'abcès anal], mais ce qui n'est pas grave, car demain jeudi on m'opère, 33 rue Antoine Chantin, où je ne resterai d'ailleurs que 4 ou 5 jours, car pris de bonne heure cet abcès ne sera peut-être rien. [...] Je pense beaucoup à notre petit Bleu. Il paraît qu'il pourrait naître sans être un monstre m'a dit le docteur pique-cul. J'aimerais ce gosse s'il vivait. Mais toi qui est la forge où se fabrique ce personnage tu as, seule, droit d'en faire ce que tu veux. [...] / Je suis le cul

[1] Klaus MAN, *Le Tournant*, *op. cit.*, pp. 312-316.

[2] « Lettre à Mopsa Sternheim, Meudon, Hauts-de-Seine (s. d. : début juin 1929) », *Lettres à Mopsa*, *op. cit.*, pp. 83-84.

sur une banquette de cuir qui transpire comme moi, comme le papier sur quoi je t'écris, car c'est Saïgon ce soir [1]. Je t'aime[2].

À la clinique Antoine Chantin, au 33 de la rue homonyme (Paris XIVe), il est très entouré, notamment par Tony Gandarillas et Hans Feist (lequel insiste pour qu'il aille à Berlin revoir le docteur Nuverricht). Mais la durée de séjour optimiste qu'il avait envisagé dans sa lettre à Mopsa va être largement dépassée et l'abcès, loin d'être bénin, va le faire énormément souffrir (voir chapitre suivant). Il a cependant la satisfaction de voir paraître dans le numéro hors série de *Variétés* (juin 1929) un article vitriolique intitulé « À l'heure où l'écriture se dénoue » dans lequel il s'en prend violemment au préfet de police de Paris nommé à cette fonction en 1927, M. Jean Chiappe[3] (1878-1940) et à sa femme, « la Chiappesse ». Cet article aurait pu lui causer des ennuis car Crevel y est particulièrement insultant et invente de fausses informations, voire des accusations très graves. On peut se demander pourquoi il n'a pas été inquiété car de nos jours, il aurait été mis en examen et condamné pour diffamation à l'encontre d'un serviteur de l'État dans l'exercice de ses fonctions.

Il est conscient des risques pris comme on peut le lire dans cet extrait de lettre à Mopsa, une lettre où il dit qu'il vaut mieux renoncer à l'enfant bleu :

> Le Crecre est dans son lit avec le classique pyjama rouge. [...] Il faut attendre encore quelques jours pour savoir quand je quitterai la clinique, puis Paris, car on a fait un grand trou dans le haut de la jambe, un vrai petit Vésuve, et je n'ai pas mangé depuis 5 jours. Tout cela doit venir de la même source que les sales poumons et alors il faudra un été sage, archi-sage à côté de la Mopse.
> On dit que j'ai commis une grande imprudence en publiant un article où j'écris que le préfet de police est poupe et fait des pouperies avec les flics. [...] Je suis gâteux, mais gentiment gâteux dans une chambre bleue. [...] [On] a analysé mes crachats encore pleins de bêtes. Alors, il vaut mieux pas [*sic*] d'enfant bleu[4].

---

[1] Les relevés météorologiques de 1929 donnent ce jour-là une température de 29°.

[2] « Lettre à Mopsa Sternheim, Clinique, 33, rue Antoine Chantin, Paris XIVe (12.06.1929) », pp. 84-85.

[3] Proche des milieux d'extrême-droite, Jean Chiappe est nommé Haut-commissaire de France par Pétain en 1940 mais son avion est abattu la même année, le 27 novembre, par la Royal Air Force au-dessus de la Méditerranée alors qu'il se rendait à Beyrouth pour prendre ses fonctions. Cette information aurait réjoui René Crevel qui avait fait de cet homme (et de sa femme) une de ses têtes de Turc et dont on peut lire plusieurs diatribes à son encontre dans ses textes.

[4] « Lettre à Mopsa Sternheim, Clinique 33 rue Antoine Chantin, Paris XIVe (s. d. : vers le 20 juin 1929) », *Lettres à Mopsa*, *op. cit.*, pp. 83-84.

René Crevel aime les néologismes mais aussi utiliser incongrûment certains mots. Ainsi, « *un* poupe » est un homosexuel et une « pouperie » une partie de jambes en l'air entre deux homosexuels. Il joue malicieusement sur la polysémie du substantif « poupe » qui veut tout à la fois dire l'arrière d'un bateau (*une* poupe, par opposition à une proue) mais aussi, dans une locution, se trouver dans une bonne conjoncture en réussissant ce que l'on entreprend (« avoir le vent en poupe »).

Alors que Mopsa est tout à fait au courant de la localisation de son abcès, il lui parle de son abcès « dans le haut de la jambe »... Il est bien sûr crédible que René Crevel ait eu un abcès « à la jambe » (un abcès créé artificiellement, dit « de dérivation », nous le verrons au chapitre VII) mais tout ce qu'il écrit à propos de cet abcès semble se rapporter à l'abcès anal et c'est ainsi que nous l'envisagerons dans la suite de notre texte.

À sa sortie de la clinique, le 5 juillet, il va résider deux semaines à l'hôtel La Bourdonnais, du nom de l'avenue où il est sis, à Paris VIIe. Une vague caniculaire s'abat sur la France (34° à Paris) et Crevel doit, pour une fois, être soulagé de gagner la montagne. En effet, le 18 juillet, il part pour la Suisse, à Leysin. Au sanatorium, il doit observer un strict repos allongé ; il subit une cure de tuberculine. Il doit aussi ingérer de l'huile de foie de morue à laquelle les médecins prêtent des vertus guérissantes et diététiques.

Début août, il reçoit la visite de Paul et Gala Éluard qui ne restent que quelques jours à cause la cherté de l'endroit mais aussi des risques de contamination pour leur fille qui les accompagne. Une lettre de Mopsa lui annonce qu'elle a avorté de l'enfant bleu (« Quel bonheur pour moi de te savoir débarrassée du souci Bleu[1]. »)

Le 15 août, c'est Mopsa qui arrive, accompagnée de son nouvel amant, le peintre autrichien Carl von Ripper (dit Le Légionnaire car il l'avait été vraiment) dont René ne va pas tarder à tomber amoureux avec une réciprocité de la part du peintre. Ils vivront quelque temps l'amour à trois se promettent-ils...

Ses problèmes financiers s'arrangent momentanément comme il le confie à son ami Étienne de Beaumont qui va venir le voir prochainement : « Grâce à un nombre incalculable de grands-mères dont je mets l'héritage en miettes (avant que de l'avoir fauché), mes affaires s'arrangent [...][2]. »

Il reçoit de nombreuses visites parmi lesquelles celles d'Étienne de Beaumont et de la comtesse Lily Pastrée (1891-1974) qui possède le château de Montredon à Marseille où René est toujours le bienvenu. Ses journées sont bien remplies car il entretient une abondante correspondance.

La cure de tuberculine n'a rien donné et le 8 septembre, il entre à la clinique La Source de Lausanne où il subit une thoracoplastie réalisée par le docteur Picot (on n'est pas loin d'un aptonyme !) le 13 septembre : on lui scie six côtes. L'opération a provoqué une quasi-paralysie de son bras droit, ce qui l'empêche d'écrire. Mais des séances de galvanisation finiront par lui rendre peu à peu l'usage de sa main et il peut envoyer deux courtes lettres datées du 24 septembre. Le 1er octobre, il fait ses premiers pas... Voyant leur ami tiré d'affaire, Mopsa et Ripper, qui l'ont accompagné depuis le 10 août, regagnent

---

[1] « Lettre à Mopsa Sternheim, Grand Hôtel, Leysin, Suisse (s. d., début août 1929) », *ib.*, p. 102.

[2] « Lettre à Étienne de Beaumont, Grand Hôtel (s. d., fin août 1929) », *René Crevel – Les inédits, lettres, textes, op. cit.*, p. 102.

Berlin. Ripper lui demande la main de Mopsa que René lui accorde... La présence affectueuse d'Emilio Terry et de Marc Chadourne lui fait beaucoup de bien. Dans son esprit, c'est l'amitié qui le sauve.

Sa convalescence terminée, il retourne au sanatorium de Leysin à la mi-octobre. Il sait qu'il va devoir y passer l'hiver. Il commence à travailler sur un texte, *Les sœurs Brontë*, demandé par Marie Laurencin qui souhaiterait l'illustrer. Il planche aussi sur une commande de Fleichtheim concernant un petit livre sur la sculptrice Renée Sintenis.

Il apprend le suicide de l'extravagant Jacques Rigaut pour qui il avait beaucoup de sympathie, même s'ils ne furent pas des amis intimes. Rigaut a scrupuleusement mis en scène son suicide (par balle dans le cœur) à Châtenay-Malabry (Hauts-de-Seine) le 6 novembre, à l'âge de 31 ans. Drieu La Rochelle fut son ami et son biographe (entre autres, lire *Le Feu follet*, 1931 et voir la remarquable adaptation cinématographie qu'en a fait Louis Malle en 1963 avec un Maurice Ronet bouleversant dans le rôle titre).

Dans le *Second Manifeste du Surréalisme* qui paraît le 15 décembre, apparaît le nom de Crevel que Breton continue de considérer comme un surréaliste « absolu » et qui aura eu ainsi l'honneur d'être cité dans les deux Manifestes. Le même jour sort le numéro 12 de *La Révolution surréaliste* dans lequel Crevel a répondu à l'enquête sur l'amour. Il a également signé un article intitulé « Le point de vue du capitaine » dans lequel il revient sur le procès en réhabilitation du capitaine Dreyfus, prétexte pour brocarder le patriotisme et ses atours ; dans ce même article, il prend clairement parti pour la Révolution russe : « [...] De la Russie nouvelle, ce qui me touche le plus, ce n'est pas l'affaire Roussakov narrée par M. Istrati non plus que les scolies [1] en marge de cette histoire de concierge, non, c'est le choix, pour désigner un immense territoire, d'un nom aussi honnête que URSS[2]. »

Gherasim Istrati, dit Panaït (1884-1935) est un militant du mouvement ouvrier roumain de 1909 à 1911 ; établi en France, il est « vice-président des Amis de l'URSS, membre du Comité pour la défense des victimes de la Terreur blanche dans les Balkans (1927)[3] ».

La biographie d'Istrati n'a pas dû laisser indifférent René Crevel car on y apprend que cet écrivain, de son métier peintre en bâtiment, ce qui ne l'empêchait pas de publier des articles çà et là, était atteint de tuberculose et se fit soigner à Leysin pendant la Première Guerre. Acculé par la misère, il fit une

[1] Les scolies sont des notes philologiques ou des gloses, notamment historiques, permettant d'éclairer un texte.

[2] « Le point de vue du capitaine », *La Révolution surréaliste*, 5e année, n° 12, 15 décembre 1929, p. 40.

[3] Pour les informations concernant Istrati dans la suite du texte, plusieurs sources ont été consultées parmi lesquelles, celles du Maitron :

Nicole RACINE, « Notice Istrati Gherasim, dit Panaït », *Le Maitron, in* « Dictionnaire biographique » (page consultée le 27.06.2024), < https://maitron.fr/spip.php?article87677 >.

tentative de suicide en 1921. Romain Rolland (1866-1944) le prit sous sa protection et fit de lui un écrivain. Dans cette « affaire Roussakov » (qu'il serait trop long de relater ici et que l'on peut résumer en une machination politique contre un ouvrier, Roussakov, qui a le défaut d'être le beau-père de Victor Serge[1]), il faut comprendre qu'Istrati publie dans à *La NRF*[2], un long article dénonciateur des dérives du régime soviétique à travers le sort réservé à Roussakov, article que Crevel avait forcément lu et qu'il qualifie dédaigneusement de « propos de concierge ». Comme *L'Humanité* (à l'époque un quasi-fac-similé de la *Pravda*) et comme la plupart des communistes français, René Crevel préfère détourner le regard des dysfonctionnements du communisme russe et se tourner vers l'avenir radieux de l'URSS, en exaltant tout ce qui, à ses yeux, a été réussi.

On peut situer à cette fin d'année 1929 un tournant dans la production littéraire de Crevel. Ce long séjour loin de Paris et les heures de solitude lui ont permis de prendre du recul par rapport à ses livres et à son devenir d'écrivain. Ainsi, il décide de ne plus écrire d'ouvrages plus ou moins autobiographiques mais de consacrer sa production à celle de textes polémiques, violents, pour lutter contre l'obscurantisme ambiant (l'article inaugural de ce virage est celui publié en juin par *Variétés* et cité en amont). Ce faisant, il se met en phase avec le Mouvement surréaliste, qui a clairement opté pour la révolution marxiste. Et il ne fait qu'amplifier son goût et son talent d'écrivain pour le sarcasme, la caricature, la philippique.

Malgré ses efforts pour recouvrer la santé et avoir renoué avec une forme de bon moral, il est terrassé par la nouvelle de la mort subite à l'âge de 31 ans, d'André Gaillard, à Marseille, le 16 décembre, emporté par une congestion cérébrale (on lit aussi qu'il serait tombé accidentellement d'une falaise : la mort du jeune homme reste finalement mystérieuse et elle sera sujette à discussion). Il a beau se forcer à l'optimisme, il est mis devant les faits objectifs : la mort continue de rôder obstinément dans les cercles qui l'entourent.

Pour parachever cette triste fin d'année, il apprend le suicide de Jeanne Bourgoint dans la nuit de Noël quelques jours après la parution du roman de Cocteau : dans ce roman, *Les Enfants terribles*, on assiste au suicide de l'héroïne, Élisabeth, qu'elle avait inspirée à Cocteau (tandis que son frère, Jean,

---

[1] Victor Serge (Viktor Lvovitch Kibaltchitch, 1890-1947), russe né en Belgique et écrivain francophone, dont la vie fut bien mouvementée : il sera condamné en 1912 à cinq ans de prison pour avoir hébergé la bande à Bonnot et ne pas l'avoir dénoncée, à la suite de quoi il est expulsé de France. Il y revient clandestinement, est à nouveau emprisonné puis échangé avec d'autres prisonniers dans le cadre d'un accord franco-russe. De retour en Russie, il adhère au Parti communiste, reniant ainsi son passé de révolutionnaire anarchiste. Il est surveillé par la police qui organise l'accusation contre son beau-père. Il finira par être arrêté puis emprisonné. Grâce à l'intervention de Romain Rolland, il sera expulsé d'URSS, sera déchu de la nationalité russe. Son œuvre littéraire est importante.

[2] Panaït ISTRATI, « L'Affaire Roussakov ou l'URSS d'aujourd'hui », *La NRF*, n° 193, 1er octobre 1929, 146 p.

1905-1966, était l'inspirateur du personnage de Paul : ils étaient à la ville comme au roman frère et sœur).

René a cependant une petite satisfaction : celle de voir paraître début décembre un roman de sa condisciple de la Sorbonne, Simonne Ratel, *Trois pour les autres*. Dans son livre, Simonne l'a choisi comme modèle pour son personnage Polygone (« Il a 24 ans. Il a des cheveux blonds qu'il secoue de tous les côtés, de grosses lèvres tartares, un nez cruel, des yeux célestes. C'est mon meilleur ami[1] », fait-elle dire à Antoinette, protagoniste principale du roman).

Les fêtes de fin d'année au sanatorium de Leysin sont d'une tristesse sans nom, prétexte à des beuveries et à de nombreux excès auxquels il assiste, désabusé, et qu'il raconte dans ses lettres à ses amis, lesquels lui ont envoyé des cadeaux vestimentaires qui font sa joie car ils donnent de la couleur à son environnement tout blanc, trop blanc, pourtant égayé par les aquarelles de Marie Laurencin qu'il a accrochées aux murs de sa chambre.

10. 1930, encore une année mi-figue mi-raisin

René Crevel tient une sorte de journal de son séjour au sanatorium qu'il intitule *L'Arbre à méditation* (il achèvera son livre l'année suivante mais il ne trouvera pas d'accueil éditorial et l'ouvrage sera publié posthumément). La teneur en est très virulente, ce qui a peut-être détourné l'intérêt des éditeurs... En voici un exemple au début de l'ouvrage : « [...] De l'inoffensif au dérisoire, il n'y a jamais eu place que pour un de ces poils de cul dont la mode psychologique veut qu'on les conserve coupés en quatre dans le sens de l'épaisseur[2]. »

Crevel est informé par lettre que Mopsa et Carl se marient en ce début d'année. Cette nouvelle ne le surprend bien sûr pas puisque ses deux amis lui avaient fait part de leur intention, mais cela n'arrange pas sa mélancolie chronique.

---

[1] Simonne RATEL, *Trois parmi les autres*, Paris : Librairie Plon, 1929 ; 20e éd., Prix Minerva 1930, 1933 (280 p.), p 83.

Elle publiera l'année suivante un autre ouvrage dans lequel elle consacre un chapitre à son ami, « L'ailier du surréalisme [a] » : ce livre est sans surprise pour Crevel car l'ouvrage est une compilation d'entrevues en partie déjà publiées dans la revue *Comœdia*, entrevues qu'elle a menées auprès d'écrivains français (Jean Cocteau, Pierre Drieu La Rochelle, Jean Giraudoux, Pierre Mac Orlan, François Mauriac, Philippe Soupault...), parmi lesquels René Crevel ; une bonne partie de l'entrevue est épistolaire (« L'ailier du surréalisme » ouvre aux trois quarts ses guillemets aux textes de Crevel envoyés depuis la Suisse).

[a] Simonne RATEL, « L'ailier du surréalisme », *Dialogues à une seule voix*, Paris : Éditions du Tambourin, 1930 (211 p.), pp. 179-189.

[2] *L'Arbre à méditation* (1930-1931), *op. cit.*, p. 286.

Les Sœurs Brontë, filles du vent, avec des lithographies de Marie Laurencin, paraissent début février aux Éditions des Quatre Chemins[1]. Même si le tirage est limité à 125 exemplaires, il en est très heureux ; c'est que René partage tant de choses avec Marie, et voilà leurs deux noms réunis à jamais dans un livre dont ils sont les auteurs, chacun complétant le talent de l'autre.

Il reçoit un cadeau original de Marie-Laure de Noailles, un fox-terrier : Marius (surnommé Bébé-Volant) devient le compagnon de Crevel qui est en adoration « gagateuse » pour ce chien.

Arrive de Paris au sanatorium une lettre moins réjouissante que l'arrivée de Marius, un tract violent, *Cadavre* (par analogie au *Cadavre* d'Anatole France de 1924), signé par les compagnons qui ont été exclus du mouvement surréaliste : Jacques Baron, Georges Bataille (1897-1962), Jacques-André Boiffard (1902-1961), Robert Desnos, Michel Leiris, Georges Limbour, Max Morise, Raymond Queneau (1903-1976), Jacques Prévert (1900-1977), Ribemont-Dessaignes (1884-1974), Roger Vitrac. Ensemble, ils fustigent la gouvernance de l'adjudant. Robert Desnos se déchaîne et fait parler le fantôme imaginaire de Breton qui dit alors : « Je me suis repu de la viande des cadavres : Vaché [[2]], Rigaut et Nadja[[3]] que je disais aimer. Crevel, sur la mort de qui je comptais bien me servir, m'a enterré de ses propres mains et a fienté, avec justice et tranquillité, sur ma charogne et ma mémoire. » Crevel est abasourdi ! Bien sûr, il va riposter et renforcer publiquement son soutien à Breton. S'il avait encore un doute, il est conforté dans sa décision de mettre sa plume au service de l'engagement politique.

Le 10 mars, il quitte Leysin pour Lugano en compagnie de son frétillant Marius. Là, il va poursuivre une convalescence car il est sur la voie de la guérison, dixit les médecins. Il s'installe à la Villa Helga où il est rejoint par Mopsa et son époux Carl. Mais il est très en colère après le couple qui se drogue démesurément (Mopsa a fait une surdose d'opium qui a failli avoir raison de sa vie). La chimère d'une vie à trois s'estompe.

À peine rentré à Paris fin avril, déclaré guéri après dix mois d'absence, il apprend, bouleversé, la mort d'Yvonne George le 22 avril au sanatorium de Piemattone (Vintimille, Italie). Il venait d'apprendre le suicide de Vladimir Maïakovski (1893-1930). La série au crêpe noir se poursuit.

Crevel s'installe à l'hôtel Montevideo à Paris, dans le XVIe arrondissement. Il doit s'occuper du mariage de sa sœur Denise. Quand on sait l'inclination de René pour les peaux couleur ébène, il est ravi que sa sœur épouse

---

[1] *Les Sœurs Brontë, filles du vent*, avec cinq lithographies hors texte de Marie LAURENCIN, Paris : Éditions des Quatre Chemins, 1930, 16 p. ; rééd. (sans les lithos !) *in* « Dossier », *Babylone*, Paris : Société Nouvelle des Éditions Jean-Jacques Pauvert, Éditions du Sagittaire, 1975 (264 p.), pp. 223-231.

[2] Jacques Vaché, 1895-1919. Voir chapitre VI.

[3] Léona Delcourt (1902-1941) qui se surnommait elle-même Nadja, a fréquenté pendant neuf jours André Breton, lequel en a tiré une de ses œuvres majeures, *Nadja*, Paris : Éditions de La NRF, 1928, 219 p.

un jeune ingénieur haïtien (il « a l'air d'un poisson chinois, d'un pékinois, d'un oiseau des îles, mince, joli, dansant[1] » écrit-il au Légionnaire.

Un petit essai sur *Paul Klee*[2] paraît début avril aux Éditions de La NRF dans la collection « Les peintres nouveaux ». Mais il lui faut trouver d'autres sources de revenus. Fleichtheim lui propose la direction d'un almanach qu'il prévoit de publier en fin d'année. Crevel se met alors en quête de signatures comme le lui a demandé le galeriste-éditeur.

Retrouver Paris lui donne du tonus, faisant fi de ses maux et de sa mutilation. Il rejoint ses amis surréalistes au Cyrano et participe aux réunions. Le groupe est moins peuplé que naguère, suite aux purges bretonnesques, et se trouve bien occupé à la préparation du premier numéro de la revue *Le Surréalisme au Service de la Révolution*[3] (remplaçant *La Révolution surréaliste*) qui va sortir cet été... Mais Breton (sincère ou stratège ?) l'a accueilli chaleureusement, alors tout va bien. Au cours d'une réunion, il fait connaissance de René Char 1907-1988) : le courant passe entre les deux hommes et ils noueront une solide amitié intellectuelle. René Crevel est heureux de retrouver Dalí qui a rallié les surréalistes.

En juin, chez les Noailles, producteurs du film, il assiste en compagnie de ses amis surréalistes, à l'avant-première donnée en grande pompe dans leur hôtel particulier de la place des États-Unis (dont une pièce devient la première salle sonorisée de France) de la projection du film de Luis Buñuel (1900-1983), *L'Âge d'or*, un des premiers films français à bande-son (avec *Sous les toits de Paris*, de René Clair, cinéaste bien connu de Crevel qui lui a consacré un article). On peut sourire de voir ces surréalistes se pavaner chez les aristocrates, parmi les laquais tous dans le même uniforme et non moins attentionnés, chandeliers à la main, alors que l'activité principale de ces jeunes gens insolents est de prôner la révolution prolétarienne bolchévique... ; ennemis pour la galerie, amis dans la réalité ? Réussir de tels grands écarts nécessite tout de même une très grande souplesse physique, intellectuelle et morale, dont on ne sait s'il faut la saluer ou s'en moquer.

Subjugués par la haute tenue surréaliste du film, le groupe décide de préparer une revue-programme qui sera distribuée au public lors de la sortie du film prévue en novembre. Les articles sont répartis entre cinq d'entre eux,

---

1 « Lettre à Carl von Ripper, Pavillon Montevideo, Paris XVIe (s. d., mai 1930) », *René Crevel – Lettres à Mopsa*, *op. cit.*, p. 132.

2 *Paul Klee* (1929), Paris : Éditions de la N.R.F., coll. « Peintres nouveaux » (sur la couverture « Peintres allemands »), 1930, 64 p. ; rééd. *L'Esprit contre la raison et autres écrits surréalistes*, Paris : Société Nouvelle des Éditions Pauvert, 1986 (336 p.), pp. 69-77.

3 *Le Surréalisme au service de la révolution*, souvent écrit *Le Surréalisme ASDLR*, dont le premier numéro a paru en juillet 1930, connaîtra six livraisons de juillet 1930 à mai 1933. Comme pour la *Révolution surréaliste*, on trouve des éditions en fac-similés de tous les numéros et sur le web, plusieurs sites en proposent le téléchargement dont celui de la BNF, *Gallica*.

parmi lesquels Crevel à qui échoit de traiter des mythologies abordées par le film[1].

À la fin juin paraît le petit livre de Crevel sur *Renée Sintenis*[2] aux éditions de La NRF dans la collection « Les sculpteurs nouveaux ». Il forme le projet avec l'éditrice et poétesse américaine Polly Caresse Crosby[3] (1892-1970) de l'édition en anglais du premier chapitre de *Détours* qui sera illustré par un peintre dont ils n'arrêtent pas encore le nom. Par la suite, René présentera Salvador Dalí à Caresse.

Avant de se soumettre à l'injonction médicale de quitter Paris, il a le temps d'écrire deux articles pour la nouvelle revue surréaliste : « Colonie » et « Mort, maladie et littérature ». On peut apprécier le fond de l'article « Colonie[4] » qui dénonce la colonisation mais la manière pamphlétaire poussée à son paroxysme (à savoir l'insulte) fait perdre de son intérêt au propos, écrasé par la force de l'attaque qui focalise l'attention au détriment du fond. En effet, Crevel met nommément en cause Émile Buré (1876-1952) dont il donne un extrait d'article paru dans *L'Ordre* (journal du matin créé par Buré, et dont le premier numéro a paru le 20 décembre 1929). Sous sa plume, le journaliste devient Pipi-Buré... Quant au deuxième article, « Mort, maladie et littérature », le ton est donné dès l'*incipit* : « Feu Alfred de Vigny [1797-1863] habitait une tour d'ivoire et envoyait son sperme, par lettre commandée, à Mme Dorval [1798-1849, comédienne qui fut la maîtresse de Vigny en 1932][5]. » On assiste à un règlement de comptes des plus vifs dont voici un aperçu :

> Mais trois Messieurs de lettres [Arland, Benda, Berl], comme s'ils tenaient par des œuvres anecdotiques, à contribuer à l'élaboration de quelque thèse aussi universitaire que peu viable sur le *bacille de Koch* et le *surréalisme*, par exemple, vinrent m'asticoter et me chercher pouille, tant et si bien que je ressuscitai à la vie, à l'heure exquise des poubelles. M. Berl [Emmanuel, 1892-1976], pamphlétaire et nécrophile, parlait bien entendu de quelque mort. Il s'agissait de l'Inconscient, je crois, que ce grand philosophe symbolise par des joues creuses, des narines pincées et tous autres attributs et stigmates morbides. À noter entre parenthèses, ce perpétuel reproche de malsain fait, de fondation, de tout ce qui passe pour être avancé. [...] Et surtout, M. Berl, je ne suis pas

---

[1] « C'est la mythologie qui change », *Studio 28, revue-programme, L'Âge d'or*, Paris, novembre 1930, p. 10.

[2] *Renée Sintenis*, Paris : Éditions de la N.R.F., coll. « Sculpteurs nouveaux », 1930, 64 p., 24 ill. ; rééd. *L'Esprit contre la raison et autres écrits surréalistes*, *op. cit.*, pp. 98-104.

[3] Caresse Crosby, née Mary Phelps Jacob, fonde en 1927 avec son mari Harry Crosby (1898-1929), épousé en 1922, une maison d'édition anglophone, les Éditions Narcisse, rebaptisée The Black Sun Press l'année suivante. Pour la petite histoire, Caresse Crosby a participé à l'invention du soutien-gorge sans armature en 1913. Quant à Harry, que Crevel connaissait bien, il se suicide à New York le 10 décembre 1929.

[4] « Colonies », *Le Surréalisme au service de la révolution* », n° 1, juillet 1930, pp. 5-7.

[5] « Mort, maladie et littérature », *ib.*, pp. 5-7.

malade et, si en cinq lettres très conscientes, je vous dis : merde, ce ne sera plus, j'espère, de la littérature de sanatorium[1].

La charge contre Marcel Arland[2] (à qui il reproche d'avoir « poussé récemment la gentillesse jusqu'à [le] peindre sous le nom de Prince, et plaisanter sur [ses] malheurs pulmonaires[3] »), celles contre Julien Benda et contre Robert Desnos ne manquent pas non plus de vigueur. Il serait difficile d'écrire ainsi aujourd'hui à l'encontre de personnalités, en brocardant notamment leurs travers physiques ; par exemple, pour Arland « sa larve binoclée [*sic*] faisait le plus bel ornement du pavillon des Vénériens », pour Berl : « des joues creuses, des narines pincées et tous autres attributs et stigmates morbides » : nous avons affaire ici à une plume rageuse qui a fait exploser les codes de la bienséance... Avec la patine des années, on peut avoir le sentiment de lire là ce que la littérature produit de plus affligeant et de plus inutile mais qui, à l'époque, fut source de jubilation pour certains membres de ce tout petit monde germanopratin infatué, donneur de leçons.

Début juillet, sans pouvoir attendre la sortie du *Surréalisme ASDLR* qui sort quelques jours plus tard, René Crevel doit partir « se reposer » en Suisse, dans le Valais : il entre au sanatorium de La Moubra (sorti de terre en 1927), à Montana (aujourd'hui Crans-Montana), perché à 1 462 m d'altitude. Sylvie Doriot Galofaro conclut plaisamment le texte qu'elle écrit sur Montana ainsi : « La vie dans les sanatoriums s'est déroulée parallèlement à Davos et sa *Montagne magique* [4] décrite dans le célèbre roman de Thomas Mann. À Montana, le roman attend toujours son auteur, même si la mémoire de ses constructions existe et mérite d'être soulignée, grâce à l'action des médecins et du Dr Stephani [1868-1951][5]. » René ne se serait sans doute pas dévoué pour écrire ce

---

1 *Ib.*, pp. 6-7.

2 Marcel Arland a publié un roman dans lequel un personnage, Prince, est reconnaissable par tous : il s'agit de René Crevel, décrit en termes peu flatteurs. Marcel ARLAND, *L'Ordre*, Prix Goncourt 1929, Paris : Gallimard, 1929 (3 vol. : 253, 258 et 253 p.), rééd. Paris : Gallimard, 1951, 544 p.

3 « Mort, maladie et littérature, *op. cit.*, p. 7.

4 Thomas MANN, *Der Zauberberg* (*La montagne magique*), 2 vol., Berlin : Deutsche Buch-Gemeinschaft, 1924 ; 1re éd. française, trad. Maurice BETZ, Paris : Arthème Fayard et Cie, 2 vol., 1931, 530-[2] et 580-[4] pp. ; rééd. Paris : LGF, Le Livre de poche, 1991, 2007, 824 p.

5 Sylvie DORIOT GALOFARO, « Que reste-t-il des sanatoriums construits à Crans-Montana à partir de 1899 ? », *Actes du colloque annuel Histoire de l'art et conservation des monuments historiques...* 14-15 novembre 2014, Association suisse des historiens et historiennes de l'art (ASHHA), Université de Berne, 10 mars 2016.

L'auteure précise que « le Dr Théodore Stephani [est] un médecin de Genève qui a initié la médecine climatérique sur le Haut-Plateau » et que « les recherches du Dr Stephani à propos des conditions météorologiques ont démontré que Montana [...] bénéficie de conditions climatiques plus favorables à la cure sanatoriale que Leysin ou Davos (plus de 2 200 heures d'ensoleillement) ». Nous sommes éclairés sur ce qui a dû présider au choix de Crevel pour Montana plutôt que Davos ou Leysin. On notera au passage que les sanatoriums étaient très lucratifs pour l'économie helvète et que les différents établissements se livraient une concurrence coriace pour attirer chez eux un maximum de patients (voir les publicités de l'époque !).

roman pulmonaire (soupé des sanatoriums dont il avait déjà largement prolongé les décors blancs et les odeurs d'éther dans ses écrits !) car il avait mieux à faire : un nouveau livre à terminer (qui deviendra un essai intitulé *Le Clavecin de Diderot*).

Les médecins diagnostiquent un début de néphrite et constatent que son abcès opéré l'année passée cicatrise mal. Il a par ailleurs la plante d'un pied à vif avec des ampoules, ce qui l'oblige à garder le lit.

Le 18 juillet 1930, Crevel envoie une lettre à Georges Poupet dans laquelle il dresse un bilan tragique de deuils où il compte le poète suicidé Jacques Rigaut, le talentueux peintre anglais, vraisemblablement suicidé, Kit Wood (Christopher Wood, 1901-21.08.1930) et avec qui Crevel avait partagé un séjour à Vence en novembre 27, sa belle amie suicidée Jeanne Bourgoint, Yvonne George, la seule à être apparemment épargnée par la vague suicidaire (bien que toxicomane invétérée), la chanteuse aimée si follement par Desnos (et Mopsa...). Et il conclut : « Je ne croyais pas que ce qui fut notre jeunesse (gens et rêves) si vite s'effondrerait dans la mort[1] .»

Début août, l'état de ses reins s'est amélioré mais il a toujours des ampoules sous la plante du pied ; la cicatrisation de son abcès continuant de poser problème, il est décidé de l'opérer. Il souffre et se sent seul.

Crevel publie sa réponse à l'enquête : « Accepteriez-vous de signer le fameux pacte avec le diable[2] ? » dans *Le Grand Jeu*, ce qui est une affirmation de son indépendance vis-à-vis du Groupe surréaliste dont il défend toutefois la démarche (Le Grand Jeu et sa revue homonyme restent un échec de Breton qui avait tout fait pour rallier à lui les jeunes hommes brillants qui composaient leur groupe).

---

[1] « Lettres à Georges Poupet, Montana, ~~18.07.1930~~ (fin septembre) », *Lettres de désir et de souffrance*, *op. cit.*, p. 266.

Il y a un problème de date avec cette lettre écrite le 18 juillet car Kit Wood est mort... le 21 août 1930 ! comme le corroborent les différentes sources consultées. Pourtant, dans sa lettre à Jean-Louis de Faucigny-Lucinge datée du même jour, Crevel écrit que Kit Wood « est mort en Angleterre écrasé par un train » (*ib.* p. 265). La date des deux lettres (à Poupet et à Faucigny) est erronée. L'hypothèse, improbable, serait que Crevel se soit appuyé sur une fausse information (il est vrai que l'état de Kit, bien connu de ses amis, était déplorable à cause de son extrême assuétude à l'opium) et l'a fait mourir plus d'un mois en avance (mais le détail donné par Crevel de l'écrasement par un train écroule l'hypothèse, sauf à ce qu'il ait fait montre de voyance...). En conclusion, il faut en revenir sur une datation fautive des deux lettres qui n'ont pu être écrites que fin août ou en septembre 1930 (après le 21 septembre car à cette date, Crevel écrit à Faucigny sans parler de Wood).

[2] *Le Grand jeu*, n° 3, automne 1930. Dernière livraison de la revue (le quatrième numéro, en partie élaboré, ne paraîtra pas). Dans le même numéro paraît une « Lettre ouverte à André Breton sur les rapports du surréalisme et du Grand Jeu » (pp. 191-195), rédigée par René Daumal, dans laquelle, au nom des Simplistes, il rejette avec élégance et fermeté la proposition de Breton de rejoindre son Groupe.

Aux Éditions de l'Herne, dans la collection « Cahiers de L'Herne », les trois numéros du *Grand Jeu* sont reproduits dans le *Cahier Le Grand jeu*, du 01.01.1968 ; à propos de la question sur le pacte avec le diable, seules deux réponses ont été publiées, celle de René Crevel, pp. 200-201, et celle de Carlo Suarès (1892-1976), p. 201.

Début septembre, les analyses révèlent un taux d'albumine trop élevé. À cause des abcès non cicatrisés, ses intestins sont tapissés de plaies qu'il faut brûler au nitrate d'argent au cours d'une nouvelle intervention. Il souffre terriblement.

Il n'est pas encore tout à fait rétabli quand il reçoit la douce visite de Mopsa qui reste avec lui un peu plus de deux semaines. Sa présence est d'autant plus réconfortante que la jeune femme n'est plus sous l'emprise des drogues et qu'il la retrouve telle qu'elle était lors de leur rencontre.

Son article dans le numéro deux du *Surréalisme au service de la révolution*, « Bobards et fariboles », montre qu'il n'a rien perdu de sa verve. La clausule est claire et sans appel :

> Toute classification humaine, et surtout qui s'autorise du prisme des peaux, n'a jamais été, jusqu'à ce jour, que prétexte aux plus sinistres abus de confiance, et si le drapeau de la Révolution déjà claque noir sur le ciel exsangue, c'est que bientôt le nègre exaspéré par la loi de Lynch et tant d'iniquités entrera dans la mêlée, sans pitié pour la féodalité colonisatrice et missionnaire des visages pâles, cœurs pâles et tons incolores qui n'ont même pas réussi à dépigmenter le coloré[1].

Fin octobre, il quitte enfin la Suisse qu'il abhorre. Il se rend quelques jours chez son amie Lily Pastré, au château de Montredon à Marseille (il ne peut résister à s'encanailler, tant la ville de chair est tentatrice, embaumant encore l'air des parfums de l'été). Lily Pastré a beaucoup d'affection pour lui ; elle était d'ailleurs venue le voir en juillet à Montana comme nous l'avons rapporté.

Crevel se rend ensuite à Grimaud où il reste six semaines. Il y est rejoint par Georges Auric (1899-1983) et sa charmante épouse, la peintre et décoratrice autrichienne Nora (Eleonore) Vilter (1902-1982) tout juste mariés depuis le 30 octobre. Il passe son temps à écrire mais s'autorise une escapade à Nice où traînent des marins qui cherchent une aventure sans lendemain.

Puis il part à Hyères où les Noailles l'ont invité. Il est informé de la sortie dans la revue américaine *Transition* de novembre (n° 18), d'une première version de la traduction du premier chapitre de son roman *Babylone*, « Monsieur Couteau, mademoiselle Fourchette ».

Informé par ses amis, il apprend que la sortie publique de *L'âge d'or* le 28 novembre au Studio 28 (rue des Ursulines) a entraîné le 3 décembre le saccage du cinéma par l'extrême-droite[2]. Huit jours plus tard, le 11, le film est interdit par le Préfet Chiappe qui saisit la seule copie existante. Une raison de plus pour Crevel pour s'en prendre à nouveau à sa tête de Turc préférée.

---

[1] « Bobards et fariboles », *Le Surréalisme au service de la révolution*, n° 2, octobre 1930, p. 17.

[2] La Ligue des jeunesses patriotes (appelées aussi Jeunesses Patriotes) et la Ligue anti-juive investissent le cinéma, maculent d'encre l'écran, casse des fauteuils, endommagent les toiles exposées de Salvador Dalí, Max Ernst, Yves Tanguy (1900-1955)...

René passe les fêtes de fin d'année chez les Noailles, dans leur célèbre villa (18 000m^2 !) construite par l'audacieux Robert Mallet-Stevens (1886-1945), à Hyères, dans le Var.

11. 1931 : une vie de tubard adoucie par l'amour d'une femme

Début janvier, fatigué par les fêtes et la vie sociale qu'il est contraint de subir chez ses amis, il part non loin, à Grimaud, dans le Var, et s'installe à l'hôtel Beausoleil où il continue d'écrire *Le Clavecin de Diderot* qui touche à sa fin. Il envoie sa signature pour le tract-questionnaire, *a priori* rédigé par Aragon et Éluard au nom du Groupe surréaliste, « L'Affaire de *L'Âge d'or* ».

En février, il visite Jean Hugo à Fourques dans le Gard, puis René Char à L'Isle-sur-la-Sorgue dans le Vaucluse en compagnie de Valentine Hugo[1] (1887-1968) et de Paul Éluard. Mais de retour à Grimaud, il fait l'amer constat d'une santé qui se dégrade. Il envoie *Le Clavecin de Diderot* à Paris dans le courant du mois.

Le 15 avril, de retour dans la capitale, il jette son dévolu sur l'hôtel Montevideo (dans le XVIe arrondissement) où il s'installe. Il retrouve ses amis surréalistes dont le groupe connaît une nouvelle crise avec ce que l'on nomme « l'affaire Aragon ». En simplifiant beaucoup, le Mouvement est alors divisé en deux groupes : les politiques, autour d'Aragon et très complaisants pour le Parti communiste (donc de Moscou) au sein duquel ils espèrent toujours avoir une place reconnue en tant que surréalistes, et les esthètes qui prônent la non-politisation du Groupe, autour d'Éluard. Breton, avec le soutien de Crevel et de quelques autres, lucide de l'impossibilité d'une synthèse, joue le rôle d'arbitre et catalyse habilement les tensions en proposant une action contre l'Exposition coloniale. Crevel, qui a en horreur le principe de la colonisation, est enthousiaste.

Fin juin, en compagnie de Bébé-Volant, il va se reposer de toute cette agitation à Ermenonville (Oise) au Moulin du Soleil, chez Polly Caresse Crosby qui poursuit seule les activités de la maison d'édition The Black Sun Press après le décès de son mari (voir *supra*). Crevel travaille au livre *Monsieur Couteau, Mademoiselle Fourchette* (le premier chapitre de *Babylone*) dont les premières illustrations de Max Ernst sont arrivées et qui sera bientôt publié en anglais. Il rencontre la traductrice, Kay Bole (1902-1992), une auteure américaine, avec qui il met au point la version anglaise. Crevel est subjugué par le travail de son ami Max Ernst qui, pour l'occasion, a mixé deux techniques : le frottage et le photogramme[2].

---

[1] Valentine Hugo, peintre et illustratrice, née Valentine Marie Augustine Gross, épouse en 1919 le peintre Jean Hugo (1894-1984), arrière-petit-fils de Victor Hugo (1802-1885).

[2] François Burkard en fournit l'explication : « Pour la première fois, [Max Ernst] expérimente dans l'atelier de son ami Man Ray une technique que le photographe appelle en toute modestie le "rayogramme" [...]. Il s'agit en réalité du photogramme [...] : on l'obtient sans appareil photo, simplement en plaçant un objet devant un papier sensible et en éclairant l'ensemble. Le papier reste blanc à l'endroit où l'objet est placé, tandis que son ombre donne des gris et que la

Il rentre à Paris début juillet. Il est affecté par la disparition de son Bébé-Volant qui a fugué et ne reparaît pas. Il signe un nouveau tract qui paraît le 3, « Premier bilan de l'Exposition coloniale ».

Le 25 juillet, Crevel arrive à Vernet-les-Bains, dans les Pyrénées-Orientales, avec Gala (qui a quitté Éluard) : ils s'installent à l'hôtel du Portugal (Dalí les rejoint un peu plus tard). Vernet-les-Bains, dont les eaux sulfurées sodiques sont réputées pour les traitements des voies respiratoires, est une station thermale renommée, à une cinquantaine de kilomètres de Perpignan. La guigne continue de poursuivre René : le caniche femelle (dénommé Mme Hebdoméros[1]) que lui avait offert Marie-Laure de Noailles pour combler le vide laissé par Marius se fait écraser par une automobile. Elle n'aura vécu qu'une semaine auprès de son maître : à cause de son nom prédestiné ?

À proximité de la Catalogne, le trio part dès la fin juillet pour Cadaquès, plus précisément à Port-Lligat, chez Salvador Dalí. René adopte le mode de vie ascétique de son ami. Il passe de longues journées à travailler nu dans le jardin.

Il retrouve Tota Cuevas, rencontrée en 1928. À l'époque de leur première rencontre, René n'était pas disponible, Mopsa continuant de s'agiter dans son cœur (mais ne continuera-t-elle pas de s'y agiter jusqu'à la fin de sa vie ?). À présent, il sait qu'aucun futur n'est possible entre eux. Aussi tombe-t-il dans les bras de la belle Argentine à qui Crevel avait tapé dans l'œil en 1928. Le voilà embarqué dans une nouvelle histoire d'amour...

Le 18 septembre, en compagnie de Dalí, René se rend à Barcelone où il donne une conférence sur le surréalisme. Il pourra lire dans *Le Surréalisme ASDLR* l'article qu'il lui consacre[2]. Il quitte la cité catalane le 20 septembre et se rend à Tolède (via Madrid) où il retrouve Luis Buñuel.

Il gagne ensuite le domaine de la Conque à Vence, cette ville des Alpes-Maritimes qu'il affectionne ; il y retrouve Tota pour deux semaines d'amour et de travail (il rédige son essai *Dalí ou l'anti-obscurantisme*). Il passe une dizaine de jours chez Jean Hugo qui l'a invité à Fourques où il s'était déjà rendu en début d'année.

---

lumière directe fait surgir des noirs. Chacun des frottages de *Mr Knife Miss Fork* est appliqué 250 fois, la face contre le papier sensible. Les parties dessinées retiennent ainsi la lumière et apparaissent en blanc sur fond noir. » Le résultat est magnifique comme le lecteur intéressé pourra le voir dans la première édition courante de cet ouvrage en français.

François BURKARD, « Notice » *in* René CREVEL, Max ERNST, *Monsieur Couteau, mademoiselle Fourchette*, avec 19 photogrammes, Paris : Éditions Prairial, 2021 (88 p.), pp. 84-85.

[1] *Hebdoméros* est le titre d'un roman autobiographique de Giorgio De Chirico (1888-1978) : Giorgio DE CHIRICO, *Hebdoméros*, 1re éd. 1929 ; rééd. Paris : Flammarion, 1964.

[2] « Résumé d'une conférence donnée à Barcelone », *Le Surréalisme ASDLR*, décembre 1931, pp. 35-36.

René rentre à Paris début novembre où il trouve *Mr Knife Miss Fork*, paru le mois précédent[1]. Il se trouve bien occupé avec l'aménagement de son nouveau logement, un petit appartement 25 rue Nicolo dans le XVIe arrondissement (il y restera jusqu'à sa mort).

Il consacre le reste de son temps aux amis, au groupe surréaliste, et à préparer des contributions pour les numéros 3 et 4 du *Surréalisme au service de la Révolution* qui vont paraître en décembre. Le 20 novembre, il a la satisfaction de voir paraître son essai, *Dalí ou l'anti-obscurantisme*, aux Éditions Surréalistes. Mais à nouveau, il s'est fatigué plus que de raison et les médecins décident qu'il doit prendre le chemin de la Suisse.

Crevel arrive fin décembre au sanatorium de Davos-Dorf sans pouvoir attendre la parution des deux numéros de la revue pour lesquels il s'est tant investi. Il s'installe à la pension Stolzenfels. La nuit de la Saint-Sylvestre n'est pas sans lui rappeler celle qu'il avait passée à Leysin, fin 1929, avec ses beuveries et toute cette joie tapageuse et artificielle.

12. 1932 : bacilles et pacotilles

Dans cette Suisse marmoréenne, son meilleur remède est le travail ; aussi poursuit-il l'écriture des *Pieds dans le plat*. La situation de ses amis surréalistes le préoccupe. Il trépigne de se retrouver coincé à Davos. Plus que jamais, il est convaincu qu'il doit s'engager dans le combat révolutionnaire et mettre sa plume à son service.

René signe depuis Davos le tract « L'affaire Aragon » qui sort fin janvier. Le poème d'Aragon, « Front rouge », publié en français dans la revue *Littérature de la Révolution mondiale* dont c'est le premier numéro (juillet 1931), puis réédité le 25 octobre dans le recueil *Persécuté persécuteur* par Les Éditions surréalistes, vaut à la revue et à la plaquette d'être saisies. Le 16 janvier, c'est au tour de l'auteur d'être inculpé d'excitation de militaires à la désobéissance et de provocation au meurtre dans un but de propagande anarchiste : Aragon risque cinq ans de prison. Ce poème de propagande destiné à complaire à l'Internationale communiste est d'une extrême violence (« Descendez les flics / Camarades »...). Bien que l'œuvre n'ait donc rien de fondamentalement surréaliste, le Groupe, Breton en tête, prend la défense d'Aragon. Le tract s'accompagne d'une pétition qui recueille de très nombreuses signatures de soutien.

En voisin, René reçoit la visite Albert Skira (de son vrai nom Albert Schira, 1904-1973) ; en effet, ce dernier est un éditeur suisse qui réfléchit au lancement d'une revue qui s'appellera *Minotaure*[2]. Crevel est séduit par le projet et

[1] CREVEL, René (*poems*) ; ERNST, Max (19 illustrations) ; BOYLE, Kay (*translation*), *Mr Knife Miss Fork*, Paris : The Black Sun Press, 1931, 90 p.

[2] La revue *Minotaure*, avec ses reproductions soignées et la diversité des sujets traités, s'emploie à transcender les chapelles artistiques, même si la revue a une forte empreinte surréaliste. Elle a été fondée par Albert Skira et le critique d'art franco-grec né à Mytilène, Stratis (ou Efstratios) Eleftheriadis, dit E. Tériade (1897-1983). Elle connaît treize numéros (de juin 1933

il mettra son riche carnet d'adresses à sa disposition. Les deux hommes se retrouveront à Paris.

René regagne la capitale le 10 février. C'est un retour bien agité entre les retrouvailles avec les amis, la fébrilité des surréalistes et l'actualité politique. Dans le courant du mois de mars, avec Breton, Char, Éluard, Crevel est admis à l'Association des Écrivains et Artistes Révolutionnaires (AÉAR), proche du Parti communiste, et ce grâce à l'intervention de Paul Vaillant-Couturier (de son vrai nom Paul Couturier, 1892-1937) qui l'a fondée en février. Si Crevel n'a pas adhéré au PCF, il déambule en son antichambre.

Avant de le suivre dans ses retrouvailles tant attendues avec Paris, il faut s'attarder sur « L'Affaire Aragon », évoquée en amont, et les tensions entre les surréalistes et le Parti communiste (où, rappelons-le, Breton et Éluard étaient encartés). En effet, cela illustre la situation impossible dans laquelle Crevel se trouvait, lui et ses camarades.

Dans un article du 28 janvier, Aragon défend encore le surréalisme en mettant en avant son implication sociale et politique mais Jean Peyralbe (1890-1964) qui signe l'article, juge que les surréalistes doivent faire des efforts pour répondre aux exigences du Parti en matière artistique ; il laisse cependant la porte ouverte en concluant que « la revue *Le Surréalisme au service de la révolution* telle qu'elle se présente aujourd'hui, même ''évoluée'', nous paraît aussi indispensable, et préalable, que la mise au point de *Monde*, de *Plans*, de *Nouvel-Âge*[1]».

En même temps que la publication à l'encre rouge du tract « L'Affaire Aragon » signé par douze surréaliste (dont Crevel) qui prend la défense du poète, le Groupe lance une pétition pour le soutenir. Crevel sert d'ambassadeur aux surréalistes pour obtenir la signature prestigieuse de Gide au bas d'une pétition. Il échoue : « le vieux » dit non. René donnera à Breton son accord pour que, à la fin du libelle qu'il prépare sur « L'Affaire » (dénommée « rapport » par Breton), *Misère de la poésie – « L'Affaire Aragon » devant l'opinion publique*[2], il fasse paraître le verbatim de la conversation qu'il a eue avec Gide (attitude de Crevel qui sera fort peu appréciée par « le vieux », placé devant le fait accompli).

Breton travaille à la finalisation de son libelle quand il apprend que les surréalistes communistes qui ont participé au n° 4 du *Surréalisme ASDLR* sont

à mai 1939), compilés en fac-similés à New York par Arno Press en 1968, puis par les Éditions d'art Albert Skira, en 1980-1981.

[1] Jean PEYRALBE, « Les arts – Au sujet de la section française des artistes révolutionnaires », *L'Humanité*, 29e année, n° 12098, jeudi 28 janvier 1932, p. 4.

[2] André BRETON, *Misère de la poésie – « L'Affaire Aragon » devant l'opinion publique*, Paris : *Éditions surréalistes*, mars 1932, 32 p.

On trouve en Appendice, le poème « Front rouge », le texte de Crevel relatant sa conversation avec André Gide, un texte de Romain Rolland...

convoqués par le Parti pour s'expliquer de la parution de « Rêverie[1] » de Salvador Dalí, dont le caractère érotique, voire pornographique (l'auteur n'a pas eu la main légère, d'ailleurs, il n'hésite pas à s'en servir...), est jugé malséant quand on est révolutionnaire (une position fort catholique !)... Breton décide d'insérer cet incident dans sa brochure : « [...] On tente d'exploiter misérablement contre nous le contenu manifeste de la très belle ''Rêverie'' de Dalí parue dans le n° 4 du *Surréalisme A.S.D.L.R.* ''Vous ne cherchez qu'à compliquer les rapports si simples et si sains de l'homme et de la femme'', nous dit une buse[2]. » Breton soumet son texte à Aragon, lequel exige le retrait de cet ajout qui, selon lui, ruinerait tous les efforts de rapprochement entre les surréalistes et le Parti communiste. Breton refuse. Aragon fait paraître un article dans *L'Humanité* du 10 mars 1932 dans lequel il rend public son retrait du Groupe surréaliste :

> Notre camarade Aragon nous fait savoir qu'il est totalement étranger à la parution d'une brochure intitulée *Misère de la poésie : « L'Affaire Aragon » exposée devant l'opinion publique* et signée André Breton.
> Il tient à signaler clairement qu'il désapprouve dans sa totalité le contenu de cette brochure et le bruit qu'elle peut faire autour de son nom, tout communiste devant condamner comme incompatibles avec la lutte de classes, et par conséquent comme objectivement contre-révolutionnaires, les attaques que contient cette brochure[3].

Aragon sera suivi par Pierre Unik et Georges Sadoul (1904-1967) après l'édition du pensum de Breton.

René participe aux activités et aux combats du groupe surréaliste qui, réduit, serre les rangs autour de Breton. Il est un des rédacteurs de la brochure *Paillasse ! (fin de « L'Affaire Aragon »)*[4], qui consacre la rupture des surréalistes avec Aragon.

Pendant son séjour parisien, il consacre la plus grande partie de son temps à ses activités politiques. Il ne perd cependant pas ses habitudes de sorties nocturnes. Il héberge chez lui quelque temps deux amis en galère[5], Yves Tanguy et le jeune Jacques Hérold (1910-1987, de son vrai nom Herold Blumer), Roumain installé à Paris depuis deux ans.

---

[1] Salvador DALÍ, « Rêverie », *Le Surréalisme au service de la révolution*, n° 4, décembre 1931, pp. 31-36.
Ce texte conclut le numéro.

[2] Collectif (René Char, René Crevel, Salvador Dalí, Paul Éluard, Max Ernst, Benjamin Péret, Yves Tanguy, André Thirion, Tristan Tzara). *Paillasse ! Fin de « L'Affaire Aragon »*, Paris : Éditions surréalistes, mars 1932, 13 p.

[3] « Mise au point communiquée par l'Association des Écrivains Révolutionnaires », *L'Humanité*, 29e année, n° 12140, 10 mars 1932, p. 2.

[4] *Paillasse ! (fin de « L'Affaire Aragon »)*, Paris : Éditions surréalistes, 1932, 12 p.

[5] D'après François BUOT, *op. cit.*, pp. 325-326.

Fatigué par toutes ces disputes qui l'ont beaucoup affecté (les fâcheries avec des amis aussi intimes que Louis Aragon, et d'autres moins intimes comme Georges Sadoul...), Crevel se rend chez son ami Dalí fin mars[1]. Il part ensuite le 2 avril au Portugal, à Lisbonne, faire un voyage d'agrément avec Tota. Il n'est pas dans une grande forme psychologique avec, nouée dans sa tête, la certitude qu'il sera toujours seul. Il n'est pas à Paris quand, le 30 avril, les Éditions Surréalistes publient *Le clavecin de Diderot*, dédié à André Breton et Paul Éluard.

Le Congrès d'Amsterdam, qui aura lieu les 27 et 28 août prochains, provoqué par Henri Barbusse (1878-1935), rassemblera des pacifistes en lutte contre les guerres impérialistes. Breton souhaite vivement que les surréalistes y soient représentés. Mode de communication de prédilection pour le Groupe, c'est par un tract que ceux-ci vont faire entendre leur position. Crevel sera chargé d'en assurer la rédaction-coordination au nom du Groupe et André Thirion (1907-2001) chargé de représenter ses camarades à Amsterdam (il ne pourra s'y rendre et aucun surréaliste ne sera finalement présent mais le contenu du tract y sera lu). En fait, le tract de deux pages, « La mobilisation contre la guerre n'est pas la paix ! », ne sortira qu'en juin 1933, signé par André Breton, Roger Caillois (1913-1978), René Char, René Crevel, Paul Éluard, le jeune sociologue antillais J.-M. Monnerot (Jules Marcel, 1909-1995), Benjamin Péret, Gui Rosey (1896-1981), Yves Tanguy, André Thirion.

Courant juin, René voit beaucoup ses amis et Tota est souvent parisienne. Le couple part d'ailleurs à Biarritz, dans la maison de Tota, où René prend un repos bien mérité. Puis il part pour l'Autriche fin juillet où il a été invité par Stephen Zweig ; avant de gagner Vienne, il passe par Salzbourg dont il garde un souvenir émerveillé. Le courant passe bien entre Zweig et Crevel et les sujets de discussion ne manquent pas (le surréalisme, bien sûr, les tableaux de Dalí, que l'écrivain autrichien aime beaucoup, la psychanalyse...). René est un peu déçu car Zweig devait lui faire rencontrer Sigmund Freud mais l'entrevue n'a pu se réaliser.

Après Vienne, Crevel gagne la Hongrie ; à Budapest, il rencontre des intellectuels parmi lesquels il promeut le surréalisme. Ensuite, il se rend en Tchécoslovaquie. À Prague, il rencontre Karel Teige (1900-1951), auteur notamment des *Manifestes du Poétisme* (1928), un mouvement littéraire qu'il a fondé en 1924 avec Vítězslav Nezval (1900-1958). Ces deux Tchèques n'avaient rien à envier à leurs confrères français, et leur surréalisme, provocateur, était aussi un art de vivre.

En juillet, après un bref séjour à Paris, il part pour Cadaquès où il va séjourner chez Dalí pendant trois mois. Tota viendra l'y rejoindre. Mais il ne

---

[1] D'après l'auteure de « Salvador Dalí et le mécénat du *Zodiaque* », Marijke Peyser VERHAAR, thèse Université d'Utrecht, Igitur, 2008 (352 p.), p. 85.

Le Zodiaque est une réunion de mécènes (dans laquelle René Crevel a joué un rôle majeur) qui s'est organisée fin 1932 pour promouvoir la peinture de Salvador Dalí, et dans laquelle on trouve notamment Julien Green, Emilio Terry et son cousin Jean-Louis Faucigny-Lucinge...

peut se consacrer à l'écriture comme il l'aurait voulu, tant il y a de visites cet été-là chez le peintre catalan. Entre autres, on y voit André Breton, Valentine Hugo, Paul Éluard...

Il rentre début septembre à Paris mais repart très vite dans le Midi où il retrouve ses amis à Toulon, Vence, Saint-Tropez...

Début octobre, c'est le retour à Paris où René partage son temps entre ses activités de militant et celles de surréaliste qui sont en train de se confondre. Il prend son rôle très au sérieux et s'investit pleinement dans l'AÉAR. Il confie dans une lettre à Mopsa qu'il « travaille (à des choses assez modestes) pour l'Association des Écrivains Révolutionnaires » et qu'il a des soucis d'argent. Il conserve toutefois une sorte d'optimisme, nuancée par le fait que « c'est en tout et pour tout une attente, parce que tout est insuffisant à mon désir, à mon impatience[1] ».

En ce mois d'octobre, il introduit Jacques Lacan (1901-1981) dans le groupe surréaliste. Comme d'autres camarades, il a des difficultés à trouver un éditeur pour ses *Pieds dans le plat*. Les éditeurs se vengeraient-ils de l'arrogance de ces surréalistes communistes qui s'autorisent avec morgue à brocarder la société ? Ou, à l'instar de René Laporte[2], directeur des éditions des Cahiers Libres, ont-ils peur que les personnes citées leur intentent un procès ? Crevel confie être bloqué pour écrire un nouveau livre tant que ses *Pieds dans le plat* n'ont pas été publiés. Comment ne peut-il pas se remémorer l'article d'Aragon dans *Le Surréalisme ASDLR* ? :

> Au 17e siècle on arrêtait les écrivains, la censure saisissait les livres, on devait se faire imprimer en Hollande. Nous en sommes là nous autres surréalistes, mais on nous traite avec de nouvelles méthodes. C'est ainsi par exemple que Crevel et moi-même ne pouvons plus être imprimés. Et bien entendu que c'est le contenu de ce que nous écrivons qui nous aliène les éditeurs. La censure agit avant la lettre, c'est plus élégant[3].

Sa santé fragile interdit à René de passer ses nuits à courir les boîtes de nuit et à paraître dans les soirées mondaines. De surcroît, pour pallier ses problèmes d'argent, il a pris un petit travail de correcteur à *L'Humanité*. Heureusement, il y a les amis et il retrouve avec joie Tristan Tzara et son épouse, la peintre Greta Knutson (1899-1983). Tristan prépare *L'Antitête*[4], un recueil compilant ses poèmes dada avec des poèmes récents. René est subjugué et il écrit le texte du bulletin de souscription. Les mois de novembre et de décembre

---

[1] « Lettre à Mopsa, rue Nicolo, Paris (s. d., oct.-nov. 1932) », *René Crevel – Lettres à Mopsa*, *op. cit.*, p. 139.

[2] Michel CARASSOU : « René Laporte, directeur des éditions des Cahiers libres, [...] n'acceptera pas d'éditer *Les Pieds dans le plat*, en raison des personnalités évoquées dans le livre, entre autres le président Doumergue. », *ib.*, note[4] p. 130.

[3] Louis ARAGON, « Le Surréalisme et le devenir révolutionnaire », *Le Surréalisme ASDLR*, décembre 1931, p. 3.

[4] Tristan TZARA, *L'Antitête*, Paris : Éditions des Cahiers Libres, 1933, 190 p.

se déroulent entre ses activités surréalistes et militantes. Il dépouille avec son ami Tristan de nombreux cartons d'archives surréalistes collectées par son ami ; ils se voient donc très souvent. Il y a aussi les visites médicales. Et les recommandations sont claires, il doit partir à la montagne et se soigner.

Fin décembre, il arrive donc à Davos-Dorf pour un nouveau séjour. Il s'installe à la pension Stolzenfels. Les médecins lui trouvent des bacilles au poumon qui avait déjà été attaqué. Ils tiennent cependant un discours optimiste en lui disant que son état n'est pas grave et que quelques mois de montagne devraient en venir à bout. Lui est effondré.

13. 1933, une année de militant et de malade

Le meilleur remède à sa solitude de sanatorium, c'est le travail. Aussi, il remet sur l'établi *Les pieds dans le plat* dont les tentatives de trouver un éditeur ont échoué. Il travaille aussi sur un long texte, « Nouvelles vues sur Dalí et l'obscurantisme » qui ne sera publié que posthumément[1].

Mais en ce début d'année, il découvre deux articles de Georges Bataille qui le mettent hors de lui : il s'agit d'une provocation pour bien se démarquer du surréalisme auquel Bataille ne croit pas. Le premier article concerne trois amis de Crevel : dans l'ordre de l'auteur, Breton, Tzara, Éluard. À propos de la préface de Breton à ses poèmes, Bataille, vachard, écrit : « Le recueil est précédé d'une sorte de préface dans laquelle André Breton lui-même arrive à parler de puérilité et qui est certainement le produit le plus dégénéré de la littérature surréaliste : à cette limite de la fadeur, il est difficile de faire la différence avec les jardinages écœurants de Jean Cocteau[2]. »

Ce premier article est suivi par un autre article, mais cette fois consacré à un seul surréaliste, René Crevel en personne ! Pour lui, Bataille se surpasse dans l'ignominie :

> *Le Clavecin de Diderot* est apparemment un pamphlet dirigé contre la société bourgeoise, sa sottise et ses confusions, mais l'auteur n'aboutit qu'à trahir sa propre sottise et, en même temps, la profonde insuffisance intellectuelle du surréalisme auquel il se réfère. De ce mouvement, il s'évertue, d'un bout à l'autre de son malheureux petit livre à faire connaître les côtés les plus dérisoires : la facilité prétentieuse, l'incapacité de résister au plaisir de faire le malin, de jouer un rôle de caniche mal élevé mais de caniche[3].

---

[1] « Nouvelles vues sur Dalí et l'obscurantisme », 1re éd. *L'Esprit contre la raison*, Paris : Tchou, 1969, *op. cit.* ; rééd. *L'Esprit contre la raison et autres textes surréalistes*, *op. cit.*, pp. 316-330.

[2] Georges BATAILLE, « André Breton, *Le revolver à cheveux blancs* » (Paris : Édition des Cahiers Libres, 1932, 173 p.) ; « Tristan Tzara, *Où boivent les loups* » (Paris : Éditions des Cahiers Libres, 1932, 173 p.). ; « Paul Éluard, *La vie immédiate* » (Paris : Édition des Cahiers Libres, 1932, 170 p.), « Bibliographie – Revue des livres – Littérature », *La Critique sociale*, n° 7, janvier 1933, p. 49.

[3] Georges BATAILLE, « René Crevel, *Le Clavecin de Diderot*, Paris : Éd. Surréalistes, 168 p. », *ib.*, p. 50.

Quelques lignes plus bas, Bataille reproche ensuite à Crevel « une abondance de citations déplacées – et par conséquent ridicules – d'auteurs qui n'ont absolument rien à voir avec sa littérature d'énervé ». René se trouvait chaudement habillé pour l'hiver à la montagne...

Impécunieux, le 1er février, il part pour Passy, en Haute-Savoie où les tarifs médicaux et hôteliers sont moins onéreux qu'en Suisse. Il y retrouve Paul Éluard au Grand Hôtel du Mont-Blanc[1], face à la montagne éponyme.

Crevel manifeste

> une belle rage à la lecture des lignes que Panaït Istrati a eu la nauséabonde sottise d'écrire en tête de son dernier livre. « Cet ouvrage, annonce-t-il, cet ouvrage que j'ai arraché ligne par ligne aux griffes d'une tuberculose parvenue à son dernier degré, je le dédie en hommage au pauvre corps humain qui lutte héroïquement avec cette impitoyable maladie, à tous les tuberculeux de la terre, qu'ils soient de braves gens ou des canailles[2]. »

Le médecin qui l'examine localise les bacilles dans les néo-côtes et il n'envisage pas d'amélioration avant un an à condition de suivre la cure... Un vrai coup de poignard. Un an ! Il est à nouveau désespéré. Heureusement, Paul est là et parvient à le remettre au travail.

En fait, les deux amis se stimulent pour travailler. Ils préparent les deux prochains numéros (5 et 6) du *Surréalisme au service de la Révolution* dont la livraison est prévue pour juin. Et René achève de remanier *Les pieds dans le plat*[3]. Ils échangent sur de nombreux sujets et tombent souvent d'accord. Par

---

[1] On remarquera que, à l'époque, tant en Suisse qu'en France, les sanatoriums portaient parfois le nom d' « Hôtel », « Grand Hôtel », voire de « Pension ». Était-ce par égard aux malades qui donnaient ainsi à leurs correspondants une adresse qui ne signait pas leur maladie ? Le Grand Hôtel du Mont-Blanc où demeuraient les deux amis était pratiquement neuf car il avait été construit en 1929 par Pierre Dupuy (état civil non trouvé) sur le plateau d'Assy, à Passy, en Haute-Savoie ; il bénéficiait d'un ensoleillement optimum.

[2] *Les pieds dans le plat* (1930-1933), *op. cit.*, note [1] (NDA) p. 238.

Voir note sur Istrati en amont (à la fin la section portant sur l'année 1929). L'ouvrage évoqué par Crevel est peut-être : Panaït ISTRATI, *Vie d'Adrien Zograffi : la maison Thüringer – Le bureau de placement*, Paris : Rieder, 1933, 272 p.

[3] À propos des remaniements des *Pieds dans le plat*, René Crevel écrit à Giacometti qu'il surnomme « Pac » : « Je refous de la méchanceté dans mon livre. C'est plein de curés, de sales gueules de Français. On regrette les Suissauds parfois même [a]. » Nusch (Maria Benz, 1906-1946), la nouvelle compagne d'Éluard qu'il épousera le 21 août 1934, est alors présente à Passy car elle ajoute un petit mot à la lettre de Crevel, cosignée par Paul. Cette courte lettre est assortie des portraits de Nusch, Paul et de lui-même, croqués par René, portraits qui attestent de ses talents de dessinateur.

[a] « Lettre à Alberto Giacometti, Passy, Haute-Savoie (s. d., début février 1933) », fac-similé recto-verso. René CREVEL, Alberto GIACOMETTI, *Mais si la mort n'était qu'un mot*, préface de Véronique WIESINGER, Paris : L'Échoppe, 2007 (40 p.), p. 22-23.

exemple sur la détestation de Bataille pour ses deux articles publiés dans *La Critique sociale*[1].

Dans le numéro 1 (avec la couverture réalisée par Picasso) de la revue *Minotaure*, on peut lire un article de René Crevel[2], possiblement écrit dans la foulée de sa rencontre avec Albert Skira, l'année précédente à Davos.

À la fin février, René reçoit la visite de la fidèle et tendre Tota qui ne reste que quelques jours ; elle repart le 5 mars, rassurée par l'état physique de son amant, d'autant que les dernières analyses sont négatives : les bacilles ont disparu.

Crevel rentre à Paris avec Éluard le 15 mars. Ils signent un tract de l'AÉAR contre l'hitlérisme. La situation en Allemagne préoccupe beaucoup René avec l'arrivée au pouvoir d'Adolf Hitler (1889-1945), chef du parti nazi (*Nationalsozialistische Deutsche Arbeiterpartei* : NSDAP, en français : Parti national-socialiste des travailleurs allemands), le 30 janvier 1933, puis l'incendie du Reichstag le 28 février, deux événements annonciateurs des années noires, le noir, la couleur de l'uniforme des SS. Klaus Mann s'enfuit d'Allemagne et se réfugie à Paris le 13 mars. Il sera suivi quelques semaines plus tard par Mopsa

---

[1] *La Critique sociale* est une revue politique qui connaîtra onze livraisons, de 1931 à 1934. Le directeur en est Boris Souvarine (de son vrai nom Boris Lifschitz, 1895-1984), un Français d'origine russe, militant et responsable communiste (PCF, IIIe Internationale...) qui adoptera en 1926 une posture critique à l'encontre du régime russe, ce qui lui fera perdre tout rôle de direction. Quand il crée sa revue, il est un farouche opposant à Staline, qui a dévoyé le communisme auquel, lui, se disait être resté fidèle. Il rassemble dans sa revue des plumes aussi diverses que Michel Leiris, Raymond Queneau, Georges Bataille, Jacques Baron (des anciens surréalistes !), Simone Weil (1909-1943), Jean Bernier (1894-1975)... Boris Savourine publiera de nombreux ouvrages jusqu'à sa mort, mais son plus grand succès fut sans conteste son premier livre : *Staline, aperçu historique du bolchévisme* (Paris : Plon, 1935).

Pour la petite histoire, la revue de Boris Souvarine fut financée par Colette Peignot (1903-1938) dont elle était l'amant (elle vivra ensuite avec Georges Bataille), et que Crevel avait rencontrée en 1926 par l'entremise de son frère, Charles Peignot (1897-1983), qui fréquentait alors Paul Chadourne et sa bande d'amis. Elle était déjà tuberculeuse à cette époque et, voulant sans doute se racheter de son statut de riche bourgeoise, elle se trouvait très engagée sur le plan politique (il n'est pas sûr que les amis plutôt noceurs de son frère l'aient beaucoup séduite). Colette et René s'étaient perdus de vue, mais ils se sont peut-être croisés plus tard à Leysin, dont elle a fréquenté le Grand Hôtel... Entre la mort d'un père tué à la guerre avec ses deux frères (les oncles de Colette), le viol par une ordure en soutane, confesseur de la famille, la maladie (tuberculose), les violences conjugales, la tentative de suicide, les épisodes psychiatriques, il est difficile d'imaginer destin plus terrible que celui de cette jeune femme dont plusieurs textes, sous l'alias Laure, ne furent publiés que posthumément grâce à la ténacité de Michel Leiris et de Georges Bataille, en dépit de l'interdiction de Charles Peignot. Sont entre autres parus : LAURE, *Écrits complets*, éd. établie et annotée par Marianne BERISSI et Anne ROCHE, Postface de Jérôme PEIGNOT [neveu de Colette], Meurcourt (Haute-Saône) : Les Cahiers, 2019, 952 p., et la réédition de son texte autobiographique : LAURE [Colette Peignot], *Histoire d'une petite fille*, *op. cit.*

[2] « L'enfance de l'Art », *Minotaure*, « Chronique », n° 1, 1933 (78 p.), pp. 2, 4.

Sternheim à qui Crevel écrit : « Si la dame [Tota Cuevas] n'était pas à Paris, je t'aurais dit de venir loger chez moi, mais elle est à Paris[1]. »

René trouve un éditeur pour *Les pieds dans le plat* (ouvrage dans lequel il aura eu le temps de mentionner l'incendie du Reichstag) : les Éditions du Sagittaire. Il est en terrain connu car le nouveau co-directeur de la maison, Léon-Paul Quint (1895-1958), est une connaissance. L'ouvrage paraîtra en avril avec un frontispice d'Alberto Giacometti (1901-1966).

Le 21 mars est une journée chargée. Dans l'après-midi, Crevel a rendez-vous avec Breton et Éluard chez Albert Skira. En effet, en difficulté financière avec *Le Surréalisme ASDLR*, les surréalistes sont à la recherche d'organes de presse dans lesquels ils pourront continuer de s'exprimer. Mais si Skira accepte de publier des articles du Groupe de Breton, il exclut tout article de propagande politique : *Le Minotaure* est une revue d'art... Le soir, le trio participe à une réunion de l'AÉAR qui se tient chez les francs-maçons, au Grand-Orient[2]. La réunion est houleuse. La déclaration d'Éluard est violente. Si Gide l'applaudit, André Malraux (1901-1976) et l'écrivain allemand (et russe dès 1937) Alfred Kurella (1895-1975) se montrent très clairement hostiles aux surréalistes. Les trois amis ressortent dégoûtés de cette soirée et se promettent de réagir. Les aspects positifs sont que René renoue avec André Gide[3] (ils étaient en froid depuis la publication de la plaquette de Breton, *Misère de la poésie...*), et qu'il a revu son ami Klaus Mann, présent à la soirée : le jeune écrivain allemand est devenu un exilé, ayant fait le choix de quitter son pays pour fuir la répression nazie qui noircit l'Allemagne.

En avril, Crevel prépare une exposition collective surréaliste qui aura lieu du 7 au 18 juin à la galerie Pierre Colle, 29 rue Cambacérès dans le VIIIe arrondissement de Paris. Breton, Éluard et Crevel s'attèlent à la sélection des tableaux et autres objets surréalistes. Et Crevel est chargé de faire connaître les intentions surréalistes dans un article, qu'il publiera dans le magazine *VU*[4].

Paris. Le 30 avril, *Les pieds dans le plat* paraissent aux Éditions du Sagittaire, avec en frontispice une eau-forte d'Alberto Giacometti pour les exemplaires de tête. Il est soulagé de voir paraître ce livre dont l'élaboration fut laborieuse, sans compter les difficultés à trouver un éditeur.

---

[1] « Lettre à Mopsa, Paris, rue Nicolo (s. d., fin mars 1933) », *René Crevel – Lettres à Mopsa, op. cit.*, p. 143.

[2] Le Grand Orient de France, la plus ancienne loge maçonnique française, est, à l'époque, la plus importante (et la plus influente). Elle l'est toujours aujourd'hui.

[3] « Le vieux Gide a été très bien dernièrement à propos de ce que se passe. Il a pris position et ça m'a fait plaisir [a]. »

[a] « Lettre à Mopsa Sternheim, Grand Hôtel du Mont-Blanc, Passy, Haute-Savoie (12.03.1933) », *René Crevel – Lettres à Mopsa, op. cit.*, p. 142.

[4] « Surréalisme », Paris : *VU*, n° 275, 21 juin 1933, avec sept illustrations.

VU, créé par Lucien Vogel (1886-1954), est un magazine hebdomadaire innovant de renommée internationale qui se distingue des autres revues de l'époque par la place importante donnée aux photographies. Il paraîtra du 21 mars 1928 au 5 juin 1940, avec un total de plus de 600 numéros.

Durant les mois de mai et juin, il a beau parcourir la presse, il ne trouve pas beaucoup d'échos à son livre. La République des lettres lui fait payer ses prises de position révolutionnaires et sa caricature extravagante du monde de la presse à travers son personnage « le Prince des journalistes » en qui tout le petit monde journalistique et littéraire reconnaît Léon Bailby[1].

Courant mai, il a la satisfaction de voir paraître le n° 5 du *Surréalisme ASDLR* auquel il avait travaillé avec Éluard le dernier hiver. Son contenu a déplu aux communistes, notamment à cause d'une lettre du jeune philosophe Ferdinand Alquié (1906-1985) : « Le vent de crétinisation systématique, qui souffle d'U.R.S.S., parvenait à rallier à la cause dite révolutionnaire des mystiques admirateurs de l'Inde [Romain Rolland], des moralistes estimant que le travail, même forcé, est une source de régénération pour l'homme, des adorateurs de la machine [...] [2]. »

Début juillet 1933, Breton, sommé de se désolidariser des propos tenus par Alquié, est exclu de l'AÉAR et par là même du PCF. Le 6 juillet, René, solidaire, envoie une lettre de démission de l'AÉAR à Paul Vaillant-Couturier.

Déjà l'été. Le départ des amis. Et lui, condamné à rester un Parisien à cause des médecins qui lui déconseillent vivement l'air marin, nuisible à son équilibre nerveux. Il passe alors l'été entre Paris et Ermenonville, chez son amie Caresse Crosby, période pendant laquelle il s'essaie à travailler.

Il rentre à Paris fin septembre et se consacre à ses amis surréalistes qui cherchent à poursuivre le combat révolutionnaire en s'affranchissant du PCF. Il s'agit de resserrer les rangs et de jouer collectif. C'est en tout cas la raison évoquée par Crevel quand il refuse d'envoyer un article à Klaus Mann, alors réfugié à Amsterdam, pour la revue antinazie qu'il vient de lancer, courant

---

[1] Après avoir démissionné de *L'Intransigeant* en décembre 1932, Léon Bailby (1867-1954) fonde *Le Jour* en 1933, dont le premier numéro paraît le 3 octobre 1933 (il serait classé aujourd'hui parmi les journaux d'extrême-droite). Par la suite, Bailby se fera brocarder pour son homosexualité (Crevel avait commencé le travail...) mais cela ne l'empêchera pas de faire carrière et de prospérer, et même de traverser confortablement la Seconde Guerre en soutenant le régime de Vichy, sans pour cela être inquiété à la Libération.

[2] Ferdinand ALQUIÉ, « Lettre à André Breton, Carcassonne [a], 7 mars 1933 », *Le Surréalisme au service de la révolution*, n° 5, juin 1933 (52 p.), p. 43.

Quant à Romain Rolland, il avait fait paraître en 1929 un ouvrage hagiographique dégoulinant de mysticisme, *La vie de Ramakrishna* (Paris : Librairie Stock, 1929, 314 p. et VI p.) qui a dû indisposer René Crevel. En effet, il fallait oser écrire : « La première condition pour connaître, juger, et, si l'on veut, combattre la ou les religions, est d'avoir expérimenté sur soi-même le fait de conscience religieuse [b]. » Tout le reste de l'ouvrage est pétri avec une même indigeste farine rehaussée d'exaspérante laudation.

[a] Ferdinand Alquié était en effet de Carcassonne où il était un des intimes de Joë Bousquet (voir notre ouvrage sur Bousquet pour plus d'informations sur ce brillant philosophe).

[b] Romain ROLLAND, *La vie de Ramakrishna*, rééd. illustrée à Paris : Éditions Robert Laffont, 1973 (334 p.), p. 14.

septembre, *Die Sammlung* (*La Collection*)[1], et qui se veut porte-voix des écrivains allemands exilés. Nouvelle lubie des surréalistes, après s'être intéressés aux objets, ils lancent « le jeu de la vérité » dont Crevel fournit les règles dans un article qui paraîtra dans *Documents* 34 [2] en juin 1934.

Il voit ses amis et dîne souvent avec eux, notamment avec Salvador et Gala, dans le modeste atelier où ils résident depuis juillet 1932, au fond de l'impasse Gauguet qui débouche sur la rue des Artistes, dans ce coin très arboré de Paris (XIVe), près du parc de Montsouris, où nombre d'ateliers ont jeté les amarres. De sa langue égratigneuse, Julien Green relata la visite qu'il avait rendue avec son inséparable sœur, Anne (1891-1979), à Dalí le 28 novembre 1932 : « Dalí partage avec Gala Éluard un petit appartement non loin du parc Montsouris, au fond d'un cul-de-sac. Long studio qui prend vue sur de petites masures [...][3]. »

Avec l'automne sonne pour Crevel un nouveau départ pour la Suisse. Direction Davos. Il arrive au sanatorium de Davos-Platz fin octobre 1933. Il s'installe à la pension Rychner. Les bacilles sont revenus et une caverne a été repérée dans le haut du poumon ayant subi la thoracoplastie.

Outre le repos très strict, ce sont à nouveau les traitements, implacables, envahissants. À son ami Johnny, il se dit être « en détention » car, écrit-il, il « aime voir dans [s]es mois de Davos les mois de prison promis par les cartomanciennes et l'horoscope[4] ». Avec les propos insultants et diffamatoires sur le préfet Chiappe et son épouse, Crevel avait craint, nous l'avons évoqué plus haut, d'être interpellé par la police. Au fond de lui, « les mois de prison promis par les cartomanciennes » ne lui auraient peut-être pas déplu pour diverses raisons que le lecteur aura devinées.

Malgré l'interdiction médicale, il parachève peu à peu son essai *Dalí ou l'anti-obscurantisme*, dans le but de faire plaisir à son ami, mais outre cela, en ambitionnant de donner des clés de compréhension de la démarche dalinienne à laquelle il adhère.

Il passe les fêtes de fin d'année dans la plus grande des inquiétudes à propos de sa vieille complice, Marcelle Sauvageot, qui réside dans un autre sanatorium de Davos et se trouve mal en point. Il se rend à son chevet, où se tient aussi Jean Mouton (1899-1995), un ancien condisciple de la Sorbonne, venu soutenir son ancienne condisciple. Ils la divertissent comme ils peuvent. Ils

---

[1] La revue *Die Sammlung*, bien qu'éditée en langue allemande, se veut internationale et rassemblera des noms prestigieux ; les Français y sont toutefois peu représentés : on relève les noms de Jean Cocteau, du germaniste Félix Bertaux (1881-1948), d'André Gide et d'André Maurois (de son nom de naissance Émile Salomon Wilhelm Herzog, 1885-1967). Elle s'arrêtera en juin 1935 avec le départ de Klaus Mann, son rédacteur en chef, pour les États-Unis.

[2] « Note en marge du jeu de la vérité », Bruxelles : *Documents*, 2e année, n° 20, avril 1934.

[3] Julien GREEN, *Journal intégral* 1919-1940*, « 29 novembre 1932 », *op. cit.*, p. 527.

[4] « Lettre à Jean-Louis de Faucigny-Lucinge, Pension Rychner, Davos-Platz, Grisons, Suisse (13.12.1933) », *René Crevel – Lettres de désir et de souffrance*, *op. cit.*, p. 361.

savent tous trois qu'elle est condamnée : elle va mourir de cette horrible tuberculose qu'elle appelle « la peste blanche ». Les mots drus de Marcelle dans son soliloque ont dû bouleverser René :

> [...] C'était moi que, dans la souffrance, je voulais pouvoir retrouver. Je voulais pouvoir me serrer moi-même sur moi, seule avec mon mal, mes doutes, mon manque de foi. Dans la détresse, c'est parce que je me sens, que j'ai la force de continuer. Si tout change, si tout me fait mal, je suis moi avec moi-même. Pour que je me sois perdue, il aurait fallu que je fusse sûre de n'avoir plus besoin de moi[1].

14. 1934, une année très sanatorium

L'année débute dans une grande peine : Marcelle meurt le 6 janvier à l'âge de 34 ans, l'âge de René. Il l'a veillée jusqu'au bout avec Jean Mouton. Triste consolation, elle a eu la satisfaction de voir paraître, début 1933, son récit, le seul qu'elle n'eût jamais écrit. Mais Crevel est furieux qu'elle soit morte livrée, par l'entremise de Jean Mouton, à l'écrivain catholique Charles Du Bos (1882-1939) qui lui a redonné la foi et l'a fait communier quelques jours avant sa mort : « On a converti, fait communier Sauvageot. Le petit [Jean] Peltier (communiste) était larmoyant de voir son ancienne professeur en proie aux jésuiteries [*sic*] et bigotteries [*sic*] diverses. Il est, sans contredit, le plus gentil, le seul qui pense comme moi, ici. *Che Merda*[2] *!* »

Pour René, la perte d'énergie de son amie pour se battre contre la maladie est due à cet abandon à Dieu comme il l'écrira près d'un an après à Mouton[3]. Il n'empêche, sans Du Bos, tout écrivain catholique qu'il fut, et surtout Jean Mouton qui a tant œuvré pour elle, connaitrions-nous le seul livre écrit par cette auteure, un livre puissant dont le ton nous touche encore aujourd'hui ?

On lui relate l'incident que le retour de Dalí à Paris a provoqué au sein du groupe surréaliste. En effet, convoqué par Breton début février, en présence de quelques surréalistes, le peintre est tenu de s'expliquer sur le contenu de la lettre qu'il a fait parvenir à Breton (qui n'a été révélée que le 1er avril 2022 par le quotidien espagnol *El País*) dans laquelle il prônait une nouvelle religion inspirée de l'hitlérisme : « La nouvelle religion sera physique dans le moral, psychologique dans le cérémonial, biologique dans les mythes et dans le so-

---

[1] Marcelle SAUVAGEOT, *Laissez-moi (commentaire)*, Paris : René-Louis Doyon, 1933 ; 2e éd., Paris : La Connaissance, 1934 (avant-propos de Charles Du Bos) ; rééd., « Notes de l'éditeur », Jean-Pierre SICRE, Paris : Phébus, coll. « d'aujourd'hui », 2004 (128 p.), pp. 46-47.

[2] « Lettre à Tota Cuevas, Pension Rychner, Davos, Suisse (02.01.1934) », *René Crevel – Les Inédits, lettres, textes*, *op. cit.*, p. 162.

À propos de Jean Peltier, voir Alexandre Mare, note[1], *ib.*, p. 157.

[3] « Lettre à Jean Mouton, 25, rue Nicolo, Paris XVIe (15.11.1934) », *ib.*, pp.191-192.

cial, fanatique dans le rationnel-matérialiste, dialectique dans l'irrationnel, délirante et hitlérienne dans l'affectivité, scientifique dans les dogmes[1]. » De surcroît, il s'est rendu au rendez-vous avec un thermomètre dans la bouche et plusieurs pullovers (de six à dix selon les versions) qu'il retirait ou remettait pour pallier les variations de température imaginaires. On imagine la tête et la réaction de Sa Sainteté... Furibard, Breton demande alors à chaque membre du groupe de se prononcer *par écrit* sur l'exclusion du groupe du Catalan (on se croirait au si stalinien PCF de l'époque...). Le 5 février, René envoie un télégramme à Breton : « Tenter impossible pour éviter rupture Dalí et lui faire publier manifeste catégorique. STOP. Pour vote le concernant donne ma voix à Pastoureau[2] mais accepte décisions majorité. Enverrai demain réponse questionnaire Péret politiquement pour culturellement contre. Troisièmement écrivez décision ce soir. Amitié. Crevel[3]. »

Crevel, Char et Tzara refusent de voter l'exclusion de Dalí. Mais leurs trois voix ne pèsent pas lourd. Ce n'est rien d'écrire qu'une dégradation des rapports entre Breton et René s'ensuit...

René enrage d'être bloqué à Davos compte tenu des événements parisiens dont il se tient au courant par la lecture de la presse et par les lettres que lui envoient ses amis. Suite aux émeutes fascistes du 6 février (quinze morts, plus de deux mille blessés), Breton réunit quatre-vingt-dix signatures (dont celle de Crevel, depuis Davos) pour le tract *Appel à la lutte* qui paraît le 10 février.

Courant mars, René peut enfin quitter Davos mais doit se mettre au calme. Aussi part-il en Normandie, chez Nancy Cunard au Puits-carré, nom de l'ancienne ferme qu'elle a acquise à La Chapelle-Réanville[4], à quelques kilomètres de Vernon, dans le département de l'Eure. Ce mois de mars est festif pour Nancy car elle a vu paraître le 15 février à Londres sa *Negro Anthology*[5] qui force l'admiration de son invité. Juste avant la parution de son anthologie,

---

[1] Hocine BOUHADJERA, « SM, paranoïa, nazisme : le programme cultuel de Salvador Dalí », extraits de la lettre envoyée par Dalí à Breton, *Actualité*, 05.09.2022 (page consultée le 24.07.2024),
< https://actualitte.com/article/107676/insolite/sm-paranoia-nazisme-le-programme-cultuel-de-salvador-dali >.

[2] Henri Pastoureau (1912-1996), en 1933, nouvellement membre du Groupe surréaliste et encarté au PCF ; René Crevel s'est lié d'amitié avec ce jeune homme dont il apprécie la conversation intelligente et qu'il voit régulièrement.

[3] « Télégramme de René Crevel à André Breton depuis Davos, 5 février 1934 », *André Breton* (page consultée le 24.07.2024), lien permanent :
< https://www.andrebreton.fr/fr/work/56600100774560 >.

[4] La commune n'existe plus aujourd'hui en tant que telle : elle s'est fondue dans une communauté de communes et s'appelle aujourd'hui La Chapelle-Longueville (Eure).

[5] Nancy CUNARD, *Negro Anthology*, 385 illustrations, 250 textes signés de 155 auteur(e)s des États-Unis, d'Amérique du Sud, des Caraïbes, d'Afrique et d'Europe, Londres : Nancy Cunard at Whisart & Co, 15 février 1934, 854 p.

Signalons qu'une réédition a paru aux Nouvelles éditions Place en 2018, 912 p. et que les Éditions du Sandre ont fait paraître en 2023 la version française, *Anthologie noire*, avec une traduction de Geneviève Chevallier, 900 p.

Nancy a réussi à la dernière minute à caser un texte de son ami René (tant pis, il ne sera pas au sommaire !) « *The Negress in the brothel*[1] » (« La Négresse au bordel »), traduit en anglais par Samuel Beckett, pp. I-III (inséré après la page 580, le foliotage reprend son cours p. 581 sans inclure les trois pages de Crevel : ce détail permet de mesurer le degré d'amitié de Nancy pour son ami). Nancy Cunard a également intégré un texte collectif rédigé principalement par René Crevel en 1932, lequel est une violente protestation contre les guerres coloniales impérialistes, « *Murderous humanitarianism* » (« Humanitarisme meurtrier »), traduction en anglais de Samuel Beckett, pp. 574-575[2]. Entre autres auteurs francophones et uniquement parmi ceux que nous avons déjà rencontrés dans notre ouvrage, on trouve aussi un long texte de Benjamin Péret, « *Black and White in Brazil* » (trad. en anglais Samuel Beckett), pp. 510-514, un texte de Georges Sadoul, « *Sambo without Tears* » (trad. Samuel Beckett), pp. 570-573 et un texte du dernier éditeur de Crevel, Léon-Paul Quint (trad. Samuel Beckett), « *Races and Nations* », pp. 575-580.

René abandonne la Normandie et rentre à Paris courant avril. Il retrouve ses amis surréalistes encore bien agités par les événements qui secouent la France. Le 18 avril, en réaction à la tentative de putsch fasciste du 6 février 1934, Crevel signe avec ses amis surréalistes *L'Enquête sur l'unité d'action*, également signée par des personnalités non surréalistes telles que Jean-Richard Bloch (1884-1947), Jean Cassou (1897-1986), André Malraux... Crevel est particulièrement choqué par la décision du ministre de l'Intérieur d'expulser de France Léon Trotski (alors présent en France sous le statut de réfugié politique), une mesure soutenue par le PCF, toujours aligné sur Moscou, il faudra toujours le rappeler. En réaction, le groupe surréaliste publie un tract

---

[1] Ne cherchez pas cette locution dans un moteur de recherche car elle est réécrite en « The black woman in the brothel ». Dans quelques années, ce sera « The black woman at home »...

[2] L'article est suivi par la liste des signataires surréalistes : André Breton, Roger Caillois, René Char, René Crevel, Paul Éluard, J.-M. Monnerot, Benjamin Péret, Yves Tanguy, André Thirion, Pierre Unik et Pierre Yoyotte.

Pierre Yoyotte (1911-1941, tué par la Gestapo) est un poète et essayiste antillais qui a rejoint le groupe surréaliste en 1932. Sa sœur, Simone (1912-1936), a épousé Jules Marie Monnerot (voir *supra*) en 1932. Simone, Pierre Yoyotte et Jules Marie Monnerot ont été des membres actifs du Groupe surréaliste, représentants les intellectuels martiniquais dans le mouvement. « Monnerot et Yoyotte, participent à l'éphémère revue marxiste et surréaliste *Légitime Défense* publiée par des étudiants martiniquais en 1932 (et censurée)[a]. » On peut lire un article de Pierre Yoyotte, « Théorie de la fontaine », pp. 2-3 dans le n° 5 du *Surréalisme ASDLR* (mai 1933). On peut aussi lire la « Déclaration de la délégation des Antillais français » prononcée lors du Congrès International des Écrivains pour la Défense de la Culture (21-25 juin 1935) et signée par Monnerot, dans *Commune*, 2e année, n° 23, juillet 1935 ; *Commune*, tome 2, *reprint* numéros juillet à décembre 1935, Paris : Knoderer, 1975, 512 p. (hors pages de fac-similés non numérotées) ; Références du tome 1 : *Commune*, *reprint* numéros janvier à juin 1935, Paris : J. Boulanger, 1955, 1200 p. (hors pages de fac-similés non numérotées). N. B. : pour les références concernant *Commune* qui suivent, nous ne répétons pas les informations sur les éditions des *reprints*.

[a] Sarah FRIOUX-SALGAS, « Introduction ''L'Atlantique noir'' de Nancy Cunard, *Negro Anthology*, 1931-1934 », *Gradhiva*, n° 19, 2014, pp. 4-29.

de protestation, *La planète sans visa* qui paraît le 24 avril et où l'on trouve la signature de Crevel. Nonobstant cette prise de position en faveur de Trotski, on se rend compte de sa position inconfortable car il continue d'avoir une sorte d'admiration pour l'URSS (voir *Le Clavecin de Diderot* !) en sa réussite (croit-il) dans les domaines de la religion et de l'éducation. Il se démarque donc de la position trotskiste de ses camarades, antistaliniens.

Il reçoit courant mai le n° 5 de *Minotaure*, de plus en plus envahi par les surréalistes, dans lequel son texte, « La Grande mannequin cherche et trouve sa peau », fait bonne figure. Avec son ami Tzara, il est conscient du paradoxe de publier des textes poétiques dans une revue de luxe au papier glacé alors que le monde s'embrase et qu'il faut agir. On trouve vraisemblablement là, la cause d'un certain dédain de Crevel pour l'entreprise du poète Georges Hugnet[1] (1906-1874) qui coordonne un volume anthologique de textes surréalistes pour les éditions Jeanne Bucher. Même s'il ne remet pas en question la sincérité de Hugnet, qui a rejoint le groupe surréaliste en 1932, il pense que publier une anthologie, cela ressemble à un faire-part d'enterrement : « [...] Le fait de publier une anthologie vous a un de ces petits airs chants du cygne[2]. »

La *Petite Anthologie du surréalisme*[3] de Georges Hugnet (comprenant des extraits de *Babylone*, du *Clavecin de Diderot* et des *Pieds dans le plat*) paraît avec huit planches d'œuvres surréalistes que les auteurs retenus peuvent feuilleter dès la fin du mois de juin.

Au même moment, des événements très graves en Allemagne confortent le pouvoir d'Adolf Hitler. En effet, du vendredi 29 au samedi 30 juin et dans les deux jours qui suivirent, la *Sturmabteilung*[4] est attaquée par les SS, soutenus par l'armée, sur tout le territoire allemand, dans le but d'éliminer Ernst Röhm (1887-1934) et les principaux chefs à qui il est reproché de soi-disant fomenter un putsch (les Allemands ne disent pas « La nuit des Longs couteaux » mais le « *Röhm-Putsch* »). Avec l'assassinat d'environ deux cents cadres de la SA et celui de Röhm (officiellement pour son homosexualité), après plusieurs

---

[1] Georges Hugnet était un artiste multiforme qui eut des activités artistiques aussi différentes que la poésie, l'édition, l'écriture (essais, romans...), la photo, la réalisation d'un court métrage. Pendant la Seconde Guerre mondiale, il sera un membre actif du groupe Main à plume (qui a donné son nom à la revue clandestine homonyme) et diffusera sous le manteau les livres des Éditions de Minuit clandestines.

[2] « Lettre à Tristan Tzara, Davos (s. d., CP : 20.09.34) », *in* « Dossier », *Les pieds dans le plat*, *op. cit.*, p. 308.

[3] Georges HUGNET, *Petite Anthologie du surréalisme*, Paris : Galerie Jeanne Bucher, 22 juin 1934, 169 p.

[4] En français « Section d'Assaut » (SA) : elle regroupe les troupes paramilitaires du parti nazi – 2,9 millions d'hommes en 1934 ! – surnommées les chemises brunes, une organisation fondée par Hitler en 1921.

Le cinéaste Luchino Visconti a rendu compte dans son film *Les Damnés* (1969) de la violence aveugle et des mœurs décadentes des SA. À la lumière du film, on comprend comment il fut facile pour les SS (et Hitler à leur tête à Munich, pistolet à la main !) de massacrer les SA, repus de drogue, d'alcool et de sexe, et qui, dans leur état, n'ont rien vu ni entendu venir (même s'il est vrai que la mort sait parfois frapper sans tambour ni trompette).

centaines d'arrestations et de déportations, Hitler et ses affidés ont franchi un pas de plus dans la militarisation du pays et la mise au pas de la population.

L'inquiétude est palpable chez certains intellectuels européens et Crevel, compte tenu de ses liens avec l'Allemagne, se trouve particulièrement concerné et informé.

À la mi-juillet, il se rend avec Tota aux Pays-Bas (Amsterdam, Leyde, Harlem, La Haye) : il y rencontre à nouveau Klaus Mann, maintenant en exil dans ce pays après avoir quitté la France. Puis le couple, malgré les événements, se rend en Bavière, à Munich. Crevel a besoin de se rendre compte par lui-même de ce qu'est en train de devenir cette Allemagne qu'il aimait. Il relate à Mopsa ce qu'il y a vu : « Ce qui m'a effrayé là-bas à Munich c'est le nombre des femmes hitlériennes de ce style [dessin]. Dans les musées, dans les trams, partout, elles sont horribles, ces walkyries. Mais quelle pouperie à Munich. Et des putains femmes en grand nombre[1]. »

Puis il regagne Davos début août où il s'installe à la pension Kurhaus Merula. Après le départ de Tota le 5 août pour Biarritz, il commence un roman qu'il ne terminera jamais (*Le roman cassé*). Il correspond beaucoup, notamment avec Tristan Tzara à propos du mouvement surréaliste mais aussi sur des sujets divers.

Il échange aussi avec un surréaliste de fraîche date (1932), Roger Caillois, âgé de 21 ans, avec qui il se lie d'amitié. Dans une lettre, il lui explique pourquoi il ne pourra pas l'accompagner à Prague où le jeune homme à l'intention de se rendre : il est toujours sous traitement (piqûres) et il a encore des bacilles. René finira par quitter Davos avec l'arrivée de l'automne.

Fin septembre, de retour à Paris, il s'éloigne du groupe surréaliste ; il a adhéré au Comité Thaelmann[2] dont André Gide et André Malraux (pour qui il n'a définitivement aucune sympathie) sont les deux présidents d'honneur. René pense, avec Char et Tzara, que le groupe surréaliste stagne. Il hésite à le quitter. Breton ne vient-il pas de lui faire un bien joli signe à travers ces quelques mots qui paraissent en revue ? : « Qu'est-ce que le surréalisme ? C'est ce vaisseau dont, en pleine tempête, René Crevel se rendit maître en fermant les yeux[3]. »

Quoi qu'il en soit, le voilà de nouveau occupé. Au comité, on lui demande de rallier des personnalités, ce dont il s'acquitte tout en aidant à la réception des réfugiés, à la rédaction de tracts...

---

[1] « Lettre à Mopsa Sternheim, Pension Kurhaus Merula, Davos-Platz, Suisse (11.08.1934) », *René Crevel – Lettres à Mopsa*, p. 147.

[2] Le 3 mars 1933, Ernst Thälmann (ou Thaelmann, 1886-1944) un des chefs communistes, est arrêté en Allemagne. Le Comité de libération Thaelmann et de toutes les victimes du fascisme est créé mais restera impuissant face à la détermination nazie : en août 1944, il est transféré au camp de concentration de Buchenwald où, sur ordre d'Hitler, il est exécuté et brûlé dans l'un des fours de l'usine de la mort.

[3] André BRETON, *Document 34*, nov. 1934.

Fin novembre-début décembre, René regagne Davos pour s'installer à la pension Rukeleben. À Davos, les nazillons occupent une baraque et il les voit parader[1].

René est rejoint en décembre par son ami Paul Éluard accompagné de Nusch. Mais celle-ci ne reste pas. Après moult discussions entre les deux hommes, Éluard convainc son ami, qui lui avait fait part de son scepticisme, que sa place est bien dans le groupe surréaliste. Cette adhésion au groupe est compatible avec son activité de militant, René en est persuadé. Comment concilier cette conviction intime avec Tristan Tzara et René Char qui le pressent de faire scission ?

Il reçoit, contre toute attente – lui qui s'était promis de ne plus laisser entrer dans sa vie un représentant de la gent animale, qu'il fût mâle ou femelle –, offert par Marie-Laure de Noailles qui persiste à faire des cadeaux vivants à Crevel, un chien de six mois, qu'il dénomme Grüss Gott (« Que Dieu te salue » ; mais l'expression veut aussi dire « bonjour »...), pour provoquer un peu les Suisses germanophones. Le chien, remuant et joyeux, donne un peu de vie et de chaleur à cette fin d'année de sanatorium, avec la Noël et la Saint-Sylvestre, tant redoutées par Crevel, objets de ripailles et de beuveries répugnantes.

15. 1935, six mois pour en finir

Ce séjour à Davos l'épuise moralement. Il se sent bien et doit gérer cette énergie que son corps a recouvrée, car il a obligation de continuer à se reposer. Heureusement, il y a Éluard, la lecture, les lettres des amis auxquelles il faut répondre, et quelques articles à rédiger. Mais pas de nouveau livre.

Il envoie à son ami Klaus Mann un article titré « Au carrefour de l'amour, la poésie, la science et la révolution » pour sa revue *Die Sammlung*[2] (en grandes difficultés financières, elle cessera de paraître après le numéro de juillet). L'article sera édité en français en fin d'année[3]. Dans sa lettre, il écrit : « Ici, rien de neuf. C'est la suisserie [*sic*], la suissanderie [*sic*] neigeuse. Heureusement qu'Éluard est à côté de moi[4]. »

Dans une lettre à Marie-Laure de Noailles écrite début janvier, il lui donne indirectement des nouvelles de son canin cadeau : « La neige tombe, retombe,

---

[1] « C'est à Davos qu'habitait Wilhelm Gustloff [1896-1936], chef du parti nazi (NSDAP) en Suisse, tué [à Davos] en 1936 par l'étudiant juif David Frankfurter [1909-1982] [a]. »

[a] Martin BUNDI, « Davos », *Dictionnaire historique de la Suisse (DHS)*, version du 02.12.2016 (page consultée le 30.07.2024),
< https://hls-dhs-dss.ch/fr/articles/001571/2016-12-02/ >.

[2] « An der Wegkreuzung der Liebe, der Dichtung, der Wissenschaft und der Revolution », trad. Kurt STERN, *Die Sammlug*, avril 1935.

[3] « Au carrefour de l'amour, la poésie, la science et la révolution », Bruxelles : *Documents*, 6e année, n° 6, nov.-déc. 1935 ; rééd. dans *L'Esprit contre la raison*, Paris : Tchou, 1969, *op. cit.*

[4] « Lettre à Klaus Mann, Pension Rukeleben, Davos-Platz, Suisse (s. d., 10 janvier 1935 ?) », *in* « Huit lettres à Klaus Mann », Lionel RICHARD, *Europe*, 63e année, n° 679-680, nov.-déc. 1985, p. 77.

surtombe, catacombe, hécatombe. Elle nous ensevelit depuis quatre jours et nous en avons deux mètres. Le chien ramène de ses promenades des kilos de neige à chaque patte. Ce qu'il a aux pattes, je l'ai dans la cervelle. Quel coton[1] ! »

Le départ de son ami, dont l'état de santé ne nécessite plus sa présence en sanatorium, s'approche. Nush vient chercher Paul fin janvier mais leur départ est retardé car René Char a annoncé son arrivée. De grandes discussions s'engagent entre les trois hommes. Char est persuadé qu'il faut se rapprocher des communistes, tout en gardant une distance critique, plutôt que de stagner dans le groupe surréaliste atteint de sclérose. Éluard reste inflexible : il ne peut pas, intellectuellement et sentimentalement, rompre avec Breton. Quant à René, le voilà de nouveau indécis. Éluard et Char sont pour lui des amis très proches et il va bien lui falloir choisir...

Le 21 janvier, il envoie lettre à son ami Tzara dans laquelle il fait le procès du surréalisme façon Breton. Il va jusqu'à écrire : « Il y aura toujours cette fameuse question du magnétisme bretonnant. Je ne le nie pas je l'ai subi trop longtemps mais ni-ni fini[2]. » Dans la même lettre, il revient sur l'incident entre Dalí et Breton du début de l'an passé : « Pour Dalí, je trouve l'acte de déguisement très courageux. Il vaut individuellement, pour lui, dans son contexte de réussite qu'il corrige d'un éclat insolite. » Un épisode qui, nous l'avons vu en amont, a contribué à éloigner Crevel de Breton qu'il a osé désavouer publiquement en prenant fait et cause pour son grand ami Dalí dont il a refusé l'exclusion demandée par le Pape. Et le Catalan, avec son thermomètre, n'était-ce pas, sous couvert de prendre sa propre température, une façon de dire à Breton que son cerveau surréaliste était en surchauffe et qu'il devait impérativement mesurer l'étendue de ses degrés Celsius en surnuméraire ? Si tel fut bien le stratagème dalinien, la colère a aveuglé Breton en l'empêchant de savourer cet épisode de l'humour de Dalí...

L'arrivée de son grand ami Tony Gandarillas, qui va rester quelques jours, sortira Crevel de ses soucis. Avec son turbulent compagnon, ce sont à nouveau les sorties, à Zurich, où certains cabarets ferment tard pour permettre aux déprimés de se noyer comme il faut dans le whisky et de retarder le moment redouté du retour chez soi... Pour ceux qui sont venus chasser lês rencontres charnelles, la fermeture tardive leur permet d'espérer la venue de celui ou celle qui deviendrait leur proie ; espérance vaine et l'instant terrible du retour, son sexe sous son chapeau, et la tristesse attisée par les relents d'alcool. Mais ce climat déprimant, bien connu de René lors des quelques virées solitaires qu'il s'est accordées, est loin des deux compères qui ont tant de choses à se raconter.

---

[1] « Lettre à Marie-Laure de Noailles, Pension Rukeleben (s. d., début janvier 1935) », citée par François BUOT, *op. cit.*, p. 395.

[2] « Lettre à Tristan Tzara, Davos, 14.01.1935 », *in* « Dossier », *Les pieds dans le plat*, *op. cit.*, pp. 313-314.

Quand il se retrouve en tête-à-tête avec lui-même, c'est le tournis : sa santé détériorée, sa grande déception de Breton et du surréalisme qui stagne et devient un rassemblement d'anciens combattants, la révolution, le militantisme..., tout cela tourneboule et « s'entreboule » dans sa tête. Il est confus, désespéré. Il décide alors depuis ses montagnes qu'il se raccrochera à son rôle de militant dès son retour à Paris : au Comité Thaelmann, il sera entouré de gens bienveillants et il aura l'impression d'être utile. Plus de littérature, des actes !

Nous sommes fin février et sur le plan médical, tout va bien en apparence. Il a même pris quelques kilos dus à son inactivité de patient, ce qui le rend un peu bouffi comme on peut le voir sur les photos de l'époque : l'homme a fini par effacer presque complètement l'adolescent (qui ne subsiste plus qu'en lui, à peine caché), sauf quand ses yeux lumineux se mettent à rire.

Avant de rentrer à Paris, il fait un détour par Zurich. À Sigmund Freud, il préfère Carl Gustav Jung dont il partage l'approche à propos de la sexualité. Aussi, lui rend-il visite dans sa belle propriété, la Tour de Bollingen, près de Zurich.

Il rentre à Paris à la mi-mars en bonne forme, convaincu d'être guéri, prêt à se battre sur tous les fronts. Il voit ses amis Tristan Tzara et René Char mais ne va plus aux réunions de Breton. Il se dépense sans compter pour le comité Thaelmann, le Secours Rouge qui vient en aide aux réfugiés, et l'AÉAR où il a été réadmis. Il va alors héberger régulièrement des réfugiés, les nourrir...

Il écrit pour *Commune* (l'organe de l'AÉAR), « Tels qu'en eux-mêmes tous leurs propos les changent[1] », un article un peu désordonné mais qui trouve son unité dans le ton particulier des articles politiques de Crevel où, fréquemment, s'entremêlent la philippique, la caricature, l'humour et la violence du propos. Pour *Commune*, il se déchaîne et il s'en prend tout à trac à *Paris-Soir*, *L'Intransigeant* (dit *L'Intran*), le Pape, Georges V, Mussolini, le préfet Chiappe (« et sa chiappesse », bien entendu, toujours associée à son préfet de mari)...

Il prépare le discours qu'il compte prononcer au Congrès des Écrivains, « Individu et société[2] » plus philosophique que son article pour *Commune* (que

---

[1] « Tels qu'en eux-mêmes tous leurs propos les changent », *Commune*, 2e année, n° 20, avril 1935, *op. cit.*, pp. 894-896.

[2] « Individu et société », *Commune*, 2e année, n° 23, juillet 1935, *op. cit.*, pp. 1204-1211.

Après le texte d'introduction « Pour la culture », non signé, qui présente le Congrès International des Écrivains pour la Défense de la Culture qui s'est tenu du 21 au 25 juin et les contributions publiées, le texte de Crevel ouvre le numéro. Il est assorti d'une note en bas de page qui sera reproduite en aval. Dans « Pour la culture » on peut lire : « Disons qu'en tête des discours français nous plaçons celui qui devait y lire notre collaborateur et ami René Crevel, mort la veille du congrès, dont il était l'un des collaborateurs. Nous publierons dans notre prochain numéro le discours prononcé par René Crevel devant les métallurgistes de Boulogne, le 1er mai dernier, au nom de l'A.É.A.R. [« Discours aux ouvriers de Boulogne », *Commune*, 2e année, n° 24, août 1935, pp. 1359-1362], qui a été lu en hommage au disparu par Aragon, le deuxième soir du Congrès. La salle, unanime, s'est levée à la fin de cette lecture, qui dressait au milieu

ne cite-t-il Aristote, Marx, Engels, Hegel, Pascal, Rousseau, Diderot, Voltaire... !) : c'est qu'il va s'adresser à ces pairs, gens de culture...

En avril, dépêché par l'AÉAR dans le cadre du Congrès International des Écrivains, il se rend en Espagne alors agitée par la montée du fascisme et la répression des groupes révolutionnaires. En compagnie de Luis Buñuel, il se rend à Madrid, le 18, et les deux hommes visitent le Prado. René rencontre de nombreux artistes espagnols parmi lesquels le poète Pablo Neruda (1904-1973), alors consul du Chili à Madrid. Il se rend aussi à la prison de Madrid où il peut s'entretenir avec des révolutionnaires emprisonnés suite à ce que les Espagnols ont appelé « L'Octobre rouge des Asturies » et dont Crevel peut constater les stigmates. Il écrira sur ce sujet « L'Octobre rouge d'Espagne[1] ».

Après son périple espagnol, le 9 mai, il se trouve à la Maison de la culture de la rue Navarin (Paris IXe) où il dirige un « Grand débat » sur la peinture : sa contribution au débat paraîtra dans le *Commune* de juin[2]. S'il a de grands talents, il n'a pas celui de tribun et sa prise de parole est peu appréciée.

Ses articles « L'Art dans l'ombre de la Maison Brune » et « Hémorragie d'or ou bras cassé », paraissent au mois de mai, dans *Commune*[3] pour le premier, et dans *Monde*[4] pour le deuxième. Dans le « Projet du plan de travail » qui se déroule sur plus de deux pages dans *Commune* (mai 1935), on peut lire son nom dans la partie VIII où lui est attribuée « L'action des écrivains pour la défense de la culture / sa coordination ». Encore du travail pour lui !

Le 11 juin, il donne une conférence en compagnie de Jean Cassou et d'Aragon lors de la projection d'un film soviétique à la galerie de la Pléiade, « La photographie qui accuse[5] » titre éponyme de l'exposition photographique organisée par l'AÉAR, rue Navarin. Entre autres photographes, on peut voir les photos de Brassaï, de Germaine Krull (1897-1985), des jeunes Henri Cartier-Bresson (1908-2004) et Willy Ronis (1910- 2009). À propos de ce dernier et de son accrochage « On travaille pour la guerre », Aragon, dans son article

---

des écrivains l'exemple concret de ce que peut être le rôle de l'écrivain dans la société. L'exemple que Crevel a su donner par les derniers mois de sa vie. »

[1] « L'Octobre rouge d'Espagne », *Pour Thaelmann*, n° 5, avril 1935.

[2] « Discours aux peintres », « Fragments d'une conférence faite le 9 mai à la Maison de la Culture », *Commune*, 2e année, n° 22, juin 1935, pp. 1135-1141.

Au-dessus du titre de l'article figure, avec la date « 1935 », un dessin d'Alberto Giacometti ainsi introduit : « Où va la peinture ? dit Giacometti. Et il répond par un dessin. » Le dessin représente un individu au premier plan, le bras droit levé et poing refermé, et, au second plan, une foule d'individus où l'on distingue trois drapeaux.

[3] « L'Art dans l'ombre de la Maison Brune », *Commune*, 2e année, n° 21, mai 1935, pp. 992-998.

[4] « Hémorragie d'or ou bras cassé », *Monde*, 8e année, n° 338, 30 mai 1935.

[5] « La photographie qui accuse » : titre de l'exposition et titre de la conférence de René Crevel.

« Un "Salon" photographique[1] », écrit que « Willy Ronès[2] [colle] côte à côte deux épreuves de la même photo de cheminées d'usine, qui la seconde fois placées horizontalement, prennent un étrange aspect de canons ».

Suite à une visite à l'HP de Sainte-Anne en avril et dont les circonstances n'ont pas été trouvées[3], il avait écrit « Un cas social à Sainte-Anne » qui paraît dans le numéro de *Commune* de mai[4]. Il passe beaucoup de temps à la préparation du Congrès de Paris.

Le 14 juin, Breton gifle en public l'écrivain russe Ilya Ehrenbourg (1891-1967), représentant le grand journal soviétique les *Izvestia* (en français, « *Les Nouvelles* »). Acte compulsif ou acte prémédité, toujours est-il que l'incident prend de telles proportions que les surréalistes se retrouvent interdits de parole au Congrès. C'est inacceptable pour René : le comportement fautif d'un homme ne peut pas faire l'objet de sanctions à l'encontre de gens complètement étrangers à l'affaire. Et cet incident mineur doit-il aussi priver son auteur de la parole ?

Le 16, il va voir Salvador Dalí, André Thirion. Hélas ! leur amitié n'est qu'un baume précieux mais qui perd ses bienfaits dès la porte franchie vers la rue de la solitude et son trottoir qui n'en finit plus. Ses amis intimes sont absents de Paris : Tota, Mopsa, Marie-Laure, Emilio... Il erre en peine dans les souterrains de son moi blessé. C'est dans ce contexte de désespérance qu'il se serait rendu à Sainte-Anne et qu'il aurait rencontré le psychiatre Gaston Ferdière (1904-1990) ; Ferdière relate cette entrevue dans son livre autobiographique, *Les mauvaises fréquentations* :

---

[1] Louis ARAGON, « Un "Salon" photographique », *Commune*, 2e année, n° 22, juin 1935, *op. cit.*, pp. 1189-1192.

Note : « Organisée par la Section photographique de l'A.É.A.R., à la Galerie La Pléiade, 73, boulevard Saint-Michel. »

[2] À cause d'une erreur d'un employé de l'état civil, le patronyme familial fut orthographié « Ronesse » (les Ronis durent attendre 1945 pour récupérer leur vrai nom !). Dans ses débuts professionnels, Willy garda Ronesse qu'il considérait comme un pseudonyme pour signer ses œuvres. A-t-il aussi signé Ronès comme l'écrit Aragon ? Rien n'est moins sûr.

[3] Dans une note à propos de Gaston Ferdière que François Buot a interrogé en novembre 1988, on peut lire : « Durant *ses* [s. p. n.]visites, Crevel observe et s'empare du cas d'une jeune femme pour dénoncer publiquement l'internement psychiatrique [a]. »

On lit bien « ses » visites. Pourquoi Crevel se serait-il rendu plusieurs fois à l'HP de Sainte-Anne ? Dans le cadre de ses missions pour l'AÉAR ou le Secours rouge ? Pour y rencontrer Gaston Ferdière qu'il ne devait assurément pas beaucoup connaître ? S'il y a bien eu plusieurs visites, nous penchons pour la première hypothèse. Aucun document n'a été trouvé attestant de la rencontre Ferdière-Crevel, non plus que du contexte de la visite de Crevel à Sainte-Anne, ni de l'écriture de l'article qui s'ensuivit. On n'est donc pas obligé de croire Ferdière sur parole.

[a] François BUHOT, *op. cit.*, note[62] p. 467.

[4] « Un cas social à Sainte-Anne », rubrique « Par le temps qui court », *Commune*, 2e année, n° 22, juin 1935, *op. ci.*, pp. 1163-1165.

> Au tout début du congrès, le poète René Crevel se suicida. Il avait laissé entendre son intention dans le numéro spécial du *Disque vert* [1]. Quand un suicidaire passe à l'acte, c'est souvent sous l'effet de causes conjointes. À supposer, néanmoins, une cause déterminante, l'orientation du congrès fut-elle cette cause ? Il n'y a aucune certitude mais c'est possible[2]. J'avais passé une nuit entière avec Crevel, peu de jours avant son suicide[3].

Ferdière raconte alors que sa nuit « entière » avec Crevel s'est passée à l'HP de Sainte-Anne où son chef de clinique avait organisé une soirée dinatoire avec une interne en pharmacie, Crevel et lui-même, soit quatre commensaux. Voici un autre extrait :

> Plus encore que ses paroles, je me souviens de l'extrême singularité physique du poète. Un corps grêle portait une tête énorme précédée d'un vaste front que des yeux à fleur de peau éclairaient. Au moral, il n'était pas d'une seule pièce, car il y avait aussi un Crevel mondain entre deux eaux, intercesseur entre Valentine Hugo et les marquises. Peut-être aurait-il mieux supporté ses particularités s'il ne s'était pas su affaibli par une tuberculose qui l'avait astreint à plusieurs cures, enfin s'il ne s'était pas trouvé en période évolutive. Son phtisiologue lui faisait craindre l'urgence d'un nouveau séjour en Suisse[4].

Nous restons dubitatif après lecture de ces propos qui ne dépassent pas l'anecdote et, comme trop souvent dans ce livre, s'ajoutent à d'autres anecdotes qui ont pour finalité de mettre en valeur l'auteur nous montrant ainsi obscènement son entregent, parfois gonflé d'affabulation (voir nos ouvrages sur Antonin Artaud – dont, rappelons-le, Ferdière fut le psychiatre – et sur Joë Bousquet que le docteur en visite chez lui voit... comme un aveugle... qu'il ne fut bien sûr jamais !). Si Crevel, en pleine dépression, conscient de son état, avait eu besoin de consulter un psychiatre, c'est vraisemblablement vers Jacques Lacan qu'il se serait tourné (nous avons vu en amont que Crevel s'était lié d'amitié avec lui et qu'il l'avait introduit dans le groupe surréaliste), même si les rapports s'étaient distendus, Lacan ayant ouvert son cabinet de psychanalyste après avoir renoncé à la carrière hospitalière. Accordons à Fer-

---

[1] Ferdière fait sans doute allusion à l'article de René Crevel « Mais si la mort n'était qu'un mot » paru en 1925 dans le numéro spécial de la revue belge *Le Disque vert* (voir des extraits au chapitre IV). S'il s'agit bien de cet article, écrit dix ans avant son suicide ! on peut raisonnablement penser que Ferdière ne réfère pas à cet article. En effet, Crevel n'avait pas « laissé entendre son intention », même s'il écrit que « l'intelligence pousse au suicide », ce qui est bien différent du sens extrapolé donné par Ferdière.

[2] Si nous sommes d'accord avec les « causes conjointes », nous sommes très réservé sur la cause anomique que le psychiatre semble privilégier. Nous développerons au chapitre IV l'obsession du suicide qui, toute sa vie durant, a travaillé René Crevel.

[3] Gaston FERDIÈRE, *Les Mauvaises fréquentations – Mémoires d'un psychiatre* avec la collaboration de Jean QUEVAL, Paris : Éditions Jean-Claude Simoën, 1978 (300 p.), pp. 96-97.

[4] *Ib.*

dière l'authenticité de son récit, même si cette visite de Crevel « une nuit entière » et « quelques jours » avant le 18 juin, replacée dans le déroulé biographique, ne laisse de nous surprendre par son incongruité.

Malade, sur la recommandation du docteur Gosset[1], René avait effectué quelques jours plus tôt des analyses dont il reçoit les résultats le 17 juin : ils révèlent que ses reins sont à présent infectés par le bacille de Kock (BK). Il dissimule son état à ses amis et continue à intercéder pour que Breton et les surréalistes puissent tenir tribune au congrès.

La séance devant trancher sur la présence ou non de Breton et des surréalistes au Congrès, se passe à La Closerie des Lilas. Mais René échoue : les surréalistes ne parleront pas ou la délégation soviétique se retirera, hypothèse totalement inadmissible pour l'AÉAR.

Il est plus de 23 heures quand Tzara et Cassou arrêtent leur taxi place de la Concorde pour y déposer René qui souhaite poursuivre son chemin à pied. Dans la nuit, après avoir écrit une lettre à Tota, après avoir agrafé à sa veste : « Prière de m'incinérer. Dégoût. », et après avoir pris une bonne dose de phanodorm, il ouvre le robinet du gaz, suivant la mise en scène décrite dans son premier roman, *Détours*. Sauf que pour le père de Daniel, l'honneur fut sauf (c'est par inadvertance que le vieux général avait oublié d'allumer le gaz sous la casserole d'eau chaude) mais pour René l'honneur est ailleurs, il est dans le courage d'être passé à l'acte et de l'avoir signé (revendiqué ?), accroché à sa veste.

Vraisemblablement dans la matinée, il est retrouvé inanimé mais respirant encore, puis transporté à l'hôpital Boucicaut (Paris XVe) où l'on ne pourra le sauver. Le docteur Gosset, son « pique-cul » comme il l'appelait, constatera sa mort, le mardi 18 juin vers 16 heures.

René Crevel est inhumé au cimetière de Montrouge à Paris, le samedi 22 juin, dans le caveau familial en pierre rose (ornée d'une grande croix nue, légèrement rehaussée, mais dans le même matériau que le caveau) et sur laquelle sont gravés les noms des résidents du caveau. Il repose en la compagnie, turbulente et joyeuse, de Michel Colucci dit Coluche (1944-1986), à quelques dizaines de mètres de lui ; en celle, plus placide et plus lointaine, du peintre et néanmoins baron Nicolas de Staël (1914-1955), tout cela comme un clin d'œil à son amour de la peinture et à ses amis aristos ; et non loin de là, en celle de la chanteuse Germaine Montero (de son vrai nom Germaine Heygel, 1909-2000), pour lui rappeler son amie Yvonne George et son inclination pour la chanson, et peut-être pour lui permettre, certaines nuits, quand les grandes orgues crispantes du boulevard périphérique se sont tues, d'entendre la voix profonde de la Montero donner vie à la mort.

[1] Il faudrait écrire le *professeur* Antonin Gosset (1872-1944), qui avait accédé à ce grade en 1920 et officiait principalement l'hôpital de la Salpêtrière.

II. Le regard des autres

Il s'agit ici de rassembler les regards, rarement contradictoires, que portaient sur lui ses relations et autres personnes l'ayant connu. De toutes ces impressions mises bout à bout se dégagera peut-être en filigrane aux yeux du lecteur un René Crevel véridique.

Certains témoignages ont été produits souvent des dizaines d'années après les faits rapportés, aussi, l'image qui en ressort est peut-être parfois idéalisée et magnifiée ou, tout au contraire, elle peut aussi fournir une réalité qui est restée imprimée chez le témoin toute sa vie durant. Les témoignages rapprochés de la vie Crevel peuvent également souffrir du biais d'être le produit de l'émotion avec une distorsion de la réalité à cause du temps passé. Pour aider le lecteur à se forger soi-même une opinion, nous donnons après le nom du témoin la date à laquelle ont été écrits ou énoncés les propos tenus.

Enfin, nous avons opté pour l'ordre alphabétique des personnalités rassemblées ici, en passant en caractères gras les patronymes.

Harold **Acton** (années 1980)

« [...] C'était un jeune homme intelligent et vif qui ressemblait à Rimbaud à plus d'un titre. Il aimait choquer. [...] Crevel était plus honnête que les autres surréalistes. Ses réactions tempétueuses étaient en grande partie dues à sa maladie. »

À propos du séjour à l'université d'Oxford organisé par Harold Acton :

« [...] Il était très apprécié par les jeunes, il embrassait tout le monde[1]. »

Marcel **Arland** (1928 et 1924)

« Parmi tous les jeunes gens d'aujourd'hui qui se cherchent avec angoisse, et qui cherchent une raison de vivre, René Crevel est un des plus sincères et des plus tourmentés[2]. »

> Prince [René Crevel] avait une mine chiffonnée, fort plaisante, le front petit, mais bombé, de petits yeux bridés et pétillants, l'air d'un Beethoven mutin. [...] Il parlait vite, avec des cris et des murmures, avalait la moitié des mots, s'embrouillait, souriait, levait un regard indécis puis repartait de plus belle. [...] Il préparait vaguement un examen de droit, écrivait des revues d'avant-garde,

---

[1] Harold ACTON, *in* François BUOT, *op. cit.*, p. 159.

D'après Buot qui a recueilli son témoignage, Harold Acton (1904-1994), riche héritier (qui deviendra écrivain et passera une grande partie de sa vie à Florence), a rencontré Crevel chez Gertrude Stein qui lui a présenté. Il est décrit par le biographe comme « un gentleman anglais en costume gris trois-pièces ouvert à toutes les idées nouvelles », tel qu'il apparut à Crevel (p. 158).

[2] Marcel ARLAND, *Les Feuilles libres*, n° 37, sept.-oct. 1924.

hantait les music-halls et les champs de courses. Le reste du temps, il le passait à se brouiller et à se réconcilier avec sa mère qu'il appelait : « Cette chère petite mama », ou « la vieille folle » [1].

André **Breton** (1952)

« En lui nous perdions un de nos meilleurs amis de la première heure, ou presque, l'un de ceux dont les émotions et les réactions avaient été vraiment constitutives de notre état d'esprit commun, l'auteur d'ouvrages tels que *L'Esprit contre la raison*, *Le Clavecin de Diderot*, sans quoi il eût manqué une de ses plus belles volutes au surréalisme[2]. »

Jean **Cassou** (vers le 20 juin 1935) :

> Crevel n'était pas un de ces pamphlétaires qui, de l'injure, font un système littéraire. Sa violence jaillissait du cœur et, pour s'exprimer, trouvait des formules, un grouillement verbal où se reconnaissent le privilège et le droit d'un pur artiste et d'un poète aussi savant dans la blanche élégie que sincère dans la sainte fureur de la haine. La sincérité, une sincérité enivrée, c'est là ce qui dévorait Crevel et faisait de lui l'héritier des grands cyniques du XVIIe siècle. C'est de ces magnifiques libertins, de ces libres et puissants esprits qu'il tenait son horreur de toute hypocrisie et cette passion critique avec quoi il s'attaquait aux fondements des mythes et tribus. C'était un matérialiste avec ce que ce terme comporte, paradoxalement, de poétique et de sentimental, un matérialiste lyrique. Tout ce que l'amour et la vie offrent d'ardent, voilà ce qu'il opposait aux aspects burlesques et odieux de la famille et de tous les faux liens sociaux[3].
>
> ... Ayant partagé avec quelques-uns le triste privilège de le voir et de l'entendre dans les dernières heures qui ont précédé sa mort, j'ai su quelle délicatesse et quelle fidélité il savait montrer en amitié et combien son cœur était scrupuleux. Ses camarades de combat, ses compagnons en poésie, ses amis anciens et présents, tous ceux qui l'ont connu et compris lui garderont une égale fraternité[4].

René **Char** (1948)

> ... Écrire sur Crevel signifierait que je puis me pencher de sang-froid sur son image, tirer à moi, du fond du temps, cette branche où des fleurs tardives vi-

---

[1] Marcel ARLAND, *L'Ordre*, *op. cit.*, p. 29.

[2] André BRETON, *Entretiens 1913-1952*, avec André Parinaud *et al.*, Paris : NRF, coll. « Le Point du Jour », 1952 (322 p.), p. 176.

[3] Jean CASSOU, « René Crevel », *Monde*, 4 juillet 1935, p. 2.

[4] 22/06/1935, à la fin de la séance du Congrès des Écrivains.

vaient en bonne intelligence avec des fruits bientôt sur leur automne, enfin lever ce qui n'appartient qu'à mon souvenir, cette haute écluse d'amitié qui ne me déçut jamais tant son ordre était sensible et sa fraîcheur à toute épreuve. Je n'ai pu, depuis la mort de ce frère précieux, relire un seul de ses ouvrages. C'est dire combien je m'ennuie de lui, de l'éclat de sa présence, des conquêtes de sa pensée dont il était prodigue. C'est l'homme, parmi ceux que j'ai connus, qui donnait le mieux et le plus vite l'or de sa nature. Il ne partageait pas, il donnait. Sa main ruisselait de cadeaux optimistes, de gentillesses radicales qui vous mettaient les larmes aux yeux. Il s'en excusait car il n'aimait pas obliger. Il était courageux et fidèle, d'une bonne foi jamais relâchée. Il a lutté sa vie durant, sous les fausses apparences du papillon des trèfles, sans se dégrader dans les méandres et les clairs-obscurs de la lutte ; lutté contre tout : contre ses microbes, contre l'héritage des siens, contre l'injustice des hommes, contre le mensonge qu'il avait en horreur, contre les besognes – tout en les accomplissant – auxquelles on voulait, les derniers temps, le plier sous prétexte de l'entraîner à je ne sais quelle abêtissante discipline. Mais comme cela est fréquent chez les natures désintéressées et généreuses, il ne croyait pas à son obstination, à son importance, à sa fermeté. Il ne s'est pas tué pour manquer l'heure ou la responsabilité d'un rendez-vous un peu plus lourd que les autres. Je puis m'en porter garant. Il n'était pas, lui, un voluptueux de vie maudite[1].

Daniel **Guérin** (années 1980)

« Crevel adorait ces cafés populaires où l'on jouait à la belote et où l'on croisait des matelots de passage à Paris. [...] Il me répète que les faubouriens de cette époque [sont] beaux et [ont] un cœur d'or[2]. »

Jacques **Hérold** (années 1980)

Le peintre évoque l'époque où il fut hébergé quelques semaines avec Yves Tanguy chez René Crevel :

> Tanguy buvait beaucoup, il faut dire que l'alcool trompait la faim. La générosité de Crevel était toujours là pour éviter les catastrophes. [...] Crevel se levait toujours assez tôt. Beau et propre, il s'asseyait dans un fauteuil et attendait... Il était désabusé, souvent découragé par sa maladie et par des problèmes d'édition. Le soir, il lui arrivait fréquemment de sortir pour retrouver ses amis. Il n'en parlait presque pas. Je garde l'image d'un jeune homme incertain, cherchant sa voie, regardant pendant des heures les toiles de Tanguy peuplant son petit salon[3].

[1] René CHAR, *Recherche de la base et du sommet*, « III. Grands astreignants ou la conversation souveraine », Paris : Gallimard, 1971, 192 p.
[2] Daniel GUÉRIN (1904-1988), propos recueillis par François BUOT, *op. cit.*, p. 338.
[3] Jacques HÉROLD, propos recueillis par François BUOT, *ib.*, p. 326.

Marcel **Jouhandeau** (années 1960)

Sa beauté d'adolescent perpétuel, qu'il conserva jusque dans la mort (ceux qui meurent jeunes sont aimés des dieux), le blond cendré de ses cheveux, la lumière qui se dégageait sans cesse de ses yeux rieurs ne pouvaient pas ne pas retenir l'attention. René à lui seul était spectacle, le rythme de son pas avait je ne sais quoi d'une danse. Il ne paraissait pas peser sur la terre qu'il effleurait, comme s'il eût lévité. Sa taille fine, ses épaules et ses hanches avantageuses alliaient la force à la grâce. La découpure de sa silhouette sur les photographies que l'on garde de lui, prises au bord de la mer avec d'autres garçons nus, est unique. On ne peut le comparer à aucun autre. Son élan faisait penser à celui d'un jeune cheval et son sourire évoquait la grimace des cavaliers de l'Acropole dont la fougue accentue l'angoisse[1].

Marie **Laurencin** (1935)

Enfant, tu venais à la maison, tu croisais tes longues jambes en te renversant en arrière et je te disais : On ne se tient pas ainsi devant les dames. Tu étais l'imprévu, vêtu de même, tes cravates en ruban, tes cheveux jamais pareils et ton visage changeant d'adolescent rieur et malheureux.
Tu ne te plaignais jamais.
Ta parole était rapide, un mot éclatait et toute une situation se révélait d'une justesse implacable.
Je te criais : Arrête ! te sentant au même instant frappé à mort par les autres.
Toi qui, physiquement, luttais avec les monstres, tu nous saturais de fraîcheur.
Cette foi ardente en tes amis — tu avais raison puisque tu étais comme ça[2].

Léo **Malet** (années 1980)

J'étais un franc-tireur, très jaloux de ma solitude. J'étais donc souvent absent aux apéritifs de Breton mais je me souviens très bien de Crevel. C'était un type d'une étonnante gentillesse, toujours très drôle. On avait le sentiment qu'il vivait sa vie en dansant. Et pourtant, il donnait un sens tragique à son existence. Il avait un côté très jovial, toujours heureux de vivre avec toujours un fond de sérieux, surtout sur les questions politiques. Il croyait très fort à son histoire de synthèse entre le surréalisme et le communisme. Un type bien, généreux quoi[3]...

---

[1] Marcel JOUHANDEAU, Préface à *L'Esprit contre la raison*, Paris : Tchou, 1969, *op. cit.*

[2] Marie LAURENCIN, « Sous la lampe. René Crevel », *Marianne*, n° 140, 26 juin 1935, p. 5.
Ce texte a été envoyé par Marie Laurencin à la rédaction de *Marianne* quelques jours après la mort de son ami.

[3] Léo MALET (1909-1996), propos recueillis par François BUOT, *op. cit.*, p. 318.

Klaus **Mann** (extrait d'un ouvrage autobiographique publié en 1949)

> Son charme foudroyant – il était peut-être l'homme le plus doté de charme que j'aie jamais connu – comportait un élément tragique et sauvage, une sorte d'emportement désespéré, qui venait du cœur même de son être et se communiquait à tous ses gestes, ses paroles et ses regards. Ses yeux étaient quelque chose d'indescriptible – de vastes étoiles emplies de lumière, élargies comme par une panique constante ou par un ravissement sans fin.
> [...]
> Il était amical et généreux, mais il pouvait aussi devenir agressif et cruel. Son intégrité fanatique se révoltait contre tout ce qui était bas et vulgaire. Les traits de caractère que lui inspirait l'horreur la plus impitoyable étaient précisément ceux qu'il considérait comme les plus typiques de sa propre classe – la bourgeoisie de la Troisième République. Aucun vice ne lui paraissait plus impardonnable que l'avarice et l'étroitesse de vues pleines de suffisance qu'il reprochait avec fureur à son milieu d'origine, à sa famille, à ses maîtres, à sa parenté.
> [...]
> Mon ami René Crevel, à la recherche d'un chemin, s'en remettait, pour le guider, à un esprit de farfadet, paradoxal, insolent et despotique [il s'agit bien sûr d'André Breton]. Ce jeune être aux dons merveilleux, perdu dans notre époque stupidement vulgaire, étrangère et hostile à la jeunesse et à l'esprit, se sentait si isolé, si désemparé et si tourmenté qu'il lui fallait se raccrocher à n'importe quel programme, à n'importe quel dogme. Mais n'est-ce pas là un programme confus et nihiliste, une farce d'étudiants qui s'était figée en dogme[1] ?

Pierre **Minet** (1945-1946)

« Le très cher Crevel [...] qui m'a habillé et que je ne visitais jamais sans qu'il me priât d'empocher l'argent qui traînait sur la table[2]. »

> C'est curieux [...] mais l'image première qui me vient à l'esprit tandis que je l'évoque, c'est la lumière. Non pas éclatante ni même étendue, mais radieuse et comme retirée. Car malgré l'action sur lui de la maladie, sa grâce le maintenait dans un perpétuel épanouissement. Désinvolte et racé, il tenait du dandy par l'aisance et la perfection de ses gestes. Ses yeux d'un bleu féérique rehaussaient l'angélisme de son visage qui suggérait l'enfance. Avec cela le naturel même et le plus beau sourire. Il aimait les foulards, les écharpes, les chandails qui le moulaient et lui donnaient quelque chose de sportif et de britannique.

---

[1] Klaus MANN, *Le Tournant*, *op. cit.*, pp. 223-224, 312.

Klaus Mann avait en détestation André Breton et toute forme de dogme... Le communisme revendiqué par Crevel était à ses yeux aussi nuisible pour l'homme que le national-socialisme dont il souffrait dans son pays. Les mêmes mécanismes de domination des populations étaient à l'œuvre, en Russie, comme en Allemagne.

[2] Pierre MINET, *La Défaite, confessions* (1945-1946), Paris : Éditions du Sagittaire, 1947 ; rééd. Paris : Éditions Jacques Antoine, 1973 ; rééd. Paris : Allia, 1995, 2e éd., 2010 (256 p.), p. 185.

> Aujourd'hui il symbolise pour moi tout le charme et l'élégance du Paris des années vingt à trente[1].

Francis **Scott Fitzgerald** (1930)

« Je suis opposé à [René Crevel] car c'est une tapette, mais dans le dernier *Transition* (n° 18) il y a la traduction du début de son roman dont la beauté m'a tout simplement stupéfait[2]. »

Simonne **Ratel** (1925-1929)

> Garçon multiple, Polygone [René Crevel] a je ne sais combien de côtés, un esprit visionnaire, extravagant, hanté d'images fraîches et d'obscénités chinoises, une âme tendre et simple. Un révolutionnaire qui ne fréquente que des duchesses. Il est fou de musique nègre et pleure à la *Neuvième* [3]. Ultra-moderne et romantique. Citoyen de l'Europe Moscou y compris) et bourgeois de Passy. Du génie par éclairs, de l'esprit toujours, une sensibilité qui se voudrait féroce. Que dire encore ? On le définirait jusqu'à demain sans arriver à en faire le tour[4]...
> [...] Il faut imaginer son visage, ses yeux d'un bleu de ciel finlandais — des yeux d'enfance éternelle — sa moue boudeuse, sensuelle et triste, son front à

---

[1] Pierre MINET, texte déposé (s. d.) au Fonds Minet, IMEC Paris ; cité par Jean-Michel Devésa, *Correspondance de René Crevel à Gertrude Stein, op. cit.*, pp. 14-15.

[2] Francis SCOTT FITZGERALD, « Lettre du 21 janvier 1930 », Matthew BRUCCOLI et Judith BAUGHAM, *The Sons of Maxwell Perkins – Lettres of F. Scott Fitzgerald, Ernest Hemingway, Thomas Wolfe and their Editor*, University of South Carolina Press, 2004, 396 p.

Nous avons hésité à rapporter ces propos affligeants, tant ils révèlent l'imbécilité de celui qui les a proférés. Dans cette citation, Scott Fitzgerald évoque le chapitre inaugural de *Babylone* dont une première traduction en anglais avait paru dans la revue américaine *Transition.* Dans sa lettre, en amont de la citation donnée, F. Scott Fitzgerald (1896-1940) recommandait à son éditeur, Maxwell Perkins (1884-1947), de lire tout de go « le jeune Crevel [a] ». En 1926, René avait écrit à Gertrude Stein : « [...] Un drôle de diable, Scott Fitzgerald, vraiment étrange et pauvre diable que ce garçon [b]. »

[a] François BURKARD, « Notice », *René CREVEL, Max ERNST, Monsieur Couteau, mademoiselle* Fourchette, *op. cit.*, p. 82.

[b] « Lettre à Gertrude Stein, 6, rue de La Muette, Paris XVIe (s. d., automne 1926) », *Correspondance de René Crevel à Gertrude Stein, op. cit.*, p. 82.

[3] Ludwig van BEETHOVEN, *Symphonie n° 9* (1822-1824), avec chœur et solistes, 1824.

Le texte chanté au dernier mouvement de la symphonie, « Hymne à la joie », est un poème du jeune Friedrich von Schiller (1759-1805) « An die Freude » (mot à mot « À la joie » mais dénommé en français « Ode à la joie »), publié en 1785 qui fut raccourci et restructuré par Beethoven pour les besoins de la symphonie. Schiller mourra prématurément de la tuberculose. Autre information qui n'aurait pas déplu à Crevel, par un décret du 26 août 1792, la France en pleine Révolution lui a accordé la citoyenneté française, en remerciement de ses textes de lutte contre les tyrans. Enfin, l'*Hymne à la joie* est devenu l'hymne de l'Union européenne depuis 1985 avec une durée officielle de 2'15''.

[4] Simonne RATEL, *Trois parmi les autres, op. cit.*, p. 83.

la Beethoven et sa parole rapide, un peu bredouillante et biaisante [*sic*], qui déverse un flot de cocasseries, de mots-flèches, d'idées qu'on croit voir et toucher, de rapprochements à vous couper la respiration, de trouvailles aussitôt perdues que trouvées[1]...

Henri **Sauguet** (années 1980)

C'était un de mes amis préférés. Il avait du charme, de la grâce, beaucoup de gentillesse et de modestie. Nous nous entendions très bien car il avait de l'humour. Nous aimions faire rire et pourtant notre nature profonde était mélancolique, mais nous la gardions pour nous. Il n'y avait qu'un seul problème entre nous : René ne s'intéressait pas tellement à la musique. Ce n'était pas son domaine. Il préférait la politique, mais ça, nous n'en parlions jamais.

À propos de Max Jacob

Une journée passée avec lui était exceptionnelle, unique, extraordinaire. Je n'ai jamais rencontré un être d'une telle dimension. René n'était pas loin de penser la même chose que moi. Il passait toujours dans ma chambre et nous rencontrions Max. René l'aimait beaucoup et Max le lui rendait bien. Ils avaient des rapports très sensuels, très affectifs. René était bien sous le charme[2].

Albert **Skira** (*circa* 1967)

À propos du lancement de sa revue Minotaure *(13 numéros de juin 1933 à mai 1939)*

Plusieurs enthousiastes ont tenu à participer avec moi à cette aventure. Pour la plupart, ils étaient du groupe surréaliste que j'avais connu grâce à René Crevel. Écrivain dont l'esprit inquiet et même torturé se faisait remarquer parmi nous par son flair, Crevel est mort tragiquement jeune et demeure un véritable symbole de ce qui préoccupait alors en France sa génération. Son souvenir me demeure très cher[3].

---

[1] Simonne RATEL, « L'ailier du surréalisme », *Dialogues à une seule voix*, *op. cit.*, pp. 181-182.

[2] Henri SAUGUET, propos recueillis par François BUOT, *op. cit.*, p. 199, p. 200.

[3] Albert SKIRA, cité par François BUOT, *op. cit.*, pp. 314-315.

Albert SKIRA, « Souvenirs », préface en français et en anglais, *Minotaure*, fac-similés des 13 numéros de la revue, New York : Arno-Press, 1968.

Philippe **Soupault** (1981)

« René était un être frémissant. Il frémissait de la tête aux pieds. Il ne pouvait pas s'empêcher de frémir. Il était né révolté comme d'autres naissent avec les yeux bleus [dont il était au demeurant nanti !][1]. »

Gertrude **Stein** (1932-1933)

« De tous les jeunes gens qui vinrent chez nous, je pense que René fut mon préféré. Il avait le charme français qui parfois est encore plus charmant que le charme américain. [...] Nous aimions beaucoup René. Il était jeune et violent, malade et révolutionnaire, gentil et tendre[2]. »

André **Thirion** (*circa* 1970)

> Crevel cherchait à réaliser tous les espoirs que nous avions mis en 1932 dans une union définitive et totale du surréalisme et du parti communiste. La personnalité de Crevel était une des plus attachantes qui fut, à cause [*sic*] de sa modestie et de sa gentillesse. Beau garçon joufflu, pas du tout efféminé, bien vêtu, d'une correction et d'un savoir-vivre. Il était toujours d'humeur égale, ne s'emportait jamais, écoutait les autres[3].

Tristan **Tzara** (1945 et 1954)

> Crevel a été un des plus purs représentants de cette génération d'écrivains pour laquelle la vie et la poésie devaient s'identifier. Écrire, pour lui, était une manière de vivre et non pas un métier, comme il suivait le drame de sa vie en acteur et non pas en spectateur. [...]
> Il y avait chez lui une manière de s'exprimer par des faisceaux de fusée, en supprimant tout ce qui était intermédiaire entre sa pensée et son expression, qui donnait à Crevel une allure unique au charme discret et irremplaçable que ses amis ont connu. Sa sincérité était à fleur de peau, mais son attention pour ce qui l'entourait, sa puissance de sincérité, d'amitié, lui conférait un calme pénétrant qui contrastait avec l'impatience de son esprit vif et bondissant[4].

---

[1] Philippe SOUPAULT, propos recueillis par François BUOT, *op. cit.*, p. 125.
[2] Gertrude STEIN, *Autobiographie d'Alice Toklas* (*The Autobiography of Alice B. Toklas*, New-York : *The Literary Guild*, 1933), trad. Bernard FAŸ, Paris : Gallimard, 1934 (319 p.), p. 249.
[3] Cité par François BUOT, *op. cit.*, p. 318.
André THIRION, *Révolutionnaires sans révolution*, Paris : Laffont, 1972, 580 p.
[4] Tristan TZARA, « René Crevel », *Les Étoiles*, 2e année, n° 19, 18 sept. 1945, p. 1 (suite p. 5).
L'article, en première page, retient immédiatement l'attention car on peut y voir en filigrane un portrait de René Crevel.

* *
*

En conclusion de ce chapitre, nous avons découvert un René Crevel aux multiples facettes, tel un joli caméléon, ce qui a pu faire dire à d'aucuns qu'il était volage. Derrière l'exubérance de l'élégant jeune homme aux belles manières se morfondait un être dévasté depuis son adolescence, persuadé qu'il était voué au malheur.

Les amis, le tourbillon des fêtes, les amours malheureuses, les romans et articles, l'engagement politique ne furent que des paravents au *fatum* auquel il a toujours décidé de se soumettre : cela fut longtemps un doux secret mais qu'il commença très tôt à diffuser dans ses écrits, comme s'il avertissait de l'aboutissement inéluctable de sa vie. Il a dû vivre un intense moment de bonheur lorsqu'il s'est senti partir, heureux d'avoir accompli sa destinée telle qu'il l'avait voulue.

En complément de la courte mais riche vie de René Crevel, il est complémentaire de s'intéresser à son œuvre (déjà évoquée au fil de sa biographie), objet du chapitre suivant.

* *
*

II. L'Œuvre

La disparition prématurée de l'auteur à l'âge de trente-cinq ans l'a empêché de laisser à la postérité une œuvre conséquente. Nonobstant une production apparemment réduite, nous allons voir que René Crevel offre pourtant une bibliographie assez importante (si l'on prend en compte ses nombreux articles) produite en un laps de temps de quinze années (de vingt à trente-cinq ans). Même dans cette courte période, ne doutons pas qu'elle eut été plus fournie si les problèmes de santé de l'auteur n'avaient accaparé beaucoup de son temps, en l'empêchant parfois d'écrire pendant plusieurs semaines comme nous l'avons vu dans sa biographie.

Rappelons que son œuvre a bénéficié de nombreuses rééditions et que ses ouvrages sont tous consultables sur le web en accès gratuit. Il est difficile d'en mesurer l'importance qu'elle revêt aujourd'hui dans le public, notamment chez le jeune lectorat. En tout cas, René Crevel suscite toujours de l'intérêt chez les journalistes comme on peut le constater à la lecture d'articles qui paraissent régulièrement à l'occasion de la sortie d'inédits ou de rééditions, et dont les titres racoleurs sont souvent exaspérants, le pire étant de faire de Crevel un ange (« l'ange noir du surréalisme » ou pire, de Green dans une préface déjà citée : « L'ange du suicide » !) : Crevel était tout sauf un ange, et chez lui, dans sa fantasmagorie, les anges étaient virils et s'enorgueillissaient de braguettes prometteuses, généreuses et faciles...

À propos de cet intérêt journalistique, ceux qui œuvrent à la promotion de ses livres peuvent lire avec satisfaction cette série d'extraits d'articles qui salue la réédition des œuvres de Crevel : « La réédition des livres de René Crevel, prodigieux météore d'entre les deux guerres, le replace à coup sûr quarante ans plus tard à la pointe de nos mouvements les plus ouverts. » (Dominique Rolin, *Le Point*) ; « La réédition des principaux livres de René Crevel, pour la plupart épuisés depuis longtemps, apparaît comme un acte de justice et de salubrité. De justice, parce qu'il convient de mettre enfin Crevel à sa vraie place, l'une des premières parmi les écrivains surréalistes et parmi les écrivains tout court. De salubrité, parce qu'il suffit d'ouvrir au hasard n'importe lequel de ses livres inclassables pour respirer le grand air de la liberté. » (Jean-Louis Bédouin, *Les Nouvelles Littéraires*) ; « Il y a une raison à la redécouverte de Crevel : c'est le malaise contemporain. Certains ont vu en lui une image prémonitoire de Mai 68. Il correspond aux lendemains désenchantés de ce mai-là. (Hubert Juin, *Le Monde*) ; « Proche d'un Radiguet, d'un Drieu, d'un Cocteau. » (Christian Delacampagne, *La Quinzaine Littéraire*) ; « Crevel n'a pas besoin de légende. Avec Antonin Artaud, il est un des surréalistes dont la vie authentifie l'œuvre. » (Jacques Brenner, *Paris-Normandie*) ; « Crevel, auteur d'une demi-douzaine d'ouvrages au vrai, n'aura écrit qu'une seule phrase. La longue phrase d'un monologue fiévreux qui serait d'un Proust ayant trempé un biscuit au L.S.D. dans son thé, à la place de l'onctueuse madeleine. » (Angelo Rinaldi, *L'Express*).

L'œuvre de René Crevel se caractérise par une saine et sincère juvénilité, où, flanqué d'une plume sûre d'elle, l'auteur parvient à conjuguer tout à trac la pureté et l'ordure, la poésie et le trivial, l'humour et la désespérance, les amours malheureuses et les difficultés de vivre, la rage face à l'injustice et la seule puissance des mots dans une lutte pourtant perdue d'avance ; sur un chemin escarpé bordant le ravin de la mort, René Crevel, à travers ses six romans, met en scène un cortège de personnages plus jeunes que vieux, parfois loufoques, et dont beaucoup ont un psychisme abîmé, parfois disloqué et dont on ne sait si l'un ou l'autre ne va pas chuter dans le ravin fatal.

Pour aborder cette œuvre dense, nous proposons ce chapitre découpé en six sous-chapitres. Dans les deux premiers sont répertoriées les œuvres anthumes et les œuvres posthumes (assez peu nombreuses, sauf si l'on prend en compte la publication de sa correspondance qui a fait l'objet de plusieurs publications) : il faudra bien sûr distinguer les œuvres qui étaient considérées comme achevées par l'auteur mais qui n'avaient pas été publiées, des œuvres inachevées ou qui étaient restées à l'état de manuscrits (ou tapuscrits) sans avoir été exploitées.

Nous verrons ensuite comment, ceux qui furent à une époque ses confrères, les critiques littéraires ont reçu ses livres. Cette réception ne concerne hélas ! que les romans et deux de ses essais, car nous n'avons pas trouvé d'information permettant de savoir comment furent reçus ses articles, notamment les articles politiques (et polémiques !) qu'il a écrits à partir de 1930.

Un sous-chapitre sera consacré à l'écriture de Crevel, ses caractéristiques, voire son originalité. Nous verrons en quoi, malgré Breton qui ne voulait pas que les poètes exerçassent un métier et ne devaient donc pas travailler, il avait fait métier d'écrire (au début dans le journalisme comme chroniqueur littéraire, ensuite dans l'écriture de romans et d'articles souvent politiques).

Dans le sous-chapitre suivant, nous avons tenu à consacrer quelques lignes aux dessins réalisés par l'auteur (que nous avons loués au chapitre précédent) dans ses lettres et manuscrits.

Enfin, nous clôturerons ce chapitre avec un « Florilège » compilant des aphorismes, des philippiques, des vers scintillants de beauté...

I. Les œuvres anthumes

1. Les essais et romans parus en volumes

Treize volumes ont paru du vivant de leur auteur, parmi lesquels six romans. Nous en reproduisons la simple liste car elle permet d'un coup d'œil de constater que, sauf en 1929 et les deux dernières années de sa vie, René Crevel a publié tous les ans un livre. Il faut cependant noter que certains essais excèdent à peine la trentaine de pages.

Détours (roman), 1924. / *Mon corps et moi* (roman), 1925. / *La mort difficile* (roman), 1926. / *Babylone* (roman), 1927. *L'Esprit contre la raison* (essai), 1927. / *Êtes-vous fous ?* (roman), 1928. / *Les sœurs Brontë, filles du vent* (essai), 1930. / *Paul Klee* (essai), 1930. / *Renée Sintenis* (essai), 1930. / *Mr Knife Miss Fork* (coauteur Max Ernst), nouvelle en anglais, 1931. / *Dalí ou l'anti-obscurantisme* (essai), 1931. / *Le clavecin de Diderot* (essai), 1932. / *Les pieds dans le plat* (roman), 1933.

Les exégètes ont mis en avant que l'auteur instillait souvent dans ses œuvres des éléments autobiographiques à peine déguisés comme, par exemple, dans *Êtes-vous fous ?* et pour certains clairement assumés avec l'emploi du pronom personnel « je », comme, par exemple, dans *Le clavecin de Diderot.* Seul *Mon corps et moi*, pourtant étiqueté « Roman » pourrait être rapproché d'un écrit directement autobiographique, en fait un *récit* autobiographique (nous ne reprenons pas le terme taxinomique à la mode, détestable à nos yeux, d' « autofiction »). Nous y reviendrons en aval.

Voilà ce qu'écrivait l'auteur sur la teneur autobiographique de son premier roman, *Détours*, mais cela vaut tout autant pour *Mon corps et moi* : « Détours *n'est pas une autobiographie* [s. p. n.] et pourtant tous ceux qui me hantèrent comme des idées, tous les êtres dont je trouvai dans mes premières années la vie adhérente à la mienne, s'y sont, sans que j'aie rien [*sic*] pu contre, donné rendez-vous[1]. » Il en est autrement pour *Êtes-vous fous ?* où, p. 174, cinq pages avant la fin du livre, on peut lire : « Moi, Vagualame, René Crevel, je suis de retour à Paris. ». Là, la part autobiographique a été pensée, et si l'histoire de Vagualame faisait songer à la biographie de l'auteur, le lecteur reste surpris par un tel aveu vers la fin du roman.

Nous n'allons pas reprendre les circonstances et autres tribulations qui ont présidé à l'écriture et à la publication des ouvrages (ils ont été la plupart du temps rapportés dans le chapitre précédent) mais dévoiler brièvement leurs contenus en déroulant le fil chronologique de leurs parutions. Les éditions originelles ont toutes fait l'objet de plusieurs rééditions : ne sont reprises ici que les éditions historiques (en général, première édition et dernière réédition : nos références de réédition portent principalement sur les éditions Pauvert et Gallimard). Tous les livres et la presque totalité des articles ont été réédités dans les *Œuvres complètes de René Crevel* (*O. C.*) aux Éditions du Sandre, *op. cit.*

---

[1] « Lettre à René LALOU, Paris (s. d., 1924-1925) », *in* « Dossier », *Babylone*, *op. cit.*, p. 135.

Détours

Le **premier ouvrage** de René Crevel est publié aux Éditions de la NRF en 1924 et réédité par Jean-Jacques Pauvert en 1974 et en 1979 (d'autres rééditions suivront chez Pauvert, voir « Bibliographie »).

Ce roman pourrait se rattacher au roman dit de formation (ou d'éducation), si prisé dans toutes les littératures passées. Rédigé à la première personne, il conte l'histoire d'un jeune homme à l'enfance malheureuse dont la mère est morte en gésine, et qui a été élevé par un général de père... qui se suicide ! laissant ainsi orphelin un garçon de dix-huit ans. Le roman a acquis une grande notoriété grâce à la scène du suicide du général selon un mode opératoire que Crevel rejouera à l'identique lors de son propre suicide. Dans ce roman, le jeune Daniel va se livrer à l'apprentissage de l'amour des femmes, à la cruauté de l'une d'entre elles mais à la douceur d'une autre...

Mon corps et moi

Le **deuxième ouvrage** de l'auteur, composé en 1923 et 1924, paraît fin 1925 aux Éditions du Sagittaire-Simon Kra et sera réédité par la Société Nouvelle des Éditions J.-J. Pauvert-Éditions du Sagittaire, en 1974.

Comme le précédent, ce roman est écrit à la première personne, ce qui incite le lecteur à penser que le narrateur est l'auteur. Que nenni ! en intitulant l'ouvrage « Roman », l'auteur permet au lecteur de considérer que le narrateur n'est pas l'auteur, ce qui exonère celui-ci de la retenue propre aux confidences quand on les signe de son nom, et lui permet l'esprit tranquille de faire endosser à son narrateur des écarts inavouables... qui finissent par s'avouer et choquent à pleine face les trop bien pensants.

La trame romanesque en est bien mince puisqu'il s'agit du récit d'un jeune homme qui décide de partir à la montagne pour faire le point sur sa vie, ses désirs, le bien et le mal : comment sortir de l'impasse existentielle ? Nous verrons dans la section « Réception » comment, ce livre, dirons-nous très osé pour l'époque, a été reçu dans le milieu littéraire[1].

La mort difficile

Le **troisième livre**, composé en 1925 et 1926, et publié en 1927 aux Éditions Simon Kra, avec une première réédition en 1974 par la Société Nouvelle des Éditions J.-J. Pauvert, est, par analogie à *Mon corps et moi*, un « vrai » roman. Le narrateur est extérieur, extradiégétique et hétérodiégétique.

Outre les parents qui encadrent avec plus ou moins de bonheur (plutôt moins que plus...) leurs enfants incontrôlables, à savoir Madame Blok (veuve

---

[1] Le lecteur intéressé par cet ouvrage pourra lire notre texte : « *Mon corps et moi*, de René Crevel, le roman d'une impossible conciliation », *Archéologie du moi*, Gisèle BERKMAN et Caroline JACOT GRAPA (dir.), Saint-Denis : Presses universitaires de Vincennes, 2009 (236 p.), pp. 165-180.

d'un pendu et mère de Diane) et Madame Dumont-Dufour (épouse d'un colonel fou et mère de Pierre), le roman, mêle des situations comiques (exemple : le colonel fou qui se dit prisonnier à Ratapoilopolis et qui, d'ici deux mois, « aura écrit plus de quinze-cents lettres à Mme de Pompadour ») et dramatiques (exemple : le suicide de M. Blok lors d'une réception). Cette courte présentation ne saurait oublier de citer le jeune Américain Arthur Bruggle (en qui l'on reconnaît Eugene McCown, ce qui causa des problèmes à Crevel qui dut remanier son livre) qui fait tourner les cœurs, dont celui de Pierre qui le présente comme son meilleur ami et dont on comprend très vite (et sa mère la première) son inclination pour les garçons. Que devient Diane à qui il est promis par l'entente de leurs deux matrones de mères, expertes en manigances ?

Babylone

Le **quatrième ouvrage** est également un roman, publié en 1928 aux Éditions Simon Kra, avec une réédition en 1975 par les Éditions Jean-Jacques Pauvert. Le narrateur présente les mêmes caractéristiques que le roman précédent. Il est quasiment impossible de résumer l'histoire qui se dessine à travers des chapitres truffés de digressions, souvent narquoises, et de situations cocasses.

Les faits racontés sont souvent interprétés à hauteur d'enfant (jusqu'à la fin du chapitre V), une petite fille qui tente de comprendre les turbulents remous de sa famille. On rencontre dans ce roman original la volage Cynthia (tant admirée par la petite fille) ; la petite fille, intelligente et curieuse de tout, mais souvent distante avec ses parents et grands-parents, autres protagonistes de l'histoire ; le « jeune mais grave » avocat Alfred Petitdemange (que cela ne démange pas plus que cela) ; un missionnaire d'origine anglaise ; le révérend Mac-Louf...

L'Esprit contre la raison

Le **cinquième ouvrage** de l'auteur est un essai qui, sous la forme d'un fascicule, a fait l'objet d'une publication, à Marseille, en 1927, aux Éditions des Cahiers du sud ; il a été réédité avec d'autres textes (dont *Le clavecin de Diderot*) aux Éditions Pauvert en 1986.

Ce texte, au titre explicite, se range parmi les essais philosophiques. Il n'est pas absent de polémique et certains passages semblent avoir été écrits sous l'emprise d'une colère peut-être mal contenue qui alimente des détestations parfois caricaturales. L'ouvrage est difficilement lisible car l'auteur le parsème de références qui ne sont pas toujours explicites (s'il est le texte qui a été lu à la Conférence donnée à Cambridge, de nombreux étudiants ont dû décrocher...). Nous avons été séduit par l'édition numérique foliotée de Marie-Paule Berranger[1] qui a fourni une préface et un appareil de notes éclairants,

[1] *L'Esprit contre la raison*, Préface et Notes de Marie-Paule BERRANGER (page consultée le 15.08.2024),

indispensables à qui n'est pas au fait de certaines allusions ou indications de l'auteur.

Êtes-vous fous ?

Le **sixième livre** de René Crevel est un roman, publié aux Éditions de la N.R.F., en 1929, et réédité en 1981 dans la collection « L'imaginaire » des éditions Gallimard.

Outre Vagualame, dont le nom permet l'économie d'une description de son état psychique (merci René...), le roman met en scène des personnages loufoques (les premières pages du livre sont assez désopilantes...) parmi lesquels on peut citer Mimi Patata (la danseuse-étoile des Folies-Bergère), Madame Rosalba (la voyante exigeante), Yolande (la femme fatale qui s'appelait avant Myrto-Myrta), Rachel (la dompteuse de puces), le Prince de Galles (et sa broderie anglaise), etc. Pendant presque tout le roman, le narrateur est extérieur, extradiégétique et hétérodiégétique, même si l'on y trouve des éléments biographiques évidents (procédé narratif rebattu que celui de faire vivre à des protagonistes ce que l'auteur a vécu lui-même) et même si parfois il interpelle Vagualame. Mais soudain, quelques pages avant la fin du livre, entre deux paragraphes, l'auteur en glisse un autre presque furtivement : « Moi, Vagualame, René Crevel, je suis de retour à Paris. » (p. 174). La fin de l'histoire est écrite à la première personne pendant cinq pages.

Les sœurs Brontë, filles du vent

Écrit en 1929 au sanatorium de Leysin, ce petit livre constitue le **septième ouvrage**, publié avec cinq lithographies de Marie Laurencin aux Éditions des Quatre Chemins en 1930 et réédité par Jean-Jacques Pauvert en 1985.

Dans ce texte à la tonalité poétique, à partir d' « existences libres de toute anecdote », Crevel réussit la prouesse d'écrire un texte sur les trois sœurs mais aussi sur leur frère Patrick, « aux classiques boucles blondes du XIXe siècle » qui mourra prématurément à l'âge de 31 ans (« Patrick Branwell aime le whisky, le suc de pavot, avec la même imprudence qu'Emily le vent »).

Paul Klee

Cet essai, le **huitième titre** de Crevel, rédigé à Leysin en octobre 1929 comme mentionné sous le nom de l'auteur à la fin de son essai, a fait l'objet d'une publication aux Éditions de la NRF en 1930 dans la collection « Peintres nouveaux » et a été réédité par Jean-Jacques Pauvert en 1986. L'édition originale ouvre sur le texte de Crevel qui court de la page 3 à la page 12 ; il est suivi par une assez copieuse biographie du peintre (pp. 13-16) ; le fascicule s'achève par trente-quatre reproductions en N&B de tableaux de Klee (en recto-verso de la page 17 à la page 34, puis seulement en recto de la page 35 à la page 63), toutes légendées précisément.

< https://obvil.sorbonne-universite.fr/corpus/critique/crevel_esprit-contre-raison/ >.

On peut parfois mesurer le talent d'un auteur dans ce type d'articles qui peuvent facilement glisser dans le dithyrambe, écueil évité par Crevel pour nous parler de ce peintre « que ne tentèrent ni les arabesques, ni la virtuosité ».

Renée Sintenis

Le **neuvième ouvrage** de Crevel (mais huitième dans l'ordre de composition), comme le précédent, a été écrit comme le mentionne l'auteur en août 1929 à Leysin. Il a été réédité en 1986 par Jean-Jacques Pauvert.

Dans un style vif, l'auteur, qui ne peut s'empêcher de donner ça et là des coups de griffes (exemple avec l'*incipit* : « Pédante, phtisique et corsetée, la Pompadour avait jeté un mauvais sort à l'Europe. »), rend hommage à la sculpteure tout en célébrant Berlin, une ville qu'il adore. Il conclut ainsi son fascicule : « Ainsi, le joli remue-ménage d'animaux et d'adolescents échappés des doigts de Renée Sintenis, à force de jouer aux quatre coins, de bondir, dociles aux quatre vents de l'esprit, quatre à quatre aux quatre points cardinaux, prouve l'actuelle jeunesse de Berlin. »

Mr Knife Miss Fork

Parce que paru en 1931 et en anglais, à Paris, chez The Black Sun Press, ce **dixième ouvrage** de l'auteur fait figure d'étrangeté dans la bibliographie crevellienne. Les sourcilleux spécialistes de l'auteur seront peut-être surpris de voir intégré dans cette bibliographie l'ouvrage *Mr Knife Miss Fork* dont le coauteur, pour les dix-neuf dessins (et quels dessins !), est Max Ernst. Certes, cet opus publié en anglais est constitué de la traduction du premier chapitre de *Babylone*. Mais Crevel avait demandé que la traduction se fît non pas depuis la version imprimée mais depuis le tapuscrit (on peut regretter que l'édition de l'ouvrage en français n'ait pas opéré une retraduction du texte anglais et se soit contentée de reprendre le texte imprimé, tel qu'il figure dans les éditions historiques : nous aurions facilement pu voir les changements opérés par Crevel). L'auteur n'a certes pas traduit l'ouvrage mais il s'y est investi et en a contrôlé la traduction. À nos yeux, cela suffit pour faire de *Mr Knife Miss Fork* une œuvre à part entière et cela justifie pleinement sa place dans la bibliographie de René Crevel. Le couple Crosby (et même Scott Fitzgerald comme nous l'avons vu !) avait été séduit par l'originalité et la fraîcheur du chapitre qui retrace l'étonnement et les interrogations d'une petite fille incrédule face à des adultes déconcertants qu'elle jauge à hauteur d'enfant.

Dalí ou l'anti-obscurantisme[1]

Cet essai, le **onzième titre** de Crevel, a paru en 1931 sous la forme d'un fascicule aux Éditions surréalistes avec dix reproductions en N&B de toiles

[1] *Dalí ou l'anti-obscurantisme*, avec dix planches hors-texte de reproductions en N&B de tableaux de Salvador Dalí, Paris : Éditions surréalistes, 1931, 40 p. dont 10 p. ill. ; rééd. *L'Esprit contre la raison et autres écrits surréalistes*, *op. cit.*, pp. 114-130.

de Dalí. Il a été réédité par Jean-Jacques Pauvert en 1986 sans les reproductions.

Ce texte, éminemment politique, dénonce l'obscurantisme de la bourgeoisie auquel l'auteur oppose le surréalisme et l'œuvre de Dalí sous-tendue par le processus de la paranoïa critique ; elle est accessible à certains artistes et peut s'appliquer à toutes les formes d'expression artistique. Dalí définit ainsi la paranoïa critique dont Crevel se fait le hérault : « [...] Une méthode spontanée de connaissance irrationnelle, basée sur l'objectivation critique et systématique des associations et interprétations délirantes[1] », méthode qui, à notre connaissance, n'a pas fait beaucoup d'émules... ; dans un autre contexte, cela aurait valu à Dalí au moins cinquante-huit électrochocs !

Le clavecin de Diderot

Cet essai, **douzième titre** publié de l'auteur, est sorti aux Éditions surréalistes en 1932 et a été réédité par Jean-Jacques Pauvert en 1986. Ce texte violent est un cri proféré contre l'oppression de l'être humain. Ainsi que l'écrit Virgine Tahar, « ce que Crevel emprunte à Diderot dans cet essai, au-delà de la métaphore du clavecin, c'est avant tout la liberté de la forme : le jeune surréaliste nous joue dans ces pages une véritable rhapsodie dans laquelle peuvent s'enchaîner une réflexion sur une expression de Hegel et une méditation sur les corsets, une diatribe contre l'Église et un récit de rêve[2]... »

L'ouvrage, assez décousu (« la liberté de la forme » nous dit Virgine Tahar...), est sous-tendu par l'adhésion de l'auteur à la doctrine marxiste dont il se fait un prosélyte consciencieux, hélas ! sans distance critique. Entre le discours politique, l'approche philosophique, la re-visitation de l'Histoire, les souvenirs familiaux, les règlements de compte littéraires, ce texte inclassable met incontestablement en valeur le talent de Crevel pour la philippique et son sens de la formule assassine faisant mouche, talent qui caractérise les écrits de l'auteur, et qui trouve ici un sommet (aussi avec *Les pieds dans le plat*).

L'opus, dédié à André Breton et Paul Éluard, est découpé en vingt-neuf chapitres assez courts, titrés mais non numérotés : « De l'humanisme », « Linguistique », « À propos d'une chanson de geste » « Pourquoi ces souvenirs ? »..., faisant ressembler l'ensemble à une compilation d'articles ou à des miscellanées.

Les pieds dans le plat

Ce roman est le **treizième ouvrage** publié du vivant de l'auteur. Composé entre 1930 et 1933, il a fini, non sans difficultés, par paraître en 1933 aux éditions du Sagittaire et a été réédité par Jean-Jacques Pauvert en 1974.

---

[1] Salvador Dalí, *La Conquête de l'irrationnel*, Paris : Éditions surréalistes, 1935 (24 p. et 32 planches hors texte), p. 16.

[2] Virgine TAHAR, « Préface de l'éditeur », *Le clavecin de Diderot*, édition électronique non foliotée de Virgine Tahar, auteure de la Préface et de l'appareil de notes (page consultée le 17.08.2024), < http://obvil.sorbonne-universite.fr/corpus/critique/crevel_clavecin-diderot/ >.

Ce livre à tonalité satirique, découpé en huit chapitres numérotés et titrés, présente l'originalité d'être agrémenté d'un assez abondant appareil de notes de l'auteur, ce qui est rarissime dans un roman (cette curiosité intervient surtout dans le dernier quart du livre). L'ouvrage débute comme un pamphlet et bascule rapidement dans le roman où le narrateur extérieur fait apparaître des personnages (en partie reconnaissables par les indices que donne l'auteur[1]) aussi divers que « le prince des journalistes » ; « la sodomisée malgré elle » (la France !) ; « la poétesse Synovie » (célèbre pour son recueil *Les Épanchements* qui réussissent la synthèse impossible du classique et du romantisme...) ; « la duchesse de Monte Putina, de son prénom Esperanza » (qui a vu le prince des poètes masturber un beau jeune homme lors d'un enterrement officiel) ; « la marquise of Sussex, lady Primerose (amie d'Esperanza) » ; « l'archiduchesse Augusta » (qui sera atteinte de tziganophobie) ; « le bébé tralala » ; « Rub dub dub... » (le fils d'Esperanza, dit aussi « Le gringalet ») ; « la romancière populaire Marie Torchon » (dont le dernier opus s'intitule *Totoche des Batignolles*)...

Si le narrateur est extérieur dans les six premiers chapitres, à l'instar de ce que Crevel avait fait dans son précédent roman, soudain, au chapitre VII (« Le quatorzième convive »), au détour d'un paragraphe, surgit cette confidence : « L'auteur de ce livre [...] a dû supporter d'être lui et le spectateur, enfermés tous deux, sous un seul nom, dans un même sac de peau, sans issue qui permît à l'un d'échapper à l'autre, même au cours des nuits, des rêves. » Quelques lignes plus loin, il interpelle l'ami lecteur (qu'il tutoie, ce qui est assez normal entre amis) avant que le narrateur extérieur ne reprenne la main. Mais l'auteur revient et il gratifie le lecteur de trois paragraphes autobiographiques, du temps où il était « secrétaire de la rédaction des *Nouvelles Littéraires* ». Le narrateur extérieur, qui a repris le contrôle, se fait stopper dans son élan par « l'auteur-spectateur » qui confie alors un secret de composition avant que l'on poursuive la lecture d'une autobiographie. Ce long chapitre VII fait basculer le livre à plusieurs passages dans un vigoureux pamphlet dont les cibles sont la bourgeoisie, le capitalisme... L'ouvrage se termine par un huitième chapitre rédigé par le narrateur extérieur.

Le roman glisse parfois sur un cours d'histoire, relié à un des protagonistes (par exemple les tentatives de déstabilisation de la jeune République tchécoslovaque) ou un cours de philo (par exemple sur la phénoménologie et la nouménologie), sur une uchronie (par exemple un improbable colloque entre

[1] Au public d'aujourd'hui, certaines œuvres de Crevel, comme *Les pieds dans le plat*, peuvent paraître datées car pour en savourer pleinement l'humour acide, il faut un sérieux appareil de notes afin d'éclairer le lecteur. Il semble cependant que même si on ne sait pas que le prince des poètes n'est autre que le patron de presse Léon Bailby, cela n'empêche pas d'apprécier la cocasserie de l'histoire. Pour modérer notre propos, ajoutons que ce travers n'existe pas que chez Crevel et de nombreux auteurs ont donné des œuvres à clé qui n'ont pas empêché leur succès populaire au fil du temps.

Georges Sand, Madame de Maintenon et Madame Rolland) et autres digressions, insertions de poèmes et surtout de chansons (parodiées par l'auteur), sur des articles de presse, sur des citations, parfois longues (Mauriac, Sade, Lénine, Hitler avec *Mein Kampf*, etc.).

Dans sa préface aux *Pieds dans le plat*, Erza Pound s'enthousiasme : « Crevel est un des fils du Sottisier, du grand Flaubert, il a pris la suite de Bouvard et l'Encyclopédie. Nous avons eu, avec *Les Pieds dans le plat*, la preuve absolue de son... génie, si vous voulez – mettez le mot que vous préférez pour définir l'écrivain-né[1]. »

2. Les articles de presse

Deux groupes d'articles se distinguent aisément : le premier groupe concerne les articles publiés de critique littéraire par René Crevel (principalement aux *Nouvelles Littéraires*), qu'il cesse en 1925, le deuxième groupe les articles publiés à partir de 1926, sur des sujets artistiques, philosophiques, sociétaux et politiques.

Les articles de critique littéraire

161 articles consacrés à ce seul genre journalistique ont été écrits par René Crevel, depuis son premier article en 1919, jusqu'à son arrêt de la critique littéraire (1925) pour laisser place à des articles sur l'art et sur des sujets divers dont les prises de position politique.

Majoritairement, les critiques de livres ont paru aux *Nouvelles littéraires*, depuis l'entrée de l'auteur à la rédaction, courant août 1923, jusqu'à l'arrêt de sa collaboration, en avril 1925. Sinon, on trouve des critiques de livres dans des revues aussi diverses que *Les Feuilles libres*, *La Nouvelle Revue Française*, *Le disque vert...*

Les articles ont été comptabilisés ici en additionnant les articles rangés selon les catégories (contestables !) établies par les *O. C.*[2], à savoir les « Critiques littéraires », les articles concernant la « Vie littéraire », ceux parus dans la rubrique « Revue des revues et revue de presse » (chaque article y fait état de plusieurs titres, autant de petits articles non ventilés dans le décompte), ceux rangés sous « Entretiens et dialogues » (principalement la rubrique « Voici... » des *Nouvelles Littéraires*) et enfin, ceux écrits sur le « Théâtre ».

Les articles aux thématiques diverses

On dénombre un **total de 97 articles publiés** dans cette catégorie. Les *O. C.* ne distinguent pas dans les articles parus après l'arrêt de son activité de

[1] Ezra POUND, préface sans titre, trad. Pierre ALIEN, *The Criterion*, 1939, rééd. *Les pieds dans le plat*, *op. cit.*, p. 15.
[2] *O. C.*, *op. cit.*, t. 1, pp. 853-859.

critique littéraire de ceux parus dès 1919. Aussi avons-nous établi ce distinguo. Certains de ces articles ont bien entendu été écrits pendant l'activité de critique littéraire de l'auteur dont les points de vue se retrouvent dans d'autres pages que celles des *Nouvelles Littéraires*, nous l'avons vu.

Ce distinguo s'impose à nos yeux car sa démission des *Nouvelles littéraires* a libéré l'auteur de l'écriture convenue et accaparante de la critique littéraire ; elle lui a fait endosser plus encore le costume d'écrivain. Cette liberté recouvrée se ressent dans le ton de ses articles, moins consensuels et, à partir de 1929-1930, on perçoit le basculement vers des articles politiques, polémiques, rédigés d'une plume acerbe.

Les thématiques abordées dans ces articles touchent les domaines de l'art, *lato sensu*, de la poésie, de la prose libre, de la politique, du surréalisme.

Avant 1926

Nous avons dénombré **46 articles**, dont dix poèmes publiés dans différents organes de presse.

À partir de 1926

51 articles, dont deux poèmes, ont été dénombrés parmi les articles publiés par l'auteur à partir de 1926 jusqu'en 1935. Nous avons inclus les articles qui avaient été remis par l'auteur aux revues avant le 18 juin et qui sont parus après son décès.

Si l'on s'en tient à l'édition des *Œuvres complètes* des Éditions du Sandre, tomes 1 et 2, on totalise, toutes catégories confondues, **258 articles publiés du vivant de l'auteur** entre 1919 et la mi-1935 soit en une quinzaine d'années.

Il est évident que ce chiffre est indicatif et que quelques autres articles ont sans doute paru, ci et là, depuis l'édition des *O. C.* en 2014 et que d'autres articles paraîtront après la publication de notre ouvrage !

Ainsi, nous avons découvert un article (que nous considérons comme important) curieusement absent des *O. C.* alors que la revue dans lequel il a paru a été créditée par l'éditeur : « Pamphlet contre moi-même et quelques autres » (*Philosophie*, n° 5, 1925)[1]. Cet article reprend des passages de *Mon corps et moi* (même l'intertitre « Pamphlet contre moi-même », complété pour le titre de l'article par « et quelques autres »).

Notre inventaire se hausse donc au total de **259 articles anthumes**.

II. Les œuvres posthumes

Le nombre d'œuvres posthumes que nous avons recensées est réduit. Nous distinguerons : les articles et autres écrits littéraires ; les opus achevés et inachevés publiés ; la correspondance.

[1] Outre dans *Philosophie*, on peut lire cet article dans *Mon corps et moi*, « Dossier », *op. cit.*, p. 220 ; rééd. *Lettre pour Arabelle et autres textes*, éd. Franck GUYON, Angoulême : Éditions Marguerite Walkine, 2013 (176 p.), p. 43.

1. Articles et autres écrits littéraires

Toutes catégories confondues, leur nombre se monte à **19** (dont deux poèmes) dans les *O. C.* Il n'est guère de nouveaux livres sur Crevel qui ne s'agrémentent pas d'inédits, aussi ce chiffre est susceptible d'augmenter de quelques unités dans les années à venir.

2. Opus achevés et inachevés

Seuls deux livres ont été publiés. Dans l'ordre de publication, on trouve *Le roman cassé*[1], le bien nommé (par Tristan Tzara) puisqu'il s'agit d'un ouvrage resté inachevé en 1934, année de sa composition.

Il a édité pour la première fois dans *Mélusine* en 1983, et réédité par Pauvert en 1989.

Le deuxième inédit, *L'Arbre à méditation* (*op. cit.*), ouvrage achevé en 1931 par l'auteur qui l'avait soumis à des éditeurs mais, à sa grande déconvenue, sans qu'un seul n'ait daigné le prendre. Aussi, faut-il considérer *L'Arbre à méditation* comme **le quatorzième ouvrage de René Crevel**. L'auteur avait connu d'autres échecs éditoriaux mais il parvenait toujours à publier, fût-ce parfois par souscription (*Dalí ou l'anti-obscurantisme* et *Le clavecin de Diderot*). Cet échec auprès des éditeurs est une des explications de son renoncement à l'écriture romanesque (il en a fait part avec quelque amertume dans quelques lettres). L'édition de *L'Arbre à méditation* a été réalisée par Alexandre Mare (qui a transcrit l'œuvre depuis un tapuscrit annoté par l'auteur), en 2014 pour les éditions du Seuil : ce qu'Alexandre Mare nous donne à lire est-il différent du tapuscrit envoyé par Crevel aux éditeurs ? À notre connaissance, dix ans plus tard, cet *Arbre* n'a pas pris racine dans une autre édition que celle du Seuil.

---

[1] *Le roman cassé et derniers écrits*, éd. Michel CARASSOU, Préface de Louis JANOVER, Paris : Société Nouvelles des Éditions Pauvert (152 p.), pp. 31-49. Une notule, p. 50, donne entre autres l'information suivante : « Tristan Tzara [qui détenait le manuscrit] en a publié un extrait, sous le titre ''Le roman cassé'', dans *Inquisitions*, n° 1, juin 1936. » Dans les *O. C.*, tome 2, p. 655, à propos de son édition de *L'arbre cassé*, la note [1] informe que Jean-Michel Devésa a publié dans *Mélusine*, en 1983, le texte intégral ; nous avons donné la référence de Pauvert qui en est donc la deuxième édition.

3. La correspondance

Quatre ouvrages essentiels de la correspondance de René Crevel ont paru : *Lettres de désir et de souffrance* (*op. cit.*) en 1996, *Lettres à Mopsa* (*op. cit.*) en 1997, *Correspondance de René Crevel à Gertrude Stein* (*op. cit.*) en 2000, et *René Crevel - Les inédits* (*op. cit.*) en 2013, ce dernier opus, contrairement aux trois autres, propose également des articles inédits. Nous avons déjà référé en amont à ces quatre ouvrages. Bien qu'il usât du téléphone (que d'informations envolées...), Crevel était un grand épistolier et il envoyait parfois des lettres qui ressemblaient à des coups de fil. Il montrait un très grand attachement aux relations épistolaires (qu'il savait entretenir) car, lors de ses longs séjours à la montagne, esseulé, coupé du monde, les lettres qu'il recevait le mettaient dans une folle joie : elles étaient son téléphone, son journal. Les lettres des amis lui étaient nécessaires.

Il faut ajouter que la plupart des ouvrages cités en amont (notamment les romans) proposent dans leurs rééditions des lettres inédites. Nous ne les reprenons pas ici, ne nous intéressant qu'aux seuls volumes dédiés.

La lecture de ces ouvrages est passionnante, tant elles font découvrir l'homme qui se cache (à peine) derrière l'écrivain. Elles fournissent également de précieuses informations biographiques qui aident à mieux suivre la ligne biscornue de cette vie hors du commun dont il est ressorti une œuvre si originale.

Il se dégage de l'ensemble trois types principaux de lettres : les lettres domestiques (parfois très courtes, comme un télégramme), les lettres sentimentales, les lettres d'affaires (politiques, littéraires...).

D'une manière générale, l'écriture est rapide et peu soignée, signifiant qu'elles ont été écrites rapidement, au fil de la pensée. Il n'y a pas chez Crevel, au contraire de ce que l'on a connu chez Artaud et Bousquet (et que l'on connaît chez moult écrivains avant l'époque des courriels), la notion de lettre littéraire que l'on écrit avec une arrière-pensée de postérité. L'épistolographie crevellienne se caractérise par une écriture vive, virevoltante, qui s'accompagne parfois de dessins (beaucoup de caricatures de personnages cités dans les lettres).

En conclusion des sections I et II,
l'œuvre écrite de René Crevel se compose de :
– 278 articles publiés
(dont 259 anthumes) ;
– quatorze œuvres livresques
(dont treize anthumes).

III. Réception de l'œuvre

Plusieurs éditions accordent une place à la réception des œuvres dans la presse. Nous ne livrons ici que les plus pertinentes pour quelques œuvres.

1. Les romans

Détours

Paul Fierens (*La NRF*, 1924)

« Son livre est l'histoire d'une évasion. / C'est, je pense, une autobiographie camouflée, à tendance surréaliste. Fardé, le visage du héros n'est pas celui d'un être définitif, mais que le regard est mobile, dur et perçant ! / [...] Il est pur et subtil, variable d'ailleurs, souvent très poétique[1]. »

René Lalou (*Le Journal littéraire*, 1924)

> Une lecture [de *Détours*] en fera sentir la grâce qui est réelle, faite d'ingéniosité perverse et de vision aiguë. René Crevel possède ces qualités qui sont, à dire vrai, communes à toute sa génération : il aime jongler, jusqu'à terminer en épigramme un paragraphe d'allure proustienne. Sans son récit, il y a plus de fard que de détours, mais parfois le visage apparaît : il est humain, nous souhaitons le voir nu. Comme beaucoup de ses contemporains, René Crevel d'emblée dépose son bilan : ce pourrait être une fin ; voyons-y plutôt un détour pour mieux affirmer quelques commencements[2].

Albert Thibaudet (*Europe nouvelle*, 1924)

« Ces premiers livres sont rarement des confessions, ce sont toujours des attitudes, et dans cette seule collection « Une œuvre, un portrait », où paraît son livre, M. Crevel nous l'a peut-être indiqué lui-même en se faisant non pas un portrait, mais par trois attitudes. Reste que voilà un livre plein de talent, et qui me rendra attentif à la suite de l'œuvre[3]. »

---

[1] Paul FIERENS, « *Détours*, par René Crevel », *La NRF*, nov. 1924, pp. 631-632.
[2] René LALOU, « De quelques livres », *Le Journal littéraire*, 11 oct. 1924, p. 9.
[3] Albert THIBAUDET, « Les lettres », *Europe nouvelle*, 1er nov. 1924, p. 1468. Les trois extraits de critique proposés ci-dessus pour *Détours* le sont depuis les *O. C.*, t. 2, *op. cit.*, pp. 10-12.

Mon corps et moi

Jean Dorsenne (*Les Nouvelles Littéraires, artistiques et scientifiques*, 1926)

> C'est une confession bien émouvante qu'il nous donne dans *Mon corps et moi*. Une confession ? Plutôt une méditation sur soi-même. Ce n'est point un roman. Que l'on n'y cherche pas une intrigue habilement filée avec des personnages objectivement décrits. Les amateurs « d'histoires » ayant un commencement, un milieu et une fin [...] seront déçus.
> [...] Jean-Jacques Rousseau passa, dans son temps, pour avoir fait preuve d'une certaine audace en relatant ses défaillances sensuelles [1]. Piètre audace ! M. René Crevel se confesse aussi mais quelle âpreté dans ses révélations ! Certes, il faut le dire, la franchise de René Crevel effraie et la lecture de ce livre ne saurait être conseillée qu'avec prudence. / Mais cette réserve faite, pour rassurer les esprits chastes, ne craignons pas de proclamer que jamais la « misère » de l'homme pour parler comme Pascal, n'a jamais été exprimée avec autant de puissance.
> [...] *Mon corps et moi* est un remarquable document sur le spleen contemporain. L'inquiétude et le dégoût de l'auteur aboutissent à une irrémédiable tristesse. À maintes reprises, l'auteur semble attiré par le suicide autour de qui il rôde, comme le papillon près de la flamme. Le suicide est la conséquence logique de l'inquiétude douloureuse du héros de *Mon corps et moi*. Mais heureusement on n'est pas toujours logique dans la vie[2].

Henry Bidou (*Vogue*, 1926)

> Un des plus remarquables parmi ces romans nouveaux me paraît celui de M. Crevel, *Mon corps et moi*, qui n'est autre chose qu'une méditation dans une chambre d'auberge et une revue des raisons de vivre. Le problème : Pourquoi vivons-nous ? se pose à l'esprit de ces jeunes gens comme il s'est posé à leurs aînés de 1890. Ceux-ci avaient répondu en inventant la religion de la souf-

---

[1] Le chroniqueur évoque *Les Confessions*, un des ouvrages les plus célèbres de Jean-Jacques Rousseau (1712-1778). À propos de ce livre, Crevel écrivait à Marcel Jouhandeau en 1927 :

> Je relis Rousseau. Quels mensonges que *Les Confessions*. Je n'aime pas ce masturbé [il le cite pourtant plusieurs fois dans ses écrits d'une manière clairement plus flatteuse !]. Le juif de Turin, le curé de Lyon, la Warens, tous ceux qu'il a excités, qu'ont-ils trouvé dans ce fourbe aux mains moites ? Et je gage que l'histoire des 5 enfants abandonnés c'est du mensonge. Rousseau, c'est un bronze de Barbedienne. Il s'appelle Jean-Jacques comme les femmes qui mettent de la lingerie exagérément innocente [a].
>
> [a] « Lettre à Marcel Jouhandeau, Davos, Suisse (s. d., juillet 1927) », *René Crevel – Lettres de désir et de souffrance*, *op. cit.*, p. 64.

[2] Jean DORSENNE, « Mon corps et moi par René Crevel », rubrique « Essais », *Les Nouvelles littéraires*, 20 fév. 1926, p. 3.

france humaine. La réponse d'aujourd'hui a l'éternelle question n'est pas encore connue. Mais c'est déjà un fait considérable que cette question inquiète, une fois de plus les esprits[1].

Denis de Rougemont (*Revue de Genève*, 1926)

Les témoignages ne manquent pas sur la détresse morale de la génération surréaliste. Mais tandis que la plupart en sont encore à des symboles équivoques et, quoi qu'ils en disent, « artistiqués », — ils n'osent plus le mensonge de l'art, et pas encore la vérité pure — Crevel décrit sans aucune transposition romanesque le trouble caractéristique de sa génération. Terrible aveu d'impuissance, il n'a plus même la force de l'hypocrisie. Isolé dans un hôtel perdu, avec son corps qui se souvient — « mémoire, l'ennemie » — avec une intelligence dont la triste profession est de détruire le désir qu'elle excite par curiosité passagère, il monologue. « Oui, je le redirai, tous mes essais furent prétextes à me dissoudre, à me perdre. » Vouloir la vérité pure sur soi, c'est se refuser à l'élan vital qui nous crée sans cesse : l'analyse de sa solitude le laisse en face de quelques réactions physiologiques dont la pauvreté le rejette dans une angoisse qu'il nomme « élan mortel ». Cette inversion de tout ce qui est constructif et créateur, voilà je pense le véritable désordre. Une intelligence parvenue au point où elle « ne semble avoir rien d'autre à faire que son propre procès », une intelligence qui se dégoûte, tel est le spectacle que nous dévoile cyniquement René Crevel. Il en est peu de plus effrayant.

Ah ! Seigneur, donnez-nous la force et le courage
de contempler nos corps et nos cœurs sans dégoût
implorait Baudelaire. Encore avait-il le courage de prier[2]...

---

[1] Henry BIDOU, « Avec les livres », *Vogue*, 1er sept. 1926, p. 46, 48.

Cinq photos en N&B surplombent le titre de la rubrique, p. 39 : la photo centrale, de Man Ray, est celle de Jean Cocteau de profil, en majesté, tel un suzerain ; elle est accompagnée de part et d'autre par quatre photos, François Mauriac (à gauche haut), André Maurois (à gauche bas), M. de Montherlant (à droite haut), René Crevel (à droite bas), tels des vassaux. Qu'a dû penser Crevel en se voyant ainsi plaqué en compagnie de tels auteurs ?

[2] Denis de ROUGEMONT, « René Crevel, Mon corps et moi », *Revue de Genève*, mai 1926, *in* Bibliothèque universelle et Revue de Genève, Genève, pp. 662-663.

La mort difficile

Philippe Soupault (*Les Feuilles libres*, 1926)

« Toutes les critiques que l'on pourra adresser à ce livre prouveront que ceux qui les font ont peur de la sincérité ou qu'ils négligent ou craignent la richesse d'un pareil document. / Ce livre est à mon avis de ceux qui apportent un sentiment réel du tragique et qui obligent à considérer la douleur humaine autrement que comme un jeu d'esprit[1]. »

Maurice Parijanine (*L'Humanité*, 1926)

« C'est une belle prétention que de se dire audacieux et de suivre tout simplement la mode mondaine ; ceci est le livre malsain, spécialement confectionné pour des malades qui pullulent, pour les snobs du vice, pour les oisifs et les esthètes. Prétexte, celui de toutes les époques de décadence : observation des mœurs de mon temps. M. René Crevel a du talent. C'est malheureux pour lui[2]. »

Denis de Rougement (*Revue de Genève*, 1927)

> Le jeu de tout dire est une des plus tragiques inventions de l'inquiétude actuelle. Sous couleur de démasquer l'humain, et par l'acharnement angoissé qu'on y apporte, l'on en vient à une conception de la sincérité qui me paraît proprement inhumaine. Tout dire, vraiment ? C'est l'exigence d'une détresse cachée ; elle fait bientôt considérer toute joie comme illusoire et livre l'individu pieds et poings liés à l'obsession qu'il voulait avouer pour s'en délivrer peut-être. Cette sincérité ne serait-elle à son tour que le masque d'un goût du malheur ? Le sujet profond de ce roman, où l'on voit comment Pierre en vient à sacrifier Diane, son apaisement, pour Arthur, sa « maladie », c'est encore l'« élan mortel » que décrivait *Mon corps et moi.*
>
> Quand l'analyse féroce de Crevel fouille les pensées de Pierre ou de Diane, les gestes d'Arthur, le roman vit et nous touche par la force de ce tourment ou de ce sauvage égoïsme ; mais qu'elle s'acharne sur le détail dégoûtant et mesquin de certains milieux bourgeois, et l'on voit bien que l'auteur n'est pas encore détaché de la matière pour en tirer une œuvre d'art. La sincérité audacieuse mais sans bravade qui donne à ce livre sa valeur de document humain, nuit à

---

[1] Philippe SOUPAULT, *Les Feuilles libres*, n° 44, nov.-déc. 1926, pp. 122-123.
Extrait de cette critique depuis les *O. C.*, t. 2, *op. cit.*, pp. 164-165.

[2] Maurice PARIJANINE, « René Crevel, *La mort difficile* (Simon Kra) », « Notes bibliographiques », *L'Humanité*, 23e année, n° 10227, 11 déc. 1926, p. 4.
La critique est reproduite dans son intégralité.

sa valeur littéraire. Je n'aime guère ce style abstrait, semé de redites et d'expressions toutes faites qui trahissent une écriture hâtive. Mais il y a dans l'œuvre de René Crevel un sens de la douleur et un sérieux humain qui forcent la sympathie[1].

Babylone

Même si elles sont de qualité, nous n'avons pas cru bon livrer les deux critiques des deux grands amis de René Crevel, Georgette Camille (dans *Le Rouge et le Noir* de décembre-janvier 1927-1928) et Georges Poupet (dans *Les Nouvelles Littéraires, artistiques et scientifiques* de juin 1928[2], p. 3) dont les liens chaleureux entretenus avec l'auteur biaisent forcément leur regard critique ; nonobstant cette réserve, on peut les lire intégralement dans les *O. C.*, t. 2, pp. 280-283.

Georges Altman (*L'Humanité*, 1928)

Babylone roman d'un jeune écrivain, René Crevel. Chez Crevel, comme chez quelques autres de son âge, et qui aiment le domaine encore peu exploré de la fantaisie et du merveilleux, il y a, certes, une sorte de spontanéité ingénue dans la façon de parler des êtres et des choses. Alors que tout semble attendu, prévu, connu d'avance dans la plupart des romans d'aujourd'hui, il est quelques auteurs qui nous donnent encore parfois le bonheur de la surprise. Une phrase enfin, une idée, une image qui semblent peut-être ne pas encore avoir été dites ! Cela, quoi qu'on en pense, est déjà quelque chose et comporte, tout de même, quelque espoir, surtout quand l'art s'applique à une vision souvent cruelle et juste d'un monde ou d'un milieu donné. Babylone : une famille bourgeoise, qui a dans son sein, le « scandale » dont on parle, avec une colère sourde, à la table de famille, devant l'enfant qui écoute et qui, seul, la nuit, en médite et en rêve.

Dans la vie grise et terne de ce milieu, une femme Cynthia, a donné l'élément de trouble, en s'enfuyant avec le père. Et cela nous vaut des tirades pontifiantes du chef de la famille, savant psychologue qui parle avec une onction indignée du fugitif, « cheville ouvrière de ce douloureux branle-bas », ou autres formules d'une ironie assez dure dans leur platitude voulue, faisant ressortir d'autant plus les phrases fougueuses et fraîches d'images et de rythmes que Crevel fait dire à l'enfant — seul élément de pureté et de poésie dans cette atmosphère frelatée et factice.

Au jardin bien ordonné et trop connu de la grand-mère extasiée devant « ses fleurs », l'enfant préfère le salon « Louis Philippart » où elle trouve « l'asile

---

[1] Denis de ROUGEMONT, « René Crevel, *La mort difficile* », mai 1927, *in* Bibliothèque universelle et Revue de Genève, Genève, p. 690.

[2] L'article est accompagné d'une photo de l'auteur prise de trois quarts et sur laquelle son regard est fortement dirigé vers la droite.

d'ombre, le cube de fraîcheur où elle peut oublier l'insulte flamboyante du jour ».
Et tout le livre n'est que le récit de cette recherche de solitude, dans une nuit de rêve, d'une âme qui fuit le jour trop connu, brutalement banale, de la vie apparente et superficielle qui anime, soi-disant, cette famille.
En cela, quelques images et quelques surprises qui donnent à Babylone un accent de jeunesse et de révolte reposant des tisanes habituelles[1].

Êtes-vous fous ?

Pierre Bost (*Jazz*, 1929)

Ce mélange bouillonnant surprend, amuse, irrite. Trop de maladroits se sont essayés à de tels jeux de la plume et de l'esprit pour qu'on n'éprouve pas, d'abord, quelques méfiances.
Cela admis, [...] il est certain qu'*Êtes-vous fous ?* est presque une parfaite réussite. Je dis *presque*, car il m'est impossible d'accepter tout à fait ces acrobaties même réussies, et ces jeux qui, parfois, ne sont encore que des jeux. Mais en bien des passages, on sent derrière tout cela un fond solide, de pensée ou de passion[2].

Pierre Unik (*Variétés*, 1929)

Avant tout un livre vaut pour moi comme signe de vie. C'en est un que nous donne René Crevel, un signe émouvant entre tous, d'une vie qui n'est pas mélancolique, qui n'est pas joyeuse, mais amère et explosive et brisante, traversée de bonaces et de tempêtes, de nuits noires lugubres et de comètes, de matinées atones et de rencontres qui clouent sur place, de visions désespérantes sous les averses de mot futiles, de flammes et d'éteignoirs, de patience et de colère, mouvement giratoire sous la grande ombre de l'amour. La vie telle que certains la vivent « puisqu'il n'est pas, sur la terre, de paix parmi les hommes, même et surtout de bonne volonté ».
« Un poète a imaginé deux miroirs bien en face l'un de l'autre, sans rien dans l'intervalle, sinon un regard libre de tout corps, de toute chair, pour que ne fut plus réduite à des mots la notion d'infini. » C'est Crevel qui parle.
Ce qu'on a quelque temps appelé l'Esprit Nouveau, cette transfiguration des rapports logiques et sensibles, devait en fin de compte se révéler le masque d'une idée morale qui par éclairs brefs suivis parfois de longues ténèbres se découvre aux yeux des plus forts et des plus sincères. « Première sincérité depuis des siècles et des siècles », dit Crevel. Les grandes vérités morales ne

---

[1] Georges ALTMAN, « Les livres. Romans de jeunes. Essais sur la Russie nouvelle. », *L'Humanité*, 11 juin 1928, p. 4.
[2] Pierre BOST, « Les livres », *Jazz*, n° 7, 1929, p. 344.

peuvent naître que dans la violence, parmi les coups et le sang. Que René Crevel l'ait compris et l'ait dit, voilà ce qui justifie parfaitement son dernier livre[1].

J.-B. Séverac (*Le Populaire*)

Ne pourrait-on pas retourner à l'auteur la question qu'il pose à ses lecteurs en manière de titre ? Oui, s'il n'y avait dans ce livre que le décousu de sa trame et l'incohérence de ses situations. Mais comme on y trouve aussi quelques pages sensées, animées de fine satire ou de saine gaieté, on attendra la suite de la production de M. Crevel pour juger plus gravement de son équilibre mental[2].

Les pieds dans le plat

O. G. (*L'Intransigeant*, 1933)

Une demi-douzaine de chapitres franchement pornographiques ne servent ici que de prologue et d'appeaux pour qui aime les histoires poivrées. M. Crevel y conte les aventures de treize personnages qui, au septième chapitre, vont se mettre à table. L'auteur sera le quatorzième convive. Il prend la parole et – non sans rhétorique – développe longuement des thèses de propagande communiste[3].

Gérard Servèze (*Commune*, 1933)

L'élément récit (pour ne pas dire l'intrigue) de ce livre est assez inégal. Souvent le procédé apparaît, souvent aussi une note de sexualité malsaine se fait entendre. Par contre il faut signaler des pages de critique révolutionnaire, dans lesquelles l'auteur s'attaque à la société capitaliste, qui sont remarquables, tant du point de vue de la vivacité du style, que de l'acuité des idées. (Voir notamment les pages 227 à 303). Crevel aborde là le vrai sujet et avec un talent indéniable[4].

---

[1] Pierre UNIK, « *Êtes-vous fous ?* par René Crevel », *Variétés*, 15 août 1929, année n° 4, pp. 303-304.

Cet extrait de critique et le précédent, depuis les *O. C.*, t. 2, *op. cit.*, pp. 380-383.

[2] J.-B. SÉVERAC, « Livres et revues – Carnet du lecteur », *Le Populaire*, n° 2284, 8 mai 1929, p. 4.

[3] O. G. (?), « *Les pieds dans le plat*, récit par M. René Crevel, Éditions du Sagittaire », *L'Intransigeant*, 54e année, n° 19504, 30 nov. 1933, p. 11.

Critique reproduite *in extenso*.

[4] Gérard SERVÈZE, « René Crevel. *Les pieds dans le plat*. (Éditions du Sagittaire) », rubrique « Revue des livres », *Commune*, juillet 1935, n° 1, hors série, p. 75.

Daisy Fellowes (*Les Nouvelles littéraires*, 1933)

Un soir, j'ouvris imprudemment un livre qui se trouvait, avec mon courrier sur mon lit. Plus question de sommeil, ce livre avait une saveur pimentée toute différente de mes lectures habituelles. Et au piment se mêlait un charme incontestable. [...]

Tout d'abord, il me sembla retrouver l'atmosphère de mes premières études. Je poursuivis ma lecture. J'étais bien revenue à la grande tradition des contes de fées. [...]

Les personnages qui se livrent à des évolutions passionnelles dans la lumière aveuglante du Midi sont un jeune lord adolescent sans autre costume qu'un petit caleçon assorti à la lumière du jour. Une imposante dame en noir, sa marraine, archiduchesse par le mariage, Tchécoslovaque par le cœur et paneuropéenne par l'intelligence. Une duchesse Esperanza, ancienne charmeuse, un tantinet préraphaélite ; une romancière populiste et un ménage américain, prêt à se ruiner pour commettre un acte gratuit.

Lorsque tout ce beau monde est enfin réuni à un banquet qui est un bouquet de feu d'artifice avant l'étincelle, quelqu'un pousse un cri : « On est treize à table... » Quel sera le quatorzième convive ? À l'instant même, sans attendre la réplique, tous les personnages, jaillis des profondeurs de l'inconscient et prenant les proportions monstrueuses des animaux en baudruche remplissent la scène de leur confusion et de leurs clameurs, à la manière de la révolte des cartes à jouer dans *Alice au pays des merveilles*. M. René Crevel, surpris et charmé par ce vacarme à allure de révolution, se complaît à pousser les choses au pire, mais il se retourne de temps en temps pour sourire à sa propre image, et c'est, dans ce livre surprenant, ce qui me plaît le plus. Il se regarde, sans le moindre narcissisme. Car ce n'est pas du narcissisme que de se promener dans son propre jardin.

Ma conscience me pousse à ajouter en guise de caution que ce livre qui dégage par endroits une assez forte odeur animale n'est pas recommandé aux personnes sensibles, il ne serait pas non plus du meilleur goût de le mettre dans les mains débiles des nouveau-nés ou sur les genoux séniles des vieilles gens. Cependant les hommes et les femmes le liront sans danger et même, je l'espère, avec un certain plaisir[1].

---

[1] Daisy FELLOWES, « *Les pieds dans le plat* par René Crevel », rubrique « Romans », *Les Nouvelles littéraires, artistiques et scientifiques*, 3 juin 1933, 2e année, n° 555, p. 3.

Cet article – accompagné d'une photo de Crevel, de trois quarts, à l'expression grave –, est difficile à réduire. Mais pour une fois que nous avons trouvé une critique littéraire écrit par une femme, nous sommes heureux de la livrer ainsi.

Daisy Fellowes (Marguerite, 1890-1962) a possiblement croisé Crevel lors des soirées parisiennes. Auteure (quelques romans), journaliste, elle est connue pour ses idées socialistes malgré sa haute naissance (fille du duc Decazes et d'Isabelle Singer, la riche héritière des machines à coudre...). Sa vie est un roman.

2. Les essais

Pour les essais, nous ne nous intéressons qu'à la réception de deux d'entre eux, *L'Esprit contre la raison* et *Le clavecin de Diderot.*

L'Esprit contre la raison (1927)

Georges Sebbag (*Mélusine*, 2002)

> Selon Valéry, l'esprit moderne qui soufflait le chaud en 1914 avait été passablement refroidi durant la guerre. Il entrait en crise. Il n'était plus question d'une coexistence des différences ou des oppositions. Toutes les mentalités, toutes les idées avaient été chahutées, aussi bien la culture européenne que la science, l'idéalisme que le réalisme, les croyances religieuses que les retranchements sceptiques. On trouvera chez René Crevel un sentiment semblable de tournis devant les frasques de l'histoire et de la raison. Y avait-il en 1919 un espoir de redresser la barre de l'histoire, de surmonter la crise de l'esprit ? La question formulée par Valéry allait être reprise en 1926 par Crevel dans *L'Esprit contre la Raison.* Disons tout de suite que Crevel entend penser avec les mots de Valéry pour les retourner contre Valéry.
> [...]
> Donc, au sortir de la Grande Guerre, Valéry diagnostique une crise grave et profonde de l'esprit. [...] « Mais l'espoir, dit-il, n'est que la méfiance de l'être à l'égard des prévisions précises de son esprit. » Valéry maintient donc son diagnostic de crise de l'esprit en écartant à l'avance toute objection frappée des couleurs de l'espoir. Le sentiment d'espoir n'étant que la dénégation des prévisions acérées de l'esprit. Qui se réfugie dans l'espoir se refuse d'y voir clair. Par trois fois la sentence valéryenne contre l'espoir est convoquée dans le manifeste crevellien *L'Esprit contre la raison.* Citée d'entrée de jeu, elle est certes revendiquée mais pour être réinterprétée et retournée contre son auteur. Alors que pour Valéry, l'esprit est inséparable de la raison, pour Crevel, la raison doit être mise au ban de l'esprit. C'est pourquoi sont aussitôt pointés les « méchancetés de l'intelligence », les « syllogismes truqués », les « principes à double fond », bref toutes les raisons sournoises de la raison. Et ces tricheries ou ces mensonges de la raison sont solennellement dénoncés comme « un véritable crime contre l'esprit ».
> [...]
> Et lorsque Crevel parvenu au terme de *L'Esprit contre la Raison* cite une troisième fois la sentence de Valéry contre l'espoir, il s'approprie entièrement la citation. Est poète celui qui étreint l'ombre et non la proie, le désespoir et non l'espoir, est surréaliste celui dont les ruses de la raison n'amadoueront jamais la liberté de l'esprit.
> Une seconde phrase, tirée de « La crise de l'esprit » a requis Crevel : « Un frisson extraordinaire a couru la moelle de l'Europe ». Le poète surréaliste, sans citer sa source, applique cette secousse qui fait frémir l'Europe à l'individu écartelé entre la raison et l'esprit : « Tout au long de sa moelle court le

frisson des certitudes négatives [...] ». Mais, plus loin, la phrase sur le frisson sera prise à charge contre son auteur. Crevel se démarquera de Valéry en réfutant le concept de « crise de l'esprit ».

[...]

Arrêtons là cette attaque en règle. Il y a certes une crise politique ou économique. Mais pour Crevel les malheurs de l'Occident ne suffisent pas à décréter une crise de l'esprit. L'esprit n'est pas en panne. À preuve, l'esprit de l'Orient. À preuve, l'esprit surréaliste ou dada-surréaliste[1].

Marie-Paule Berranger (Préface, 2012)

L'Esprit contre la raison est un texte véhément et inspiré qui porte le lecteur, sans qu'il puisse nécessairement situer son urgence, ni son actualité au cœur de l'œuvre de Crevel [...].

L'Esprit contre la Raison associe de courts paragraphes, de longues citations et de grands morceaux de bravoure dont certains ont été testés ailleurs ; il nourrira à son tour deux conférences données à Londres, plusieurs articles [note VI : « On trouve les mêmes exemples et quelques formulations chocs dans "Pour la simple honnêteté", article paru dans *Les Cahiers du mois* n° 21-22 en 1926. »] et même des diatribes insérées dans les romans. Cette plurigénéricité permet une sorte de martèlement polémique mais aussi une élaboration du sens : un cas particulier, une intuition frappante, rencontrent en s'essayant en plusieurs contextes, le lieu et la formule.

[...]

On sent en effet dans ce texte toute la colère qui anime René Crevel ; l'écriture, déconcertante par ses métaphores filées jusqu'à la déraison, produit un effet d'accélération et de vertige. À tout instant l'image s'autonomise, se ramifie en associations secondaires que l'emprunt d'un mot du lexique de Valéry, de Barrès, de Breton, de Rimbaud, pour peu qu'on le reconnaisse comme tel, relie à la démonstration souterraine. Crevel prêche par l'exemple : se laisser porter par l'écriture plutôt que de cultiver l'illusion de maîtrise permet l'illustration en acte de la nouvelle définition de l'esprit qu'il entend poser. Une belle envolée lyrique fait ainsi de la raison un abri médiocre, une masure à toit de chaume qui permet de se garder de l'aventure d'être. Un peu plus loin lui est opposée l'image de l'oiseau, métaphore de l'esprit. Ces représentations très visuelles, voire stéréotypées, de l'envol léger de l'esprit loin de la maison-raison, rustaude et massive, attachée à la glèbe, reprennent l'opposition du titre au moment où l'on croyait s'être définitivement éloigné du sujet.

[...]

On entendra enfin dans cette écriture véhémente, au-delà de la volonté de sauver l'Esprit des œillères de la Raison, la volonté de rappeler avec une force bouleversante la part du corps. La perception douloureuse d'une inadéquation

---

[1] Georges SEBBAG, « René Crevel métaphysicien », *Mélusine*, n° 22, mai 2002. Conférence prononcée lors du colloque international « René Crevel ou l'esprit contre la raison », dir. Jean-Michel Devésa, Bordeaux, 21-23 nov. 2000.

physique au monde, d'une insatisfaction ontologique rappelle, dans sa violence, les expressions du mal-être d'Artaud. Ici, l'intérieur fait exploser l'enveloppe charnelle étriquée ; l'armature bloque l'expression de l'infini. Cette dualité éprouvée, à travers le divorce entre le corps et l'être, ce clivage du sujet, non identique à soi-même, viennent pulvériser l'illusion de maîtrise et d'unité du sujet qui fonde la rationalité[1].

Le clavecin de Diderot (1931)

Voici ce qu'en disait son premier éditeur, **José Corti** :

> J'aurais pu réimprimer *Le Clavecin de Diderot* que j'avais publié en 1931. J'ai fait plus qu'y songer ; mais j'en ai suspendu la composition déjà commencée parce qu'une dernière réflexion m'a fait comprendre que cette réédition n'aurait pas servi la mémoire de Crevel. Pour quelques bonnes pages, *Le Clavecin* en compte trop de puérilement antireligieuses. Je dis bien puérilement. Parlez-moi d'un pamphlet, d'une attaque bien charpentée, étayée d'arguments d'au moins solide apparence. Mais des injures de collégien ! Je n'ai pas voulu aider à barbouiller de crachats un Dieu et une Vierge auxquels, après tout, on a tout loisir de ne pas croire ! Si l'on veut attaquer, qu'on frappe fort et haut ; qu'on ne crache pas[2] !

G. B. (*La Critique sociale*, 1933)

> La psychologie moderne admet l'existence d'actes dont les intentions profondes, inconscientes, sont contraires aux intentions apparentes. *Le Clavecin de Diderot* est un pamphlet apparemment dirigé contre la société bourgeoise, sa sottise et ses confusions, mais l'auteur n'aboutit qu'à trahir sa propre sottise et, en même temps, la profonde insuffisance intellectuelle du surréalisme auquel il se réfère. De ce mouvement, il s'évertue, d'un bout à l'autre de son malheureux petit livre à faire connaître les côtés les plus dérisoires : la facilité prétentieuse, l'incapacité de résister au plaisir de faire le malin, de jouer un rôle de caniche mal élevé mais caniche. Il est probable que René Crevel n'a pas toujours eu qu'à se louer de ses rapports avec le surréalisme et que cela le satisfait aujourd'hui, sous couleur d'apologie, de le confondre avec l'absurde capharnaüm où il égare ses bavardages.
> Il faut également supposer une rancune inconsciente mais vivace contre Marx, Engels et Lénine (dont l'évolution du surréalisme lui a imposé la doctrine) pour expliquer une abondance de citations déplacées — et ainsi ridicules — d'auteurs qui n'ont absolument rien de commun avec sa littérature de malade

---

[1] Marie-Paule BERRANGER, Préface, *L'Esprit contre la raison*, *op. cit.*

[2] José CORTI, *Souvenirs désordonnés*, Paris : Éditions José Corti, 1983 (234 p.), pp. 223-224.
José Corti était le directeur des Éditions surréalistes où furent publiés la plupart des tracts et autres fascicules surréalistes, et plusieurs auteurs surréalistes dont René Crevel.

énervé. Ayant employé leurs principes — à la lumière desquels tout ce qu'il est personnellement se détruit —pour se châtrer lui-même, il ne fait en cela que suivre l'exemple d'un grand nombre de jeunes bourgeois, mais il n'a pas eu le courage, assez commun, de faire cette opération proprement et discrètement : une fois déchu à ses propres yeux, il cherche obscurément à entraîner tout ce qui l'a abattu dans la misère comique où il patauge. De telles comédies peuvent être moins odieuses en soi que les comédies bourgeoises elles-mêmes (on peut à la rigueur savoir gré à René Crevel de préférer son sinistre petit jeu à celui d'un homme de lettres à tout faire) elles n'en sont pas moins intolérables. G.B[1].

IV. René Crevel et l'écriture

Au fil de notre texte, nous avons souligné l'originalité de l'écriture crevellienne et en avons souligné certains traits que nous n'allons donc pas répéter. En revanche, il semble pertinent de donner à lire différents regards portés par les critiques d'hier et d'aujourd'hui.

Claude Prévost (*L'Humanité*)

> Enfreignant les consignes quelque peu dogmatiques de Breton, qui interdisait le roman (genre « bourgeois » !) à l'activité des surréalistes, Crevel a laissé quelques romans superbes. Sa prose couvre un immense registre, du burlesque au macabre. Cette prose rapide et souple, trouée parfois de fulgurantes métaphores, donne forme à la dérision et aux plus vifs mouvements du cœur, à toutes les nuances de la passion et du désespoir le plus nu, soumis à la tentation de la mort volontaire qui est toujours là, accueillante[2].

Marie-Paule Berranger (Préface)

« L'écriture de Crevel se manifeste comme une écriture de montage : on a souvent noté les reprises et recyclages qui lient les différents ouvrages de Crevel[3]. »

---

[1] G. B. [Georges BATAILLE], « René Crevel : *Le clavecin de Diderot* (Paris, éd. Surréalistes, in-16, 168 p.) », *La critique sociale*, n° 7, janvier 1933, p. 50.

Nous avons donné un extrait de cette citation dans le premier chapitre où l'on a pu voir la colère que déclencha chez Crevel la lecture de cet article en forme de coup bas, comme il faut sous la taille. L'auteur de cette critique a-t-il eu honte de signer son vomi typographié de son nom qu'il a préféré courageusement enfourrer dans le préservatif des initiales ?

[2] Claude PRÉVOST, *L'Humanité*, s. d. (*circa* fin des années 1970), *L'Esprit contre la raison et autres récits surréalistes*, *op. cit.*, rabat de la quatrième de couverture.

[3] Marie-Paule BERRANGER, Préface, *L'Esprit contre la raison*, *op. cit.*

Michel Demangeat voit dans les romans de René Crevel « les points essentiels d'une structure identique » :

– essai d'arrachement violent ou surtout méprisant du milieu familial « je suis heureux que mon regard n'ait point accepté pour le limiter à droite et à gauche les premières idées venues c'est-à-dire celles de la famille ». L'insupportable dictature des préjugés, des goûts et des comportements momifiés s'allie contradictoirement (*doble bind* [*sic*]de l'école de Palo Alto !) dans ces familles à la folie, aux ruptures de ton et de style, au suicide ;
– les tentatives amoureuses ne permettent en rien d'envisager une union durable. Refus de vivre avec Diane ou avec Cyrilla (*Détours*), refus de l'enfant « et dire que cette passante pourrait me donner ma photographie ! un fils. J'ai peur. Deux sous dans la fente. Et dans neuf mois, mon portrait en résumé » (*Mon Corps et moi*) ;
– alors les héros de Crevel vont se perdre dans le tourbillon du « monde » de leur époque chez la « dompteuse » roumano-scandinave ou dans la réception des *Pieds dans le plat* où Ezra Pound retrouve « l'abondance, la perception universelle et globale de la caricature absolument inepte qu'était le Paris d'après-guerre » et encore d'Ezra Pound « il était l'éternelle jeunesse, à la traîne d'une époque à douze queues plongée dans les maudits boas à plumes, les tournures, etc. laissés pour compte, bon dieu, pas le foutu XIXe siècle pour étouffer le début du vingtième, le premier quart et un peu plus ». « Mais il ne la respectait pas au point d'en cataloguer tous les gâteaux moisis, les gommeux, les meringues dans les cendriers ». / Errance ! malheur d'un enfant du siècle ! ;
– la solitude, la rêverie, le fantastique… la maladie… l'errance dans les rues de la ville bienveillante…des tentatives de prières avortées (*Mon Corps et moi*), un commentaire d'Amiel « tout paysage est un état d'âme », …l'écriture parfois… … la solitude, la mort.

De sa propre enfance Crevel nous donne l'écho à travers la souffrance et la révolte de ses personnages. Il démontre ainsi que la création est en soi révolte, refus, tout à la fois reniement des rites familiaux et tentative de reconstruction de ces demeures d'exil dont les seules habitables et… durables auront été les romans de René Crevel[1].

Jacqueline Chénieux-Gendron (*La République des Lettres*)

L'écriture romanesque de Crevel est d'une extrême originalité. Méfiant, comme tous les surréalistes, à l'égard du roman, qui facilite les solutions imaginaires face aux problèmes éthiques ou politiques que nous avons à affronter, il invente un style en pot-pourri qui conjugue le ton pamphlétaire et l'interrogation introspective dépourvue de complaisance. Il y ajoute une aptitude étrange à jouer avec les mots pour leur faire produire des épisodes narratifs.

---

[1] Michel DEMANGEAT, « Le "folklore de foyer" et la "mort difficile" de René Crevel », *in* Claude BARTHÉLÉMY et Michel DEMANGEAT, « Le roman familial et son expression littéraire, René Crevel », *Imaginaire & Inconscient*, 2006/2 n° 18, pp. 55-70.

Parfois, des métaphores donnent lieu à des tableautins : ainsi dans *Babylone*, un grand-père, déchu de son autorité débonnaire, frissonne comme la Grèce à l'annonce de la mort de Pan. Dans le même roman, une petite fille reste perplexe devant le mot « roulure », par lequel les adultes stigmatisent la conduite de la femme de chambre : il s'ensuit une séquence de cosmologie rêveuse, où la terre roulant dans l'espace se laisse amputer de copeaux fabuleux. Dans *Êtes-vous fous ?* nombreux sont les épisodes construits sur des métaphores filées. Le roman en acquiert une dimension fantastique. Ainsi les poumons du narrateur, désigné sous le nom de Vagualame, sont assimilés à des oiseaux que la Ville essaie d'empoisonner. La toux est une flamme : dès lors les oiseaux doivent être des Phénix. Pas du tout, s'écrie la Ville, terrible mégère, ce sont des dindes. Si encore ils étaient des cygnes, lesquels, au moins, avant de mourir, produisent des chants réputés si beaux ! Dans *Les Pieds dans le plat*, ce mode d'écrire prend une dimension plus provocatrice encore, quand les refrains, chansons et proverbes servent de tremplins à des rêveries masturbatoires. Mêlant le goût de la cocasserie et celui du sarcasme, ce style débouche souvent sur des pages lyriques où l'émotion visionnaire l'emporte.
À ce titre, Crevel est proche de certaines pages des poètes du *Grand Jeu*, dont il a fugitivement été l'ami. Ainsi, dans *Les Pieds dans le plat*, l'évocation d'un fait divers — des Africains qu'un capitaine peu scrupuleux a embarqués comme passagers clandestins, grillant près des chaudières, puis jetés à la mer — laisse surgir comme une apothéose la vision d'une métamorphose : « Jambes de noyés, usées par le caprice invisible des lames, dans les précipices sous-marins, vous vous mettez à refleurir d'une vie transparente de nageoires. S'allument les monstres électriques. Points d'interrogation à tête de cheval, des hippocampes montent verticaux. Les algues s'élèvent en arcs de triomphe. » Guidé par ses lectures de Feuerbach, Hegel, Marx et Lénine, il se livre dans ce roman à une sévère critique des valeurs bourgeoises de la troisième République.
L'interrogation sur l' « échange », aussi bien l'échange entre personnes humaines que l'échange économique dans la société, fonde peut-être l'unité de cette œuvre attachante. La douleur des échanges humains s'étale dans les premiers récits, notamment dans *Mon corps et moi*. La douleur de blesser ceux qu'on aime est exprimée de façon lancinante, non moins que la douleur de savoir d'où procède cette impulsion qui ressemble à une fatalité[1].

V. René Crevel et le dessin

Nous tenons à signaler cet aspect de la créativité de l'auteur. À notre connaissance, ses dessins n'ont pas fait l'objet d'une publication anthume. Nous en avons personnellement fait la découverte tardivement, publiés dans les ouvrages sur Crevel. Sauf pour un ou deux dessins, sur une feuille consacrée au seul dessin, on remarque que Crevel avait souvent coutume d'enjoliver ses

[1] Jacqueline CHÉNIEUX-GENDRON, « René Crevel – Biographie », *La République des Lettres*, s. d. (page consultée le 26.08.2024), < https://républiquedeslettres.fr/crevel.php >.

lettres de dessins, souvent des petites caricatures. Dans ce que nous avons vu, il s'est portraituré deux ou trois fois. On est surpris par la sûreté du coup de crayon et par la justesse du dessin (posture, visage et son expression, etc.). Visiblement, à partir des fac-similés que nous avons consultés, il avait la même habitude pour ses manuscrits. « Indéniablement, la pratique du dessin est courante chez lui, et nous avons eu l'occasion de consulter chez différents collectionneurs ou dans des collections publiques, que le dessin a un véritable rôle chez Crevel[1]. »

Nous ne savons pas pourquoi René Crevel n'a pas approfondi ni exprimé ce talent, resté à l'état de génial balbutiement. Le lecteur intéressé trouvera des reproductions des dessins dans plusieurs ouvrages parmi lesquels *René Crevel - Les inédits*, *op. cit.*

VI. Florilège

Nous savons à présent que Crevel avait le don de la formule et de la métaphore. S'il fallait encore nous en convaincre, voici quelques fragments, en complément de ceux déjà donnés en amont, ordonnancés par ordre chronologique.

Certes, on peut considérer ce florilège comme étant le regard d'un lecteur (l'auteur de ces lignes) sur une œuvre dans laquelle un autre lecteur ira découvrir d'autres pépites... Il n'empêche, même si ce florilège ressemble à un carnet personnel où sont notées des citations picorées au cours de la lecture, il trouve toute sa place ici en ce sens qu'il donne à lire du Crevel.

Petites phrases jaillies de l'esprit déraisonnable de René Crevel

Quand de notre univers les débris minuscules
Eurent dans l'infini rejoint les corpuscules,
Un silence spectral ouata l'immensité
Où les astres roulaient avec sérénité.
Soudain on entendit une voix de gavroche
Essayer un éclat de ré en triple croche,
Si ténu qu'on eût dit un chant de linotte
Et l'on vit se dresser l'ombre de Sauvageotte[2].

---

[1] Alexandre MARE, « Cette curieuse solitude de René Crevel », *René Crevel – Les inédits, lettres, textes*, *op. cit.*, p. 27.

[2] *O. C.*, t. 1, *op. cit.*, p. 499.

Huit premiers vers d'un poème de René Crevel « Fin du monde » (1919) dont le manuscrit est conservé à la Bibliothèque littéraire Jacques-Doucet. Quant à « Sauvageotte », on aura re-

À propos de Diderot[1]

[...] Il faut se mettre à l'ouvrage, mais que faire ?... Un conte ? Un poème didactique ? Une tragédie ? Une comédie ? Un roman ? Un pamphlet ? Un traité de médecine ou de morale ? Machinalement, il répète : la morale, la morale... et soudain, sentant venir l'inspiration, de sa plus belle main, il écrit, sur une des feuilles préparées par la sollicitude de sa femme, le titre de ce traité qui fournira les cinquante écus nécessaires pour payer les dettes de sa belle maîtresse : *Traité sur le Mérite et la Vertu.*

« Un traité de morale », *L'Université de Paris*, n° 235, oct. 1921, p. 10.

Il fait enfin frais dans la rue. Elle luit des reflets du gaz. Elle est le dos d'un serpent. Sur un corps invertébré, elle se tend, peau qui doit être froide et sollicite l'épiderme fatigué des pieds.

« Nuit », *aventure*, n° 3, janvier 1922, p. 36.

Tout de même, je tiens à la vie. D'abord parce que l'amitié n'est pas toujours un rideau sans trous ; puis, à chaque saison, les femmes se transforment. Leurs robes sont leurs états d'âme ; et les miens, j'aime à croire, lorsque les tailles s'allongent et les sourires s'affinent. Vienne la saison des facilités ; nuages de tulle, nuages de cheveux, nuages de chair et tout alentour flotte la tendresse ; la volupté s'accroche aux branches de mes amis, pins parasols. Pour saisir au vol les caresses, mes doigts s'allongent, s'ouvrent et se ferment en bec de cygne.

Ib.

Tu as froid mais ne sais ni mourir ni pleurer.
Triste entre les quais méchants
que tout homme ici-bas méprise,
tu vas, fleuve des villes grises
et sans espoir d'océan.

Détours (1924), *op. cit.*, p. 42.

[...] Une lassitude a pour s'enrouler mieux autour de nous la subtilité d'un foulard.

Ib., p. 106.

---

connu Marcelle Sauvageot. Ce poème potache mêle à la mythologie grecque quelques condisciples de la Sorbonne parmi lesquelles Marcelle Sauvageot mais aussi Simone Ratel dont nous avons déjà parlé. Dans l'édition *René Crevel – Les inédits, lettres, textes, op. cit.*, le poème est publié comme étant une lettre, datée du 17 décembre 1919 adressée à son amie Marcelle ; il ne comporte pas de titre (pp. 33-35).

[1] La citation est extraite d'une courte nouvelle dans laquelle Crevel met en scène un Diderot inventé.

À propos de Stéphane Mallarmé (Texte écrit en 1924 qui était resté inédit)
Il a beau s'esbigner à saupoudrer de strass le sexe d'un faune en chaleur, l'histoire d'Antoine et Cléopâtre, des narines un peu subtiles (les miennes, pardi, puisque je suis un olfactif de naissance, un olfactif distingué) n'en reconnaissent pas moins cette bonne vieille odeur de couille en papier mâché, de foutre à l'encre (pas encore Waterman), de pubis hérissé de plumes Sergent-Major.

« Le cygne de Pau », *Feuilles éparses*, Paris : Éd. Louis Broder, 1965, pp. 34-36.

Les mots appris sont les agents d'une police intellectuelle, d'une Rousse [[1]] dont il ne nous est point possible d'abolir les effets. Effets bons ou mauvais ? La logique, la réflexion n'existent que faute de mieux.

« Révolution, surréalisme, spontanéité »,
Les Cahiers du mois, n° 8, janvier 1925, p. 17.

[...] La vie semble promise non à ceux qui s'accommodent des vieilles formules, mais à ceux qui ignorent ces formules.

Ib., p. 30.

Je n'étais pas fait pour la malédiction qui pèse sur ma vie et invente mille détails pour la bouleverser lorsqu'elle s'apaise.

« Lettre à Marcel Jouhandeau, Villard-de-Lans, mai 1925 »,
La mort difficile (1925-1926), *in* « Dossier », p. 178.

J'aimerais croire à quelque cagnotte de l'esprit, au patrimoine de l'humanité.

Mon corps et moi (1925), *op. cit.*, p. 41

La bouche est le gouffre où le plus voluptueux de notre chair a connu les doux naufrages et aussi les terribles tempêtes tout contre les rochers des dents.

Ib., p. 121.

Mon intelligence pourtant est grande et claire. C'est en elle que j'habite, c'est d'elle que je vois. Mais les vitres tristes qui la défendent contre le froid et le chaud, la pluie et le soleil, condamnent à l'anémie mon corps et mon cœur. C'est perpétuel, derrière l'intelligence et ses frontières, un exil. Nous voulons vivre. Nous n'avons pas la sensation, nous n'avons pas la certitude de vivre.

Ib., p. 161

Faute de ciel, les yeux prennent à témoin le plafond.

La mort difficile (1926), *op. cit.*, p. 19.

---

[1] Rousse en argot vieilli signifie la police.

L'amour, madame Blok, l'amour physique, c'est-à-dire la sorte d'amour dont sont seuls capables des hommes du genre de mon mari et les femmes qu'intéressent les hommes de ce genre, l'amour, madame Blok, est une chose assez dégoûtante. D'abord ça tache les draps si on ne fait pas attention, et puis ça sent mauvais.

Ib., p. 38.

Il s'est maintes fois répété que le plus grand don qu'une femme ou une jeune fille pût faire à un homme était justement ce baiser d'un ange qui par charité imagine les gestes d'une putain.

Ib., p. 74

Les rêves. Il les connaît tous depuis ceux qui font rire jusqu'à certains qui vous laissent, à l'aube, avec un visage où les larmes ont tracé des routes sans but.

Ib., p. 79.

Au reste, si Newton avait reçu sa pomme sur le nez, au lieu de la voir tout bêtement tomber à terre, qui sait si la modalité de cette chute ne nous eût point valu deux découvertes au lieu d'une ?

Babylone (1927), *op. cit.*, p. 51.

Les heures sont pavées de telles concupiscences que la minute ne sait qui choisir pour son caprice. Les voyous de la ville de chair ne font point de l'œil, mais de la bouche. En trois lippes ils résument toutes les possibilités labiales, et autres, puis sifflotent.

Ib., p. 165.

Et, parce qu'un poète a parlé dans la nuit le petit matin, tout à l'heure, sera moins aigre.

« Le poète et la nuit », *in* « Hommage à Léon-Paul Fargue »,
Les Feuilles libres, n°s 45-46, juin 1927.

Alors, je n'ai qu'à fermer les yeux, comme au temps de l'enfance, vous vous rappelez, lorsqu'on découvre que le noir est un mensonge, car, sous les paupières hermétiquement closes, mille astres minuscules, et cependant plus grands que le soleil, s'allument.

« Merci Paul Klee[1] » (1928).

---

[1] « Merci Paul Klee », *56 Œuvres de Klee*, Berlin : Éditions Galerie Albert Fleichtheim, mars 28 (102 p.), p. 7-10.

Un homme qui parle est un homme plein de trous. Il dit ce qu'il mettrait dans les trous. Dans mes trous, je ne veux rien.

« Réponse à un questionnaire[1] » (1929)., p. 67.

Les drogues ? / – Sûr que la Chiappesse [2] s'en fourre plein le nez. Son petit totomme chéri organise des rafles pour lui trouver de la respirette. C'est un prêté pour un rendu, car je suppose, tant il semble les aimer, que le Chiappe couche avec les sergents de ville et Madame a fait construire une maison de retraite pour la flicaille de volupté.

« À l'heure où l'écriture se dénoue », *Variétés*,
« Le surréalisme en 1929 », n° hors série, juin 1929, p. 12.

Il y a des boucheries, des boulangeries, des charcuteries, des épiceries, des teintureries, mais il n'y a pas de penseries [*sic*].

Êtes-vous fous ? (1929), *op. cit.*, p. 28.

Redevenez celui de jadis, le navigateur du sous-marin de cristal à pavois d'orgueil. Retrouvez ce bateau qui blessait les rochers.

Ib., p. 48.

Le populo, quand il parle d'un masturbé, dit qu'il se fait sauter la cervelle, comme si tout crâne devait se vider, dans un grand fleuve de pâleur opaline. Et quelles vagues sur ce flot pourtant épais. Le vent qui les soulève ne s'appelle ni foehn, ni mistral, ni sirocco. Il a retourné les plus lourds radeaux du désir.

Ib., pp. 145-146.

Que l'amour admirable ait, ne serait-ce qu'une seconde, éclairé une existence, voilà qui me suffit pour déclarer sa victoire sur la vie sordide.

« Réponse à une enquête sur le suicide »
La Révolution surréaliste, 15 janvier 1925, n° 2, p. 13.

Toute classification humaine, et celle surtout qui s'autorise du prisme des peaux, n'a jamais été, jusqu'à ce jour, que prétexte aux plus sinistres abus de confiance, et si le drapeau de la Révolution déjà claque noir sur ciel exsangue, c'est que bientôt le nègre exaspéré par la loi du lynch et tant d'iniquités entrera dans la mêlée, sans pitié pour la féodalité colonisatrice et missionnaire des visages pâles, cœurs pâles et tons incolores qui n'ont quand même pas réussi à dépigmenter le coloré.

« Bobards et fariboles », *Le Surréalisme au Service de La Révolution*,
n° 2, oct. 1930, p. 17.

---

[1] « Réponse à un questionnaire », texte en anglais traduit par Michel CARASSOU, *The Little Review*, vol. 12, n° 2, mai 1929, *in* « Dossiers », *L'Esprit contre la raison*, p. 67.

[2] Rappel. Sous ce sobriquet, Crevel désigne l'épouse du préfet de police de Paris, Jean Chiappe ; elle avait reçu le grade de chevalier de la Légion d'honneur en février 1929 en remerciement de ses bonnes œuvres (maisons de retraite, etc.), ce qui hérissa (nous usons d'une litote...) René Crevel.

Et maintenant que vous n'avez plus le Maroc, l'Exposition coloniale où puiser la satisfaction de désirs que vous croyez ceux d'un grand capitaine romain, de quelle pissotière officielle la Troisième République va-t-elle vous faire cadeau ?

« Du général au maréchal », *Le Surréalisme A.S.D.L.R.*, n° 3, décembre 1931, p. 28.

Cérébralisme et machinisme servent de couilles (en papier mâché s'entend) au modernisme officiel, tout comme pâturage et labourage furent les mamelles de la France de Sully.

Dalí ou l'anti-obscurantisme (1931), p. 10.

Le droit de la pensée à la paranoïa, quoi qu'en puissent dire nos Mussolini de l'hygiène mentale, est le même que celui d'un sexe en érection, à l'éjaculation.

Ib., p. 28.

Une très élémentaire politesse ne tolère ni la crasse des scrupules, ni les verrues des regrets.

Le clavecin de Diderot (1932), *op. cit.*, p. 166.

À propos de Paul Claudel

C'est la grande tradition claudelienne, dont le mâchouillis [*sic*] diplomatico-bondieusard, depuis tant d'années, s'efforce de convertir (on fait bien voter les morts) Rimbaud, en boule de gomme très catholique. / Quand on lui demande son avis sur le surréalisme, le poète ambassadeur (parce qu'il avait affaire à des vivants qu'il ne pouvait pas embigoter [*sic*] malgré eux) répondit par une grossièreté. / Au reste, le surréalisme, appel d'air, était bien fait pour, dès sa première phase, effrayer les grenouilles de bénitier, vous savez ces jolies petites bêtes sans cœur, sans rate, sans gésier, sans poumon et qui respirent avec la peau, celle du cul de préférence, car, alors, elles se respirent elles-mêmes dans ce qu'elles ont de plus caractéristique.

Ib., pp. 172-176.

[...] Rodin a [...] eu raison d'asseoir, en fait de penseur, devant le Panthéon des gloires nationales, un homme de bronze dont l'effort nous donne à penser que ça lui tombera des boyaux, plutôt que ça ne lui jaillira de la cervelle. [...]

Cette brute d'airain, sous son apparence de nudiste obtus, avec son anatomie d'adjudant, il est le digne successeur de Dieu, de l'Immobile, pour qui, étant donné ses attributs, la création n'est concevable que sous forme de divertissement fécal.

Ib., p. 262.

À propos du Maréchal Lyautey

Là-bas, dans le continent originel, avec leurs négrillons frères, des administrateurs, des généraux, et qui sait ? peut-être même ce maréchal qui a si bien mérité sa gloire romaine, ont joué, jouent, ou joueront à Je t'encule et tu me suces.

Ib., p. 207.

Dieu, c'était, c'est, ce ne sera jamais que l'immobile. Dieu, c'est l'immobile parce qu'il occupe tout le temps, tout l'espace et n'a donc à se mouvoir ni dans le temps, ni dans l'espace. / Il est celui qui ne bande pas, qui décide les plus fiers bandeurs à ne plus bander.

Ib., p. 243.

[...] Rastignac n'est que la part dévoratrice et Rubempré la part dévorée d'un seul individu [...].

Les pieds dans le plat (1930-1933), *op. cit.*, p. 112.

C'est le mérite des époques dites de décadence que d'éclairer d'une lumière exceptionnellement violente le conflit entre ce qui est et ce qu'il faudrait qu'il fût. Les contraires, la glace et la flamme, brûlent d'un même feu. Le monde s'embrase à coups de cristaux et d'incendies. Le monde s'embrase d'antithèses.

Ib., p. 182.

À force de fréquenter les vautours, il vous pousse des griffes déchiqueteuses, un bec dépeceur. On apprend à se défendre, à attaquer, si l'on n'a point le masochisme de vouloir se faire manger le foie, tel Prométhée, qui se laisse punir, qui se fait punir pour avoir inventé ce qu'il est, l'homme.

Ib., note [1], p. 185.

Pour diviniser l'égoïsme, de soi-disant philosophes n'ont-ils pas poussé la complaisance jusqu'à glisser un « t » isolateur entre deux voyelles qui se frottaient par trop obscènement leurs nez de sales petites fourmis avares. On avait l'égoïsme. On a l'égotisme, maintenant. On est bien avancé.

Ib., p. 186.

Il faudra verser des rasades et des rasades de tord-boyaux à tout un peuple avant de décider trois-cents de ses mâles à enfiler soutane et trois-cents de ses femmes à coiffer la cornette et vêtir la robe des sœurs de Saint-Vincent-de-Paul. Et encore, au beau milieu de la messe, les trois-cents négresses qui ne portent pas de linge, exaspérées par la bure qui leur gratte le cul, relèveront-elles, comme un seul homme, leur cotillon jusqu'au nombril.

Ib., p. 201.

Le fils doit continuer l'œuvre du père, c'est-à-dire accumuler tout ce qui a déjà été accumulé. Donc, quand sonne l'heure de procréer, il s'agit de trouver un vagin bien renté et vierge, cela va de soi, car tous ceux qui ont le sens de la propriété savent que posséder c'est être le premier occupant.

Ib., p. 205.

À propos d'Alphonse Lamartine

Des bolées de sa nauséabonde niaiserie, des tonnelées [*sic*] de son pieux purin, voilà ce que, de nos jours, on offre à l'enfance, à l'adolescence pour empoisonner leur soif de savoir.

Ib., pp. 210-211

* *
*

Œuvre restreinte par la force des choses, elle se répartit entre le roman, l'essai, la critique littéraire et artistique. À travers les citations et le Florilège, nous avons pu apprécier la richesse de la palette crevellienne.

De cette œuvre dense, originale et vive, nous avons tiré de nombreux extraits, les écrits de douleur, présentés dans le chapitre suivant.

* *
*

III. Les écrits de douleur

Au contraire d'un Antonin Artaud et d'un Joë Bousquet, « cahieristes » acharnés qui ont abondamment reproduit leurs souffrances, non sans impudeur, dans leurs livres, articles et lettres, René Crevel est resté presque discret sur les siennes dans ses livres où les maladies et leurs douleurs sont assumées par des personnages (sauf dans *Mon corps et moi*) sous le masque desquels il se cache pourtant à peine. Pudeur, honte et dignité, voire une certaine élégance, en sont la raison. À l'opposé de cette posture publique digne, il n'hésite pas, dans sa correspondance, à se mettre à nu, décrivant par le menu les plaies de son corps et celles de son esprit.

Le lecteur aura compris que notre matériau principal se trouvera dans la correspondance de René Crevel dont allons livrer de larges extraits. Nous avons rangé ses écrits de douleur par ordre chronologique en mêlant les sources livresques aux sources épistolaires. Ce chapitre se découpe en deux époques : la première court de sa naissance à l'été 1924 où sur prescription médicale, il dut partir séjourner à la montagne afin de soigner ses nerfs malades (nous avons déjà souligné que, bien qu'il ait effectivement un système nerveux défaillant, derrière ce faux nez se cachait très vraisemblablement une affection pulmonaire, voire une affection vénérienne) et la deuxième de l'été 1924 à 1935, période où la tuberculose et la syphilis vont peu à peu le ronger.

Pour introduire ce chapitre, nous faisons appel à Klaus Mann qui se remémore sa rencontre avec René Crevel en 1926 : « Lorsque je le rencontrai à Paris, René avait déjà beaucoup souffert, il se savait malade et peut-être voulait-il déjà mourir. Il était plus âgé que moi. Je l'admirais et il avait beaucoup à m'apprendre, entre autres choses le courage de désespérer[1]. »

I. Avant l'été 1924

Concernant l'enfance et l'adolescence, nous n'avons que peu d'éléments sauf ceux concédés par l'auteur, notamment dans ses livres. Sa première souffrance fut celle de sa posthectomie, la deuxième le choc de la vision de son père, encore pendu à la corde avec laquelle il s'était tué. Une souffrance plus insidieuse, la troisième que nous traiterons dans cette section, celle de sa mésentente avec sa mère qu'il se prit à détester. Nous terminerons par ce que, par facilité de langage (mais aussi parce que c'est la locution utilisée par Crevel), nous nommons « les nerfs malades ». En effet, il y a toujours chez Crevel un fond dépressif, mélancolique, neurasthénique, peu importe son épithète médicale, un état qui le rend souvent triste et désabusé, affligé et atone. Nous ne

---

[1] Klaus MANN, *Le tournant*, *op. cit.*, pp. 493-494.

traitons pas ici de la sexualité concernant cette période, traitée au chapitre suivant.

1. La sanglante mutilation

Rappelons que cette posthectomie[1] (du grec « posthê », prépuce, et « tomê », coupe, incision), ablation que l'enfant a subie à l'âge de trois ans, lui a occasionné de vives souffrances, qu'il n'a jamais oubliées et qu'il évoque à plusieurs reprises dans ces écrits. Mais avant de les lire, il faut rappeler – ce qu'aurait fait Crevel à notre place (Crevel qui espérait toujours bousculer quelques consciences...) –, que cette excision constitue une mutilation scandaleusement légale, toujours en vigueur dans notre pays, motivée soit par une pratique cultuelle séculaire, soit par la présence d'un phimosis (impossibilité de décalotter le gland) ou d'un paraphimosis (impossibilité de recalotter le gland), exagérément diagnostiquée par certains médicastres excités du scalpel et voleurs de volupté : pour expliquer cet acharnement chirurgical barbare, la raison invoquée se trouve être surtout d'ordre hygiénique (hygiéniste faudrait-il écrire). Une des trouvailles de l'OMS (Organisation mondiale de la Santé) est que le prépuce favoriserait la transmission du sida : on préfère mutiler plutôt que d'enseigner le nettoiement (s'il fallait retrancher du corps tout ce que l'on doit nettoyer quotidiennement, parce que nid potentiel de bactéries, virus et autres parasites, nous serions tous des hommes-troncs, qui plus est sans oreilles, sans langue, sans nez... et sans parler des dents !).

Mais la véritable raison, inavouée, voire inavouable, c'est que le prépuce est source de plaisir et que depuis l'Antiquité, cela a toujours contrarié les moralistes et les empêcheurs de jouir en rond, ces impuissants et autres vieilles barbes prostatiques incapables d'érection et qui répandent l'aigreur autour d'eux. Les hygiénistes américains (le sinistre John Harvey Kellogg en tête) ont si bien œuvré que les enfants de sexe masculin américains subissent d'autorité une posthectomie depuis le début du XXe siècle[2].

Sur ce sujet, c'est le grand silence sociétal. On préfère s'apitoyer sur la souffrance animale que sur la souffrance des enfants en réclamant des lois mais pas celle qui porterait sur l'interdiction de l'enseignement religieux aux

---

[1] Si la posthectomie et la circoncision visent le même but, les deux termes se distinguent par leur motivation, médicale pour le premier, cultuelle pour le second. Remarquons que d'excellents dictionnaires comme le *Trésor de la Langue Française Informatisé* (*TLFI*), mais aussi le *Larousse*, *Le Robert* en ligne, etc., méconnaissent « posthectomie », terme forgé au début des années 1920 (le *Larousse* de 1923 ne le prend pas non plus en compte). À défaut de « posthectomie », trop savant peut-être, peut être utilisé la locution « excision préputiale ».

[2] Voir à ce sujet notre ouvrage : Patrick POGNANT, *La répression sexuelle par les psychiatres – Corps coupables*, « La masturbation », Paris : L'Harmattan, coll. « Médecine à travers les siècles », 2011 (186 p.), pp. 83-119, et notre article « Il faut sauver les prépuces », *Le Monde*, 2012,
< https://www.lemonde.fr/idees/article/2012/01/24/il-faut-sauver-les-prepuces_1632492_3232.html >.

enfants et sur celle de l'excision préputiale (comme on l'a fait en France à propos de l'excision clitoridienne). Quelle honte !

Voici ce qu'écrivait Crevel à propos de l'influence néfaste des parents religieux : « [...] Il importe de ne point permettre aux parents et aux éducateurs de contaminer les enfants de leurs préjugés. Donc, dès aujourd'hui, défense aux prêtres, aux émasculateurs professionnels, défense aux prêtres de quelque religion qu'ils soient, d'avoir encore voix au chapitre[1]. » Ce texte pourrait être une réponse au Décalogue biblique : « Par le sixième commandement du Décalogue : Tu ne commettras point d'adultère, Dieu défend non seulement l'infidélité dans le mariage, mais encore tout autre péché extérieur contre la chasteté et tout ce qui peut conduire au péché d'impureté [la masturbation][2]. » Voici la recommandation dégoûtante des prêtres à leurs ouailles au XVIIIe siècle : « Urinez avec célérité, ne secouez point la verge, dut-il couler quelques gouttes d'urine dans le pantalon », ceci afin d' « éviter religieusement les attouchements aux parties génitales[3] » : la religion et la médecine hygiéniste étaient à l'époque au diapason pour affirmer que la masturbation conduisait à la cachexie puis à la mort.

René Crevel montrera dans son roman *Êtes-vous fous ?* qu'il était tout à fait au courant de la punition chirurgicale infligée aux petits masturbateurs ; en effet, à propos d'une protagoniste, il écrit : « On vient justement de circoncire son fils, un gamin de dix ans, rapport à de vilaines habitudes, et, dans son dictionnaire à sensualités, prépuce signifie vice puéril[4]. » Tout est dit. Comment a-t-on pu faire accroire qu'une posthectomie empêcherait l'acte masturbatoire ? Comme si les enfants circoncis ne se masturbaient pas ! Comment des médecins ont pu être aussi immondes pour se faire les bas exécuteurs d'une telle escroquerie ?

Malgré les études médicales qui attestent que la masturbation non seulement ne nuit pas à la santé mais lui est bénéfique dans bien des circonstances, les mentalités (du genre « se masturber rend sourd »), pour beaucoup, sont restées habitées par le XVIIIe siècle et ses médecins hygiénistes, mais aussi

---

[1] « Trois réponses à un questionnaire sur la sexualité enfantine », dans *Le Roman cassé et derniers écrits* (1934), *op. cit.*, p. 86.

Les éditeurs précisent : « En réponse à un questionnaire publié dans la revue *Problème sexuel*, n° 2, 1934, René Crevel rédigea trois réponses, mais aucune d'elles ne parut dans la revue. »

[2] Cardinal GASPARRI, *Catéchisme catholique*, Juvisy (Seine-et-Oise) : Éditions du Cerf, 1932 (651 p.), p. 204.

Le texte renvoie sur une note[2] en bas de page (pp. 204-205) dont voici un extrait : « [...] Le péché contre la chasteté procède de l'incontinence ou luxure qui se définit : l'appétit ou l'usage désordonné des choses vénériennes ; directement voulue, expressément recherchée et commise avec pleine délibération, cette faute est *toujours mortelle* [s. p. n.]. Le 6e commandement du Décalogue défend le péché extérieur de luxure [...]. »

[3] Yan ARESU, *Évolution du discours médical sur l'onanisme de 1710 à nos jours*, Thèse de médecine générale, Faculté de médecine de Nancy, 2004 (201 p.), p. 86.

[4] *Êtes-vous fous ?* (1928-1929) , *op. cit.*, p. 63.

par leur homme de plume, si admirateur de cet exécrable Samuel Tissot[1], Jean-Jacques Rousseau, trop fourbe pour appeler un pénis un pénis et pour oser le mot manustupration : ainsi, le citoyen de Genève s'enticha de la locution « *dangereux supplément* » ! Il faut rappeler ce qu'il a osé écrire à propos de son fantasmatique *Émile* : « [...] S'il connaît *une seule fois* le *dangereux supplément* [s. p. n.], il est perdu. Dès lors il aura toujours le corps et le cœur énervés ; il portera jusqu'au tombeau les tristes effets de cette habitude, la plus funeste à laquelle un jeune homme puisse être assujetti[2]. » Ce à quoi Crevel rétorque : « Il importe avant tout de ne pas entacher la masturbation, d'abord, l'activité sexuelle de ces notions de culpabilité qui poussent les enfants, puis les adultes à des manœuvres autopunitives, au gâchis, voire au crime. / Je n'appelle pas déviation sexuelle une activité sexuelle enfantine. J'appelle déviation sexuelle une angoisse qui paralyse l'intelligence[3]. »

À propos de la circoncision, voici ce que Crevel écrivait :

> L'homme réfléchit, calcule, transige, décide de couper la poire en deux, de garder pour soi, la plus belle moitié. Donc, au lieu d'abandonner le tout sexuel, il en prélèvera une dîme préputiale. D'où la circoncision, à propos de quoi, le Dr Allendy me signalait le danger, pour qui l'avait subie, de se trouver, par la suite, en proie au complexe de castration [4].

---

[1] Samuel Tissot (1728-1797), compatriote de Jean-Jacques Rousseau, a connu de son vivant une renommée internationale en publiant des ouvrages dénonçant les graves dommages sur l'homme et l'adolescent, *voire la mort*, à quoi conduisent les pratiques masturbatoires (voir les portraits de masturbateurs cacochymes dans notre ouvrage cité ci-après). On trouve des échanges de lettres entre Tissot et Rousseau, et Rousseau distille du Tissot dans son œuvre, notamment dans *Émile ou de l'éducation.* Nous avons reproduit dans notre ouvrage quelques spécimens de corsets et autres instruments de torture anti-masturbatoire que l'on infligeait aux pubères trop gourmands de la chose, la posthectomie sans anesthésie restant la pratique la plus recommandée :

> Patrick POGNANT, *La répression sexuelle par les psychiatres – Corps coupables*, *op. cit.*, pp. 118-119.

[2] Jean-Jacques ROUSSEAU, *Émile ou de l'éducation* (1757 à 1762), 1re éd., La Haye [Paris] : Jean Néaulme [Duchesne], 1762, 4 volumes in-8, 466 p., 407 p., 384 p., 455 p. ; rééd. Paris : Garnier Flammarion, coll. « GF Flammarion » (634 p.), p. 437.

L'*Émile* fut brûlé à Paris et Rousseau, après condamnation du Parlement de Paris, fut emprisonné ; il réussit à s'enfuir et se réfugia en Suisse mais la justice suisse condamna à son tour le livre et son auteur ; il se réfugia à Neuchâtel, alors hors de la juridiction helvète... avant que le vent tourne encore... Quelle vie mouvementée pour un artiste (il était tout aussi musicien qu'écrivain) qui aura passé sa vie à fuir la justice et les inimitiés ! Cela nous le rend plus sympathique que certains de ses écrits que nous contestons...

[3] « Trois réponses à un questionnaire sur la sexualité enfantine », dans *Le Roman cassé et derniers écrits* (1934), *op. cit.*, pp. 83-84.

[4] « Le complexe de castration est l'expérience du trauma le plus fort de la jeune vie du garçon. Les effets de la menace de castration sont multiples et incommensurables. Ils concernent toutes les relations du garçon avec son père et sa mère, plus tard avec l'homme et la femme de façon générale [a]. »

En 1915, Freud écrivait à propos de l'inconcevabilité pour les petits garçons incapables d'envisager d'autres corps différents des leurs : « Les petits garçons maintiennent même avec

> Il serait légitime, au nom de la loi d'universelle réciprocité, de retourner cette explication causale. Il se pourrait que la circoncision ne fût qu'un effet du complexe de castration et, peut-être même, à son endroit, une thérapeutique[1].

Le souvenir douloureux et sanglant de sa posthectomie est évoqué par l'auteur dans plusieurs textes après 1924 : c'est un mauvais souvenir qui ne le quittera pas et qui doit sans doute être pris en compte pour expliquer son insatisfaisante sexualité, comme nous le verrons au chapitre V.

2. Voir son père pendu au bout d'une corde

Ne revenons pas sur l'évidence d'un traumatisme psychique à l'âge de quatorze ans lorsque sa mère le conduisit voir l'abominable spectacle de son père pendu au bout d'une corde. Laissons parler l'auteur qui écrit : « D'un suicide auquel il me fut donné d'assister, et dont l'auteur-acteur était l'être, alors, le plus cher et le plus secourable à mon cœur, de ce suicide qui – pour ma formation et ma déformation – fit plus que tout essai postérieur d'amour et de haine[2]... »

Dans *Détours*, il y a un retournement de situation assez étonnant. En effet, c'est le fils, Daniel, qui dicte au père un *modus operandi* pour réussir son suicide tout en sauvant la face. Ce malin conseil fait porter *in fine* la charge de la culpabilité au fils dont le père a suivi à la lettre sa prescription. Nous verrons dans le chapitre suivant que le suicide est une constante dans les écrits de Crevel.

---

ténacité cette conviction [...] et ils ne l'abandonnent souvent qu'après avoir passé par de graves luttes intérieures (complexe de castration). Leurs efforts en vue de trouver un équivalent au pénis perdu de la femme jouent un grand rôle dans la genèse de perversions multiples [b]. »

Dans sa théorie de la sexualité infantile, Freud démontre, très freudiennement s'entend, comment la phobie, qu'il relie au complexe d'Œdipe, se structure à partir du complexe de castration et de la différence des sexes (il est tout à fait autorisé au lecteur de juger ces propos comme étant jailli du cerveau d'un grand malade). Ajoutons que Freud avait déjà usé de la locution « complexe de castration » en 1909 (et donc connue par Allendy dès le début des années 1920, ce qui éclaire la prosopopée du roman), dans *Le Petit Hans* [c]...

[a] S. FREUD, *Abrégé de psychanalyse* (1940), PUF, coll. « Bibliothèque de psychanalyse », 1997, 88 p.

[b] S. FREUD, *Trois essais sur la théorie de la sexualité*, 1re éd. allemande, 1905 ; rééd. avec ajouts 1910, 1915, 1920, 1922, 1924 ; rééd. traduction de 1923 de la Dre Blanche Reverchon-Jouve, Paris : Gallimard, coll. « Idées NRF », 1962 (190 p.), pp. 91-92.

[c] S. FREUD, *Le petit Hans : analyse de la phobie d'un garçon de cinq ans ; sur l'éducation sexuelle des enfants*, suivi de *Sur l'éducation sexuelle des enfants*, Paris : Payot, coll. « Petite Bibliothèque Payot », 2011, 272 p.

[1] *Le clavecin de Diderot* (1932), *op. cit.*, p. 222.

[2] Réponse de René Crevel à l'Enquête « Le suicide est-il une solution ? », *La Révolution Surréaliste*, n° 2, 15 janvier 1925, p. 13. Phrase reprise à l'identique de son deuxième livre *Mon corps et moi* (1923-1924), *op. cit.*, p. 101.

Enfin, comment imaginer que l'auteur n'a pas eu l'image de son père en filigrane sous sa plume lorsqu'il a écrit : « Et si la mort n'était qu'un mot ? Ma cravate ne demanderait pourtant qu'à faire de moi un pendu[1]. »

3. Une mère mal-aimante et mal-aimée

Dans *Détours*, à travers le narrateur, son presque-double (Daniel), Crevel dresse ainsi le portrait de sa propre mère :

> Ma mère avait la voix trop brève, la main trop sèche pour qu'on pût croire en sa tendresse, je n'avais pas de jolies cousines et pourtant je sentais déjà la nécessité d'aimer. Ainsi voulant du reste expliquer par des complications d'âme ce qui était l'appel de la puberté, je résolus de grouper d'autres êtres jusqu'à ce que la confusion de leur ensemble précisât en s'y opposant la silhouette qui était la mienne, cette silhouette que je ne pouvais délibérément tracer noire sur fond blanc, noire sur fond vide[2].
>
> Ma mère était de celles qui gardent la tradition des housses sur les fauteuils et de l'ennui, méprisent les jolies femmes et les hommes gais, déteste les bijoux, les oiseaux de paradis et les dentelles.
>
> Brune et sans grâce, elle incarnait, dans le genre maigre, la bourgeoise dite de tête. Elle m'aimait beaucoup, voulut faire de moi un homme rangé comme une armoire à glace, m'apprit l'arithmétique, les principes de la civilité puérile et honnête, le catéchisme. « Deux fois deux quatre – on ne met pas ses coudes sur la table – Dieu est un pur esprit créateur du ciel et de la terre. – On embrasse sa mère le soir avant de se coucher. » Même la tendresse lui semblait réglementaire et moi, je préférais aux siennes les joues de la femme de chambre qui avait la peau douce et se parfumait à l'œillet. [...] Donc, enfant sans gaieté, je pris l'habitude lâche de l'espoir[3].

On trouvera encore trace dans les écrits d'après juin 1924 des références à sa mère mais pas sur son père. On peut d'ailleurs avoir l'impression que les pères sont peu présents dans l'œuvre de l'auteur, comme si la cellule familiale se réduisait à la seule mère.

4. Tristesse et désabusement

Dans cet extrait de lettre de 1922, René Crevel, à travers le mot « triste » fait état d'une des crises de neurasthénie auxquelles il est sujet depuis son adolescence : « Je suis triste. [...] J'ai perdu mon magnétisme sexuel. Je suis un vieux, j'envie ta jeunesse et toutes tes manies où tu mets tant de passion. / Et puis il pleut trop à Paris[4]. »

---

[1] *Mon corps et moi* (1923-1924), *op. cit.*, p. 97.
[2] *Détours* (1924), *op. cit.*, p. 22.
[3] *Ib.*, p. 39.
[4] « Lettre à Tristan Tzara, Paris, 1922 (« vraisemblablement ») », dans *René Crevel – Les inédits, lettres, textes*, *op. cit.*, p. 41.

René Crevel se sent persécuté par la mémoire qui lui inflige des fragments de son passé. Quelle terrible souffrance cette mémoire lui fait-elle subir pour qu'il intitule le chapitre IV de *Mon corps et moi* « Mémoire, l'ennemie » ? Voici ce qu'il en dit :

> Pour moi, tout ce que j'ai appris, tout ce que j'ai vu, ne travaillera qu'à mon ennui et à mon dégoût, si quelque nouvel état ne me vaut l'oubli des détails antérieurs. Dès lors comment ne point baptiser ennemie une mémoire aux rappels obstinés ?
> Et puis rien ne se peut exprimer de neuf ni d'heureux dans un chant déjà chanté. Les lettres, les mots, les phrases bornaient nos avenues, nos aventures. Lorsque je leur ai demandé de définir mon présent, ils l'ont martyrisé, déchiqueté. Bien plus, je n'avais recours à eux que parce que je doutais de ce présent[1].

La mémoire a vaincu, vainc, et vaincra, et il devra vivre avec. Il le sait mais à l'âge de vingt-quatre ans, n'est-il pas compréhensible de croire à l'impossible ? C'est une façon de sucer son pouce, de prolonger des fragments heureux de l'enfance.

Si l'on en croit l'auteur de *Mon corps et moi* (ce « roman » offre au lecteur une documentation détaillée de l'état d'esprit de Crevel au début des années 1920 et particulièrement au cours de l'été 1924), cette tristesse n'est pas récente ; ici, elle s'appelle solitude : « [...] Là-bas, très loin, du fond de notre ignorance et de nos quinze ans, nous rêvions d'amour, d'amitié. Déjà nous connaissions la solitude, mais cette solitude, nous cherchions des mots pour l'embellir, l'excuser et surtout la circonscrire[2]. » Mais il n'a plus quinze ans, il en a bientôt vingt-quatre, et dans les montagnes où il se trouve alors, il écrit : « Je suis ici dans une solitude quasi absolue[3]. » Il précise à son ami Tzara : « Pour moi, je m'anéantis dans une vie animale dont j'avais perdu l'aimable souvenir[4]. »

Est-ce le souvenir de ce séjour montagnard qui fait écrire ces lignes au narrateur de *Détours* (qu'on a ramassé évanoui boulevard de Grenelle...) ? : « La maladie ne me laissa guère de force. J'avais des voisins jaunes dans des draps blancs ; ils recevaient des visites, on leur apportait des oranges. [...] La première fois que je me regardai dans une glace, je vis deux rides à mon front ; je redoutai de me trouver vieux tout à coup sans avoir jamais été jeune[5]. »

Au début de son séjour montagnard forcé, René Crevel semble s'accommoder. Mais il doit rester plus longtemps que prévu. La solitude et l'écriture le forcent à la réflexion ; alors l'amertume, de sa pointe, force la boîte à cafard.

---

[1] *Mon corps et moi* (1923-1924), *op. cit.*, pp. 51-52.
[2] *Ib.*, p. 75.
[3] « Lettre à Marcel Raval [directeur des *Feuilles libres*], Hôtel des Alpes, La Grave, Hautes-Alpes (CP : 26.06.1924) », *in* « Dossiers », *Détours*, p. 133.
[4] « Lettre à Tristan Tzara, Hôtel des Alpes (s. d., juillet 1924) », dans *René Crevel – Les inédits, lettres, textes*, *op. cit.*, p. 52.
[5] *Détours* (1924), *op. cit.*, p. 52.

Son désabusement est tel qu'il en vient à écrire qu'« [il] connaî[t] assez l'art de feindre pour ne plus croire les vivants capables de vérités[1] ».

Mais reprenons notre fil. Nous sommes toujours spectateur de l'auteur dans sa nuit solitaire :

> J'ai assez bon caractère pour me résigner à n'être plus que le chef d'orchestre de mes cauchemars. Tous les instruments du doute, instruments de torture et de subtilité musicale, sont bien d'accord. Torture, subtilité musicale ? Ce soir, je souffre de ne pouvoir embrasser la chair rouge de quelque bonne certitude. Ce soir, j'avais un tel besoin d'être sûr. Fini le jeu des suppositions. Pour spéculer sur l'incertain il faut une salle éclairée, chauffée, peuplée. Vive l'hypothèse, son arrière-goût précaire et d'amertume lorsqu'on est deux, lorsqu'on est trois, lorsque chacun croit à la vie de l'autre, des autres et que se peuvent faire des échanges, se créer des courants qui réchauffent les cœurs et s'épanouissent en pétales assez larges pour cacher l'inquiétude et la maigreur des poitrines.
> Mais celui qui est seul ?
> Zébré de désespoir, il ferme les yeux et ce n'est pas même l'obscurité définitive[2]. Mille points brillent et les paupières à l'intérieur offrent le mensonge des pierreries, un monstrueux mensonge et plus incompréhensible que celui dont éclaire, couleur d'opale, la gélatine des méduses[3].

Crevel se (dé)livre à son livre comme il le ferait face à un psy : « Seule l'ecchymose des songes fleurira la tristesse des paupières et les yeux voudraient que jamais ne se soulevât le voile dont la douceur protège du spectacle qui recommence et du désordre sans possibilité parmi quoi, tout un jour et bien d'autres encore, il va falloir chercher des raisons de continuer à vivre[4]. »

Continuer à vivre en ne comptant que sur soi-même parce qu' « il ne faut pas exagérer les bienfaits d'autrui. Rares demeurent ceux qui m'aidèrent à découvrir un peu de moi-même[5] ».

Quand on lit ce qu'il écrit sur son état psychique du moment, on a l'impression que cette désespérance est son mode de vie, qu'elle est inhérente à sa vie. « Mon désarroi est tel que j'ai toujours demandé aux plus beaux yeux d'être intelligents, et les êtres qui m'ont hanté m'ont hanté comme les pensées[6]... »

Au début du chapitre X de *Mon corps et moi*, intitulé « Solitude, mal dont nul ne saurait guérir » (le chapitre II s'intitulait « Vraiment seul »), il écrit :

---

[1] *Mon corps et moi* (1923-1924), *op. cit.*, p. 92.
[2] Crevel aime beaucoup les paupières, surtout baissées, et en ne baissant pas les nôtres, on peut les contempler dans tous ses romans. Le spectacle offert par les paupières fermement closes est, entre autres, repris dans *Merci Paul Klee*, 1928 (voir le « Florilège » à la fin du chapitre I).
[3] *Mon corps et moi* (1923-1924), *op. cit.*, p. 107.
[4] *Ib.*, p. 109.
[5] *Ib.*, p. 130.
[6] *Ib.*, p. 136.

« À force de me sentir seul, je me découvre méchant[1]. » Nous n'osons penser qu'il ne s'agit pas d'une autre méchanceté que littéraire ; nous avons vu en effet que, de quelques coups de plume féroces à souhait, il sait décocher de sérieuses méchancetés à l'encontre de ceux qu'il a en détestation...

Il nous redit qu'il n'est pas dupe mais qu'il va cependant continuer à jouer la comédie : « Je n'ai point encore renoncé à la vie extérieure et je sais pourtant que de ma seule vie intérieure peut venir le salut et naître cette notion de dignité dont les simulacres humaines [*sic*] ont fait un mot dérisoire[2]. »

Il revendique la suprématie de l'esprit sur le corps, mais le corps domine parfois, ce qui le désespère : « Esprit, mon beau mystère, pourquoi mon corps, ce poids de chair, me force-t-il à retomber au fond de l'abîme, comme les semelles de plomb, le scaphandrier ? / Mon corps et moi ? Les corps et les autres ? / Mon corps, les corps ? Que puis-je en essayer qui ne me semble indigne de moi, des autres[3] ? »

Comme s'il était un vieil écrivain au terme de sa vie, il se mitonne un modeste autosatisfecit :

> Peut-être est-ce encore une lâcheté et que, n'ayant pas trouvé mon compte dans les aventures humaines qu'il me fut donné de parfaire, je m'obstine à penser que l'agrégat qui porte mon nom (petit tas d'os, volontés inconciliables, papilles à jouir, organes à percevoir, l'intelligence le jour, les rêves la nuit) ne peut se dissiper avant d'avoir brillé de quelque éclat[4].

II. Après l'été 1924

Après ce séjour montagnard de l'été 1924 d'où il est ressorti ragaillardi, il ne livre que peu d'informations sur son état de santé. En revanche, il est toujours disert dans ses lettres sur ses états d'âme engendrés par ses petits fragments du quotidien qui vont le faire basculer dans la joie ou la morosité mais on n'atteint pas le degré des confidences de *Mon corps et moi*. Nous verrons que les écrits se font beaucoup plus désespérés à partir de 1926, l'année où il fut déclaré tuberculeux et communiqua le diagnostic à ses proches.

1. Le poids de la famille

Après avoir été obligé par sa mère de voir son père pendu, il va assister à l'agonie de celle-ci, ce qui le marque profondément :

> Ses derniers moments peuvent se prolonger encore huit à dix jours, et mille atroces détails rendent cette fin plus pénible. [...] / La mort qui vient lentement

---

[1] *Ib.*, p. 137.
[2] *Ib.*, p. 139.
[3] *Ib.*, pp. 145-146.
[4] *Ib.*, p. 155.

> et tord doigt par doigt, membre par membre est plus profonde encore que l'autre qui se révèle par une secousse. Et on a honte de voir avec des yeux froids, humains. [...] La vie qui s'en va de quelque autre exagère la couleur de la nôtre[1].

Le mois suivant, il confiera à son ami Marcel ses problèmes nerveux et ses frasques sexuelles : « Maintenant, après crises de nerfs à Toulon, une heure d'amour avec un marin de 20 ans, boucher à Sète, qui m'a quitté en me donnant l'évangile selon saint Jean, je suis avec Eugene (gentil mais de plus en plus mystérieux) au sommet d'une colline[2]. »

À sa simple production littéraire, on peut affirmer qu'il est toujours taraudé par le suicide de son père. Ainsi, dans *La mort difficile* (p. 189), il choisit la date de juillet *1914*, référence manifeste au geste de son père, pour le suicide de M. Block (le père de Pierre, Pierre étant son *alter ego* mais seulement par certains aspects). Il est encore plus explicite quand il réécrit le scénario du suicide paternel à l'occasion du suicide de M. Block :

> [...] Voici Mme Blok, statue du malheur, qui attend que les neuf coups aient fini de sonner pour ouvrir et annoncer elle-même : « M. Blok est mort. » / M. Blok est mort... / ... Et la férocité des invités dont les regards lancent d'inexorables faisceaux de points d'interrogation. / M. Blok est mort. La maîtresse de maison doit expliquer : « M. Blok est mort, il s'est suicidé, il s'est pendu... » / Les invités quittent leurs chaises, se précipitent. Les femmes ont beau mettre leurs bras nus devant leurs yeux, elles sont décidées à ne rien perdre du spectacle. Un pendu. Pensez donc[3].

Sa mère continue aussi à l'habiter si l'on en croit l'importance que le narrateur (Pierre) donne à la sienne (la mère de Crevel n'était pas encore morte quand il écrivait ces lignes, mais cela ne changera rien dans ses œuvres futures, la mère restera femme monstrueuse) :

> [...] Depuis qu'elle respire, mange, boit, parle, marche (et aussi du temps qu'elle se donnait, épouse martyre, chaque samedi soir au colonel), a toujours ignoré les plaisirs à prendre des actes de la vie courante et jamais elle n'a oublié (et bien que parfois elle ne sût au juste quel il était) un ennemi à poursuivre, à vaincre. Un ennemi à poursuivre, à vaincre [*sic*]. Après un repas vite expédié, elle va fourbir ses épingles à chapeaux et partir, belliqueuse, à la recherche d'alliés[4].

---

[1] « Lettre à Marcel Jouhandeau, rue de la Muette, Paris XVIe (s. d., vers la mi-juin 1926) », *René Crevel – Lettres de désir et de souffrance*, *op. cit.*, p. 43.
[2] « Lettre à Marcel Jouhandeau, Propriété Daniel, Cagnes-sur-Mer, Alpes-Maritimes (s. d., vers la mi-juin 1926) », *ib.*, p. 45.
[3] *La mort difficile* (1925-1926), *op. cit.*, p. 48.
[4] *Ib.*, pp. 103-104.

Elle est encore indirectement présente dans son roman *Babylone* :

> D'une famille qui ne boit que de l'eau, se méfie des effets du poivre, a proscrit de sa table la sauce anglaise, les pickles et même la moutarde, mais, volontiers, entre la poire et le fromage, parle d'hygiène sociale, la mère, résignée, dès le seuil de la trentaine, à la plus grise, la plus inutile des vertus, constate :
> — Ceux qui s'amusent ont beau n'avoir jamais sommeil, ils n'en meurent pas moins, tout comme les autres. Nul, d'entre les hommes, n'échappe à la loi fatale, car mon enfant, la mort... la mort[1]...

Et, à travers le narrateur d'*Êtes-vous fous ?* qui, non sans humour, règle ses comptes avec la psychanalyse :

> Je sais à quoi m'en tenir et que je suis affligé non du classique complexe d'Œdipe, mais du simplexe anti-Œdipe. Au fond, au fin fond du cœur, entre les pavés de l'arrière-cour, pas même assez de terre pour le chiendent de l'obsession. Voilà pourquoi je ne sais comment passer le temps. Je n'ai jamais désiré ma mère. J'ai tout juste levé les jupes d'une fille de cuisine, à la campagne, quand j'avais quatre ans. Or, malheur à l'homme qui n'a pas voulu coucher avec sa mère. Ceux qui souffrent du complexe d'Œdipe ne sont point les malades, puisqu'ils forment la quasi-totalité. Au contraire, pauvre isolé, atteint du simplexe anti-Œdipe, je pourrais, paraphrasant sainte Thérèse, hurler à tous les échos, que je souffre de ne point souffrir[2].

Le protagoniste principal de ce roman (qui subit les turpitudes sanatoriales comme nous allons bientôt le voir), le bien nommé Vagualame, épouse la biographie de Crevel : « J'avais un frère, il est mort. J'ai encore deux sœurs vivantes[3]. »

Dans *Les pieds dans le plat*, son dernier roman, la famille est encore au rendez-vous à travers le prince des journalistes dont nous avons fait la connaissance en amont : « Il revoit son père, sa mère ; les braves gens passèrent leur vie à devenir vieux[4]. » Plus loin dans le roman, Primerose, la mère d'un protagoniste (le jeune homme qui s'était laissé masturber par le prince des journalistes, au milieu du public qui assistait à des obsèques nationales), parle ainsi de son fils : « Dame, que voulez-vous, c'est un Crapulet de Monte-au-cul[5]. » Certes, madame mère n'osa jamais d'une telle contrepèterie (ne serait-ce qu'à cause du mot pet au cœur de ce substantif en forme de gros derrière obscène) mais il n'empêche qu'elle était pleine de reproches et d'insultes à l'encontre des goûts de René qu'elle savait contraires aux siens en tous points.

---

[1] *Babylone* (1927), *op. cit.*, pp. 11-12.
[2] *Êtes-vous fous ?* (1928-1929), *op. cit.*, p. 117.
[3] *Ib.*, p. 116.
[4] *Les pieds dans le plat* (1930-1933), *op. cit.*, p. 26.
[5] *Ib.*, p. 63.

Toujours dans le même roman, il poursuit le délestage psychique des rancunes sur un ton badin qui dissimule mal ses rancœurs. Rub dub dub constate que

> ses possibilités physiques et morales, ses chances érectiles [ont été] abîmées par des années d'attente et définitivement effilochées par des mois de sanatorium. Son désir, une plante aigrelette, contorsionnée dans une soif de papouilles acidulées. Il est trop conscient de la déficience de sa sève pour s'attendre à des éclosions flatteusement vénéneuses. Esperanza [la mère de Rub Dub Dub] et ses tortueuses tortures de tuteur têtu l'ont déformé à jamais. Ses qualités sociales, pourtant, eussent dû lui permettre de figurer un palmier conformiste, à l'ombre des lambris officiels, ou bien, parmi de très modernes décors, il eût pu apparaître cactus érotomane, esthète ou sportif [1].

À cause de l'éducation qu'elle impose à son engeance, la mère est responsable de sa vie pourrie. En 1933, Crevel tente précisément de mettre sa vie et ses écrits en accord avec la doctrine communiste telle qu'il la conçoit, idéalement. D'où une plume radicale : « Pour un intellectuel révolutionnaire issu de la bourgeoisie, il n'est pas d'activité révolutionnaire sans activité antireligieuse. Il doit dénoncer sa religion d'origine, tout comme il dénonce sa classe d'origine, la première n'étant qu'un visage, mais le visage le plus redoutable de la seconde, cette hydre[2]. »

Est-ce une manière de bien faire comprendre que sa vie s'est déversée dans son roman quand il écrit ? : « Une dame Esperanza de Saint-Alphand, surnommée par la concierge l'Entertenue, habitait le rez-de-chaussée de la maison sise à Paris, rue de la Pompe, n° 15, dont la famille de l'auteur-spectateur et lui-même occupèrent le quatrième étage, de 1904 à 1910[3]. »

L'autobiographie se poursuit : « *Le fils d'Esperanza* : L'auteur-spectateur, entre l'âge de quatre et dix ans, chaque fois qu'il reçut une gifle de la preste main maternelle, se disait que s'il était le fils de la putain du rez-de-chaussée au lieu d'être celui de l'irréprochable dame du quatrième, tout s'arrangerait. D'où le mythe de l'enfant séduisant[4]. »

Nous restons avec Rub dub dub, à présent âgé de quinze ans, de son vrai nom Wenceslas de Saint-Gobain, que sa mère, Esperanza, après avoir envisagé de la lui couper, « ne va pas mutiler son fils, elle va, tout bonnement le faire circoncire, pour lui apprendre. Lui apprendre quoi ? La vie, pardi[5]. » Si la posthectomie que Crevel lui a laissé un tel souvenir douloureux alors qu'il était âgé de trois ans, il n'a pas de difficulté à imaginer celles sur un adolescent

---

[1] *Ib.*, p. 148.
[2] *Ib.*, p. 225 (*explicit* de la note[1] de la p. 224).
[3] *Ib.*, p. 251.
[4] *Ib.*, p. 252.
[5] *Ib.*, p. 141.

âgé de quinze ans. Aussi, l'auteur distille-t-il son aversion pour cette mutilation :

> Au réveil, effrayé par une douleur non localisée là où il s'y attendait et incapable de penser que la partie avait été sacrifiée au tout, il pousse un cri si déchirant que sa mère, assise à son chevet et en train d'écrire, pour passer le temps, quelques cartes postales, renverse sur sa blouse immaculée d'infirmière d'opéra-comique, le contenu d'un stylo qu'elle avait, à l'aube de ce jour chirurgical, fort à propos, rempli d'encre rouge. Par la suite, elle s'intéressera plus que de raison aux pansements, tiendra à disposer elle-même les compresses autour de la cicatrice. À voir toujours les mains de sa mère tachées de son sang le plus intime, le fils sent un besoin de vengeance naître en lui. Il voudrait que toutes les créatures du sexe expiassent pour l'une d'entre elles[1].

Et encore :

> Ce fils d'Esperanza qu'il avait d'abord rêvé d'être, il en a fait ce qu'il aime à croire son contraire, il en a fait son contraire et pour mieux s'en réjouir le quatorzième convive a (autrement dit, j'ai, moi), parsemé sa route de quelques fleurs qui furent sur la mienne.
> D'où cette circoncision que l'auteur-spectateur a lui-même subie à l'âge de trois ans. Elle lui a laissé des souvenirs inavoués d'une telle force et en telle quantité que, malgré nombre de revanches voluptueuses, ses cauchemars jusqu'au printemps 1932 confondaient le sang et le sperme. Mais il a (j'ai) revu, en avril dernier, la plage de Saint-Jean-de-Luz où, durant l'été de 1909, ma mère, vêtue d'un costume tailleur de serge impeccablement blanche, écrivait des lettres, tout en surveillant mes jeux au bord des vagues. Une lame d'une violence inattendue soudain faillit l'emporter. La mère renversa son stylo. Le capuchon dudit stylo tomba, se perdit dans le sable, tandis que l'encre rouge qui l'emplissait tachait la robe blanche.
> Le symbolisme de cet incident était trop clair pour qu'il n'en fût point fait cadeau au gringalet [Rub dub dub]. Après l'avoir mis en possession de ce viatique, je n'avais plus qu'à le laisser voler de ses propres ailes[2].

Ces extraits montrent ô combien ! René Crevel a souffert de son enfance dont il ne relate pourtant que peu de moments passés. Il est persuadé que c'est l'éducation qu'il a reçue de sa mère qui est cause de son mal de vivre, de ses difficultés à être.

---

[1] *Ib.*
[2] *Ib.*, p. 253.

2. La tuberculose pulmonaire

Il faut rappeler que son frère aîné, Georges, en était mort en 1919. Sauf erreur, c'est en 1922 que l'on trouve pour la première fois référence à la tuberculose dans un texte littéraire de René Crevel ; en effet, dans sa courte nouvelle *Enterrement*, Élisa – qui enterre son frère, Sigmund, un petit bossu –

> grelotte. Une quinte de toux lui fait mal aux poumons. Elle a peur de la maladie, de la tuberculose comme elle pense [...] Souvenir du dernier hiver, un jour où elle toussait, en portant son mouchoir à la bouche, elle a vu une tache de sang, une petite tache mais qui semblait s'étaler sur tout le mouchoir. Ce mouchoir, aussitôt mis en boule et rageusement enfoncé dans le sac, à peine l'avait-elle rangé qu'elle le reprenait, anxieuse[1].

La première manifestation de la tuberculose connue chez René Crevel se produit en juillet 1926 ainsi qu'il l'annonce à Marcel Jouhandeau : « Moi, je crois que je suis malade. Je vais à Nice voir un médecin, car j'ai des hippocampes et des fleurs qui s'impriment la nuit sur mon thorax[2]. » Crevel ne savait pas si Jouhandeau avait reçu sa lettre, aussi, il se répète et en rajoute dans la mésestime de soi dans sa missive suivante : « J'ai des taches brunes sur le thorax. Je suis à moitié pourri. Je suis du boudin fait avec du sang de mauvaise qualité, et les montagnes, genre faux Gréco, qui m'entourent sont diablement plus fortes que moi[3]. » Si les « hippocampes », les « fleurs » et les « taches brunes » qui apparaissent sur son thorax peuvent cadrer avec la symptomatologie de la tuberculeuse, elles peuvent aussi cadrer aussi avec celle de la syphilis (voir chapitre VII).

Depuis Morzine, après avoir évoqué ses frasques sexuelles (dont Marcel Jouhandeau est le très intéressé grand confident), il prend le ton du désabusement : « [...] On se refait une santé. Pour quoi ? Pour qui ? Je suis sec, *extra dry*. Je n'aime plus. Eugene est malheureux. [...] Mais je ne vois plus le moyen de recommencer avec lui ni aucun autre. [...] Marcel je t'aime beaucoup. Alors écris au gâteux, au tuberculeux, au sans amour[4]. »

Encore à son ami Marcel, il confie l'impression de sa vie gâchée :

> Je suis aussi vert que par le passé et mon poumon gauche va mieux. J'ai encore dans le droit un trou (caverne, disent poétiquement ces brigands de médecins) plus gros qu'un œuf de vanneau. / [...] Marcel, cette maladie est pour moi un

---

[1] « Enterrement », *L'Université de Paris*, n° 239, février 1922, *in* « Dossier », *Détours*, *op. cit.*, p. 127.

[2] « Lettre à Marcel Jouhandeau, Propriété Daniel, Cagnes-sur-Mer, Alpes-Maritimes (s. d., vers la mi-juin 1926) », *René Crevel – Lettres de désir et de souffrance*, *op. cit.*, p. 45.

[3] *Id.* (s. d., lendemain ou surlendemain de la lettre précédente), p. 48.

[4] « Lettre à Marcel Jouhandeau, Grand Hôtel, Morzine, Haute-Savoie (s. d., décembre 1926) », *ib.*, pp. 53-54.

tel ratage et il faut tant de bon égoïsme (on appelle ici, pompeusement, sacrifice, le Renoncement aux autres, en faveur d'une mélasse pulmonaire à guérir, d'un ventre à garnir)[1].

À propos d'égoïsme, n'a-t-il pas écrit à Gertrude Stein quelques mois plus tôt que c'est sa « plus belle qualité[2] » ?

Toujours à Marcel Jouhandeau et toujours depuis Morzine, il jérémie :

> Petit à petit je dis adieu à ma jeunesse, la seule arme dont j'ai aimé me servir. Et puis cette maladie, cet état sourd, qui n'est la vraie maladie, mais porte en soi tant de menaces qu'il faut tout de même renoncer à tout ce qui aide notre lâcheté. Le jour où je t'écrivais de Genève [où René se rend chaque semaine pour recevoir le traitement de Spahlinger], je venais de faire mon testament. [...] Je ne sais pas pourquoi je tombe dans cet égoïsme plaintif. Je viens de lire le livre de Drieu (*Suite dans les idées*) qui m'a pourtant bien écarté de toute complaisance pour les pleurades [*sic*] égocentriques[3].

René Crevel a quitté Morzine et envoie sa lettre depuis Davos-Platz : « La vie de sana est bien triste et me voilà dans un hôtel [...]. Je suis idiot. Le silence et l'immobilité ont eu raison de moi[4]. »

De passage à Paris en mai 1927, après son séjour montagnard, il écrit à son ami suisse Blaise Allan (Alain Rosset) : « Pardonnez-ce silence mais deux jours de Milan [...] et Paris où l'insistance d'une amie me rappelle pour voir les médecins qu'il faut. [...] / Excusez la brièveté de cette lettre mais je suis nerveux[5]. » Que veut-il dire par là ? Est-ce à nouveau une crise de neurasthénie ? Ou la manifestation de troubles nerveux, ce qu'il nomme par ailleurs des « crises de nerfs » (agitation, tremblements, crises de larmes...) ? Il reviendra sur sa nervosité dans une lettre au même correspondant quelques mois plus tard (voir *infra*). Toujours à Blaise Allan, il confie à la même époque : « Ici, beaucoup de choses, beaucoup de gens mais dont l'addition n'aboutit qu'à un néant assez attristant[6]. »

Après avoir informé Blaise Allan de ses examens et résultats médicaux, il confie : « Pour moi, décidé maintenant à ma chance de sagesse, / Neuchâtel est trop loin. / Quatre jours de sommeil, d'auscultations m'ont vidé. // Ne m'en

---

[1] « Lettre à Marcel Jouhandeau, Neuchâtel, Suisse (s. d., mars 1927) », *in* « Dossier », *La mort difficile* (1925-1926), *op. cit.*, p. 187.
[2] « Lettre à Gertrude Stein, Grand Hôtel, Morzine, Haute-Savoie (début janv. 1927) », *Correspondance de René Crevel à Gertrude Stein*, *op. cit.*, p. 119.
[3] « Lettre à Marcel Jouhandeau, Grand Hôtel (s. d., avril 1927) », *René Crevel – Lettres de désir et de souffrance*, *op. cit.*, p. 58.
[4] « Lettre à Marcel Jouhandeau, Parksanatorium, Davos-Platz, Suisse (s. d., vers fin avril 1927) », *ib.*, p. 60.
[5] « Lettre à Blaise Allan, 6, rue de la Muette, Paris XVIe (s. d., mai 1927) », *René Crevel – Les inédits, lettres, textes*, *op. cit.*, p. 63.
[6] *Ib.* (27.04.1927), p. 64.

veuillez pas de cet égoïsme creux[1]. » Il faut vraiment qu'il soit mal en point pour renoncer à un rendez-vous amoureux...

Il écrit au jeune Philippe Lavastine (1908-1999) : « Je rêve à des choses à écrire, à faire, mais n'écris ni ne fais[2]. » Il s'épanche auprès de Marcel Jouhandeau : « [...] Je suis calme. Lit, chaise longue, 10 minutes depuis ce matin de promenade quotidienne. / Pouah ! j'ai les deux poumons endommagés. Il y a un trou. Une caverne, disent les poétiques médecins. C'est guérissable mais ce sera long. Mais cette fois, j'ai envie de vivre[3]. »

Et encore à Jouhandeau :

> Cette maladie est une malédiction. Ici c'est une tuberculoserie [*sic*] comme il y avait des léproseries au Moyen Âge. Mais que de ripolin blanc. / Le sana est plein de Turcs... Moi je suis chaste.
> Si j'arrive à la sagesse guérisseuse, je serai si gris, si relaxé que tu ne retrouveras plus rien de moi bientôt. Je ne suis que des Restes. Ne m'oublie pas, car en dépit de *mon indignité* [s. p. n.], je t'aime pour de bon[4].

À Blaise Allan, il explique :

> Mon silence n'étant pas l'oubli mais cette nervosité consécutive à la vie de refoulement qu'il faut mener ici, sans secours de rien. Je me sens vide, vide. Vide comme il est difficile même d'imaginer qu'on peut être. Et même après la guérison, ce sera une vie amoindrie. [...]
> Je ne pense point quitter ici avant mai prochain [dans dix mois]. Moi dont le vice le plus cher et le plus incorrigible était le mouvement, jugez de ma stupeur ! Et cette vie est si endormeuse que je me demande si j'aurai la force de reprendre la vie d'en bas. Ici tout est économie, calcul de la santé. Je n'aime que la profusion et préfère ceux qui pèche par gâchis aux trop prudents. Enfin, je ne veux pas trop me plaindre, car, depuis hier, c'est enfin l'été avec une chaleur pour de vrai. / Comme je m'en veux de n'avoir à vous offrir qu'une amitié si bête[5].

Un mois plus tard, toujours à son ami Blaise, il confie que c'est grâce aux béquilles de l'espoir qu'il parvient à tenir : « La minute où l'on plonge pour la première fois dans l'océan dont on veut être le poisson ou la sirène est la plus exaltante, et une des raisons qui m'aident à supporter la vie silencieuse et allongée c'est l'espoir de me jeter tête-bêche un jour au milieu des vagues[6]. »

---

[1] « Lettre à Blaise Allan, Parksanatorium, Davos-Platz, Suisse (26.05.1927) », *René Crevel – Les inédits, lettres, textes*, *op. cit.*, p. 65.
[2] « Lettre à Philippe Lavastine, Parksanatorium (s. d., mai 1927) », *ib.*, p. 66.
[3] « Lettre à Marcel Jouhandeau, Parksanatorium (s. d., juillet 1927) », *René Crevel – Lettres de désir et de souffrance*, *op. cit.*, p. 63.
[4] *Id.* (s. d., juillet 1927), p. 61.
[5] « Lettre à Blaise Allan, Parksanatorium (27.07.1927) », *René Crevel – Les inédits, lettres, textes*, *op. cit.*, pp. 67-68.
[6] *Id.* (26.08.1927), p. 69.

Dans cet extrait d'une lettre à sa « chère Miss Stein », Crevel ne cache rien de sa situation (même l'interdiction d'écrire par les médecins !) :

> Ici, toujours la même et silencieuse existence. Chère amie, dire qu'au siècle dernier, la tuberculose et la Suisse semblaient poétiques et romantiques ! Aujourd'hui, elles sont seulement stupides. Je déteste les Turcs et les Suisses, et... et... et... peut-être la solitude. Et impossible d'écrire sur cette satanée solitude, parce que, dans mon cas, écrire paraît préjudiciable, mauvais pour les poumons. / Pauvre de moi ! [...]
> À présent je n'ai rien à faire. / Personne à aimer. / La solitude est la solitude est la solitude / mais n'est pas hélas une rose[1].

Toujours à Gertrude Stein dans une autre lettre du mois d'août 1927 : « La solitude, la solitude. Je voudrais connaître la multitude, la multitude. Hélas pour moi, les montagnes et encore les montagnes, le froid et encore le froid (il fait maintenant aussi froid qu'en notre hiver parisien) ne conviennent guère à une tête pensante[2]. »

Et encore, à propos de cette « hygiénique Suisse » et de sa santé morale :

> Je compare la Suisse à un gratte-ciel réservé au commerce médical. Lorsque, avec les tuberculeux, je suis sur le point de devenir fou, je descends au rez-de-chaussée, avec les grands nerveux. Pauvre Byron ! Pauvre J.-J. Rousseau ! Tous ces pauvres romantiques qui aimaient la montagne ! Maintenant ce n'est qu'une pharmacie... / Je travaille, ce n'est pas fameux, j'ai en effet la tête pleine de trous.
> [...]
> J'ai maintenant vingt-sept ans. Déjà un vieil homme. Sans amour, sans chaleur, vide, la tête absolument vide.
> Mais je suis un vieillard envieux, et dans mes rêves, je vocifère contre Dieu car je voudrais tant être avec vous [...][3].

Depuis le sanatorium de Davos-Platz, il confie à celle qui a fait son portrait très stylisé en frontispice de *Détours* :

> J'ai trop de temps devant moi et pas assez d'espoirs. Ici on est avare de sa fatigue, de ses efforts. À se soigner on devient égoïste, de l'égoïsme le plus

---

[1] « Lettre à Gertrude Stein, Parksanatorium, Davos-Platz, Suisse (s. d., été 1927) », *Correspondance de René Crevel à Gertrude Stein, op. cit.*, pp. 102-103.

Dans une lettre à Marcel Jouhandeau, Crevel signale que « le sana est plein de Turcs [a] ». Quant au mot « rose » qui conclut l'extrait proposé, il s'agit d'une allusion à la célèbre formule de Gertrude Stein : « *A rose is a rose is a rose is a rose* » dont Crevel a paraphrasé la figure en écrivant « la solitude est la solitude est la solitude ».

[a] « Lettre à Marcel Jouhandeau, Parksanatorium (s. d., juin 1927) », *René Crevel – Lettres de désir et de souffrance, op. cit.*, p. 61.

[2] « Lettre à Gertrude Stein, Angleterre & Park-Hôtel, Davos-Platz (s. d., août 1927) », *Correspondance de René Crevel à Gertrude Stein, op. cit.*, p. 110-111.

[3] *Id.* (s. d., après le 10 août 1927), p. 112.

plat. Et cette jeunesse si vite passée, si mal passée. [...] Excusez mes jérémiades, mais cette année que je dois sacrifier à me remettre m'a si bêtement aigri. Il y a des heures si longues. Je fais des *patiences* comme les vieilles filles[1].

Alors qu'il se trouve à Marseille dans le but de s'embarquer pour l'Afrique du Nord, il est rattrapé par ses problèmes pulmonaires ainsi qu'il l'explique à Marcel Jouhandeau :

Je pensais aller au Maroc [...], quand une hémorragie suivie d'une autre m'a cloué au lit à Marseille, où je suis encore pour huit jours. Après, sans doute Vence [...]. Puis peut-être assez vite Paris où l'on parle d'un traitement extraordinaire [celui du docteur russe Manoukhine qui consiste à irradier la rate. Voir *infra*], j'en ai marre, archi-marre d'être aussi retranché du monde, des hommes libres. J'ai eu de la chance ici avec des amis qui m'ont bien soigné.
Cher Marcel, je suis dans la béatitude bête des convalescents. Donc excuse la sottise de cette lettre. Mais même avec la gaucherie de ceux qui savent mal se réhabituer aux gestes et aux mots de la vie habituelle, je veux te redire tout le bonheur que j'ai de sentir vers moi toute ta pensée. Ton amitié me donne de grands bonheurs. Par elle je reprends confiance. J'ai été très bas, voilà une semaine, les jours qui ont suivi cette crise (très bas moralement et physiquement). Aujourd'hui, tout se remet petit à petit. Mais quelle difficulté à vivre[2].

Une chose est sûre, un fond tenace de dépression ne le quitte pas, quoi qu'il fasse, où qu'il se trouve. Alors installé à Vence, il revient vers Alice Halicka : « Je ne veux plus penser à mon été davosien qui a été pluie, froid, tristesse, neige [...]. Je me repose. [...] Je m'essaie à barbouiller des toiles. Je veux me raccrocher à n'importe quoi. J'ai eu honte d'une grande indifférence qui tombait sur mes épaules, plus froide, plus lourde que la nuit[3]. » Il ressentait, sans doute à tort, une sorte d'abandon de la part de certains amis, et cela l'affectait beaucoup.

Une fois de plus, il se tourne vers Jouhandeau pour définir son état moral, qui se cale sur son état physique : « Tout le combat est moral en moi. [...] Quand on apprend à avoir peur des courants d'air, de la fatigue comme moi, tu penses bien qu'on se dégoûte souvent ? Aussi est-ce par lâcheté que je pense, sans peur, à la mort. Marcel, mes mains voudraient tâter. Je n'ai ni

---

[1] « Lettre à Alice Halicka, Angleterre & Park-Hôtel, Davos-Platz, Suisse (s. d., fin été 1927) », *in* « Dossier », *Babylone*, *op. cit.*, pp. 204-205.

[2] « Lettre à Marcel Jouhandeau, Hôtel Beauvau, Marseille, Bouches-du-Rhône (s. d., septembre 1927) », *René Crevel – Lettres de désir et de souffrance*, *op. cit.*, p. 61.

[3] « Lettre à Alice Halicka, Nouvel Hôtel, Vence, Alpes-Maritimes (s. d., fin année 1927) », *in* « Dossier », *Babylone*, *op. cit.*, p. 205.

C'est la seule fois dans le corpus que Crevel évoque qu'il s'adonne à la peinture. Nous avons déjà souligné son don pour le dessin et la caricature, mais nous ignorions sa tentative de peindre sur toile. Que sont devenus les « barbouillages » de Crevel ? Ses essais furent-ils si mauvais qu'il ne les réitéra pas, voire qu'il les détruisit ?

idole, ni dieu à loger. Mais j'espère malgré tout, malgré moi, peut-être à cause de moi[1]. »

Dans cette lettre à Marc Allégret, il confirme l'état très dépressif dans lequel il se trouvait à Davos : « [...] À Vence, il n'y a pour moi que de la vertu, un grand calme, une vie allongée et malgré cette rechute marseillaise, un nouveau petit espoir dans *cette vie que, depuis Davos, je considérais achevée* [s. p. n.]. Je fais des projets mais j'ai la sagesse de ne pas trop y croire[2]. »

À Gertrude Stein, depuis Vence, il écrit :

> Pour ce qui me concerne, je n'ai ni bacille ni fièvre. Un médecin qui m'a examiné [...] affirme que je ne suis pas tuberculeux, mais malade des nerfs [...]. Il trouve que mes réflexes sont très mauvais, tout comme ma circulation, et que mes poumons, s'ils ne sont pas vraiment fameux, ne sont pas atteints par la tuberculose (comme le disaient certains médecins français). Les derniers jours, j'étais si triste que je pensais à la façon de me tuer, car, si je ne suis pas tuberculeux, la perspective de rester une année dans ces montagnes me met hors de moi[3].

Dans une autre lettre de fin d'année (1927 ou début 1928), il écrit : « Marcel, ce cerveau de viande me fait mal, mais hors de moi je désire une aurore[4]. » Encore à Marcel Jouhandeau, voilà comment il solde l'année 1927. Il redit l'importance des amis ; il a la nécessité quelque peu maladive d'avoir des lettres d'eux pour s'assurer de leur amitié. Sans ces lettres, il vit dans le doute qu'on l'ait abandonné : « Je sors de cette sale année 1927 comme d'un tombeau. Tu m'as aidé. Tu m'as sauvé. Merci[5]. »

Alors qu'il se trouve à Berlin, il subit des examens qui révèlent la présence de bacilles. Après avoir annoncé son retour à Paris imminent, il se contente de dire à Georges Poupet : « Je vais bien. Mon médecin est ravi du traitement. Il m'a dit que ça avait été assez périlleux. [...] Avenir incertain. Anxiété. Besoin de revoir amis. *Horreur* des drogues, de l'érotomanie. Mais[6] ? » On ne sait pas s'il parle d'un « traitement » pour ses poumons ou pour sa maladie vénérienne. Nous reviendrons sur l'érotomanie curieusement évoquée ici.

---

[1] « Lettre à Marcel Jouhandeau, Nouvel Hôtel, Vence, Alpes-Maritimes (s. d., novembre 1927) », *René Crevel – Lettres de désir et de souffrance*, *op. cit.*, p. 61.

[2] « Lettre à Marc Allégret, Nouvel Hôtel (s. d., fin année 1927) », *Quoi lire Magazine*, mars 1989, p. 22 ; citée par Jean-Michel Devésa, *Correspondance de René Crevel à Gertrude Stein*, *op. cit.*, p. 115.

[3] « Lettre à Gertrude Stein, Nouvel Hôtel (s. d., Noël 1927) », *ib.*, p. 124.

[4] « Lettre à Marcel Jouhandeau, Nouvel Hôtel (s. d., fin 1927 ou début 1928) », *in* « Dossier » *Babylone*, *op. cit.*, p. 189.

[5] « Lettre à Marcel Jouhandeau, Domaine de la Conque, Vence (s. d., fin décembre 1927) », *René Crevel – Lettres de désir et de* souffrance, *op. cit.*, p. 76.

[6] « Lettre à Georges Poupet, Hôtel Am Zoo, Berlin, Allemagne (s. d., janvier 1928), *ib.*, p. 78.

Il envoie un mot rassurant sur l'état de santé de Pavel Tchelitchew à sa sœur Choura : « Vieil iboune est beau, brillant, aimé, en plein épanouissement, donc ne pas t'inquiéter de lui. Je ne l'ai jamais vu si rose des cheveux au menton. [...] / Mon cucul va être soigné avec des injections de pâte, et peut-être une opération, mais pas tout de suite[1]. » Il ajoute faire une cure et qu'il « ne pense plus à l'ibounerie [*sic*] ». On voit à quel degré de confidence et de confiance il se trouve avec Choura (tuberculeuse comme lui) pour l'informer de ses problèmes d'abcès.

À la fin du mois, il revient vers Choura :

> Foinfoin, / Ton René a pris une décision peut-être folle, mais une décision, celle du traitement Manoukhine dont j'ai entendu dire des merveilles (et aussi des horreurs), mais ici, les médecins se contredisaient tant que j'ai décidé de me foutre d'eux. Et Manoukhine me promet la résurrection très vite. [...] Excuse cette lettre rapide mais je suis nerveux, avec toutes ces histoires[2].

Quelques jours plus tard, il tient à rassurer Choura :

> Ne t'affole pas, j'ai commencé le Manoukhine. Je n'ai pas de fièvre après les deux séances que j'ai faites. C'est peut-être une folie mais dernièrement, j'ai connu de très bons résultats, et il me promet une guérison pour dans 9 mois. Après ces deux séances, une fistule coule déjà moins. Quand j'ai pris cette décision, j'étais si malheureux de ne pas savoir à quoi m'en tenir que, pour un peu, je me serais foutu à l'eau. Maintenant, je suis plus calme, c'est déjà ça. [...] / Choura chérie ne t'inquiète pas de moi. J'irai bien. On guérira tous les deux[3].

Toujours au mois d'avril, l'extrait de la lettre qu'il envoie à Marcel Jouhandeau montre qu'il ne va pas aussi bien qu'il le prétend (que sont sept étages à monter pour un jeune homme de 28 ans ?!) : « Je veux te voir. Mais sept étages à monter c'est beaucoup pour moi (mon cœur est intrépide, mais les poumons sont des murs[4]). »

---

[1] « Lettre à Alexandra Tchelitchev dite Choura, 28, rue Lacretelle, Paris XVe (04.03.1928) », *ib.*, p. 80.

Nous avons vu que Crevel employait le mot « poupe » pour désigner un homosexuel ; « iboune », s'il est principalement réservé à Pavel (le frère de Choura) et à son compagnon, s'applique à un homosexuel du milieu artistique et en général plus âgé qu'un poupe. « Ibounerie » (ou « pouperie ») signifie une partie de jambes en l'air (il emploiera aussi « ibouner »...).

[2] *Id.* (27.03.1928), p. 82. « Foinfoin » est un sobriquet réservé à la seule Choura et à lui-même, les deux tuberculeux. Dans la même lettre (et dans d'autres), il la surnomme également « Douchinka ». Mais on verra aussi « Ibounovna », « Foinfoinovna », etc. La fantaisie onomastique et néologique de René Crevel est sans limites... Crevel était un adepte de la pratique hypocoristique (lui-même se surnommait « Crecre »), des surnoms (Eugene MacCown appelé « Coconote » et même « Eugénie ») et autres sobriquets (« Flèche » pour Fleichtheim), etc.

[3] *Id.* (03.04.1928), p. 83.

[4] « Lettre à Marcel Jouhandeau, 6, rue des Marronniers, Paris XVIe, chez Tony Gandarillas (s. d., avril 1928) », *ib.*, p. 84.

Au printemps 1928, il écrit à son ami Blaise. Outre sa soumission aux injonctions médicales, Crevel montre l'incertitude dans laquelle se trouve placé le malade, incapable de planifier quoi que ce soit (la maladie s'est en effet emparée du gouvernail de son bateau à la dérive) ; enfin, cet extrait témoigne de l'état psychologique de Crevel : « Depuis un an, depuis Genève, je n'ai pu travailler. Je ne sais ce que je ferai de mon été car les médecins me conseillent de me vouer aux exécrables montagnes. Je passerai encore deux mois d'automne à Paris. Puis je partirai tout l'hiver pour une destination inconnue. Tout est si triste en moi et autour de moi que je crois à la mort de quelque chose[1]. » À Mopsa, il traduit en d'autres termes l'état dans lequel il se trouve : « Paris n'est pas bien excitant. J'ai une grande crise de dépression (travail impossible, effroi de partir d'ici un mois pour une de ces montagnes suisses que je déteste, etc., etc.) / J'aimerais tant que tu sois ici et sois sûre ma Mopsa, que je ne te suis pas infidèle[2]. »

Alors que, comme il l'avait annoncé, il séjourne à nouveau en Suisse, il écrit à Mopsa : « Moi, me revoilà en Suisse, pas mal, mais encore avec des petits trous aux poumons. [...] Mops, Mopsa, quelle merde cette Suisse. Le seul bonheur ici, c'est Paul Éluard et sa femme qui sont gentils. Je travaille [principalement à son roman *Êtes-vous fou ?*][3]. »

Quelques jours plus tard, dans une autre lettre à Mopsa, il donne des nouvelles : « Je travaille. Nuverricht a bien amélioré le poumon mais il fallait encore cet été et il faudra aussi l'hiver prochain dans la montagne. J'ai été un peu malade la semaine dernière, chaleur et piqûre de mouche à vache et j'avais peur. Mais maintenant ça va[4]. » Il donne une version complémentaire à Georges Poupet : « Je viens d'être assez fébrile, par suite de piqûre de mouche, d'orages, etc. J'ai dû rester couché[5]. »

À Renaud de Jouvenel il confie : « Pour moi, je ne suis pas un mystérieux, mais quelqu'un qui a souffert simplement de beaucoup de choses et pour qui la maladie a été une épreuve brisante[6]. »

Il relate ainsi son séjour montagnard à Étienne de Beaumont : « Ici petite vie de montagne, au milieu des goitreuses et des Suissauds [*sic*]. / Air connu. /

---

[1] « Lettre à Blaise Allan, 6, rue des Marronniers (s. d., printemps 1928) », *René Crevel – Les inédits, lettres, textes, op. cit.*, pp. 78-79.

[2] « Lettre à Mopsa Sternheim, 6 rue des Marronniers (s. d., mai 1928) », *René Crevel – Lettres à Mopsa, op. cit.*, pp. 40-41.

[3] « Lettre à Mopsa Sternheim, Hôtel et Pension Bellevue, Seelisberg, Suisse (s. d., juillet 1928) », *ib.*, p. 47.

[4] *Ib.*, p. 50.

[5] « Lettre à Georges Poupet, Hôtel et Pension Bellevue Seelisberg, Suisse (21.07.1928), », *René Crevel – Lettres de désir et de souffrance, op. cit.*, p. 92.

[6] « Lettre à Renaud de Jouvenel, Pension Bellevue (25.07.1928) », *Cahier des saisons*, n° 46, été 1966, p. 12 ; citée par Jean-Michel Devésa, *Correspondance de René Crevel à Gertrude Stein, op. cit.*, p. 141.

[...] Grande envie du tour du monde pour cet hiver. Il paraît que ce n'est pas plus cher que la Suisse et que ça vous reprise les poumons[1]. »

À son ami Allan, il réitère ce qu'il lui disait dans une précédente lettre (voir *supra*), l'impossibilité de faire des projets ; puis le stoïcisme : « Cet hiver, encore de l'inconnu, de l'imprévisible. Ma santé va, mais à moitié seulement / comme toujours[2]. »

Alors qu'il a regagné Paris, il rassure Mopsa : « [...] Moi je travaille. [...] Le médecin est très optimiste *pour tout*. Chasteté. Couché tous les soirs à 9h ½ [3]. »

Au mois d'octobre, à Pau, le tout rose ne parvient pas à recouvrir le tout gris :

> La seconde série des piqûres [de mercure [4]] qu'on me fait, tout en ayant un très bon effet, m'a tant fatigué que mes deux médecins sont d'accord pour vouloir que je reste à la campagne dès qu'ils pourront me laisser quitter Paris [...]. On me recommande d'aller à Pau, très bon pour les poumons et les nerfs que j'ai brisés. [...] C'est ce matin, que mes docteurs ont insisté pour que n'aille pas à Berlin. Je ne suis pas malade mais las, las[5].

À Pau, il est traité tout à la fois pour sa syphilis (il y reçoit la troisième série de piqûres de mercure) et pour ses poumons. Voilà ce qu'il écrit à Georges Poupet, peu de temps après son arrivée dans la cité paloise :

> J'ai été très heureux de t'entendre hier soir, et d'autant plus heureux que j'étais triste d'avoir appris le jour même [...] que mes crachats (pardon) contenaient autant de bacilles qu'en octobre (1 tous les 5 champs – ce qui est peu, mais qui est) et avant-hier de Julien [D^r^] que le poumon est dans le même état.
> Résultat de Pau, donc malgré les piqûres d'or, la sagesse, le lit tous les soirs à 8 heures, la cure le jour, pas d'alcool, bonne nourriture, etc., résultat néant ou plutôt si, un petit trou purulent au cul. Et voilà. Il faut bien savoir à quoi s'en tenir, mais on regrette que ce qu'on vient d'apprendre soit si peu réjouissant et j'oubliais encore : le nerf phrénique s'est ramifié, ce qui rend inutile l'opération de l'an dernier[6].

---

1 « Lettre à Étienne de Beaumont, Pension Bellevue (s. d., été 1928) », *René Crevel – Les inédits, lettres, textes*, *op. cit.*, p. 80.

2 « Lettre à Blaise Allan, Pension Bellevue (s. d., septembre 1928) », *ib.*, p. 81.

3 « Lettre à Mopsa Sternheim, 28, rue Lacretelle, Paris XVe (s. d., juillet 1928) », *René Crevel – Lettres à Mopsa*, *op. cit.*, p. 54. Quand il souligne « *pour tout* », outre sa tuberculose, René Crevel parle aussi de sa maladie vénérienne dont Mopsa est une des très rares personnes à être au courant.

4 Les piqûres de mercure étaient principalement prescrites pour le traitement de la syphilis. Les effets secondaires étaient désastreux pour la santé des patients.

5 « Lettre à Mopsa Sternheim, Grand Hôtel du Palais et Beau-Séjour, Pau, Pyrénées-Atlantiques (30 octobre 1928) », *René Crevel – Lettres à Mopsa*, *op. cit.*, p. 58.
Après la signature : « Surtout ne parle des piqûres à personne. » (p. 59).

6 « Lettre à Georges Poupet, Grand Hôtel du Palais et Beau-Séjour (06.11.1928) », *René Crevel – Lettres de désir et de souffrance*, *op. cit.*, p. 101. .../...

Il ajoute qu'il a des problèmes d'argent : « Je vais tâcher de liquider mon appartement et repartir dès mon livre paru et mon cul rafistolé : où ? Qu'importe. Enfin, après plus de deux ans de sacrifices et d'échecs, je commence à être résigné. [...] Quelle lassitude. [...] Je ne veux ennuyer personne avec ma guenille. Et pardon de t'écrire tout cela[1]. »

Toujours à Georges Poupet, il envoie cet aphorisme : « On pense toujours des tuberculeux qu'ils ne sont pas malades ou qu'ils se trouvent à l'article de la mort[2]. » Et dans une lettre du début décembre, il dit aller bien : « Ma tousserie enfin semble s'arrêter. Je soigne la deuxième chose, sérieusement aussi, mais quelle vie que cette maladivité [*sic*] perpétuelle[3]. »

Concernant ses poumons, voilà ce qu'il écrit à Mopsa : « Chérie, ici, c'est triste. [...] On me fait des piqûres aux sels d'or pour le poumon[4]. »

Dans *Êtes-vous fous ?* (une partie du roman a été écrite en 1928, en sanatorium, roman dans lequel, tel un aquarelliste, Crevel n'a pas eu d'effort d'imagination à produire pour restituer des scènes très réalistes), le narrateur évoque ainsi la maladie, sur un ton presque léger : « Il aimait le vent à la folie. Prétexte à de jolis symboles. Mais un citadin n'a guère de tempêtes à sa disposition. Pour traduire, à coups moyens terrestres, l'ouragan, il a laissé portes et fenêtres battantes. D'où un mélimélo pulmonaire. La carcasse ne fut jamais très fameuse. Maintenant il a la fièvre, il tousse. Il exècre cette rauque chanson [...][5]. » Mais plus loin, le sourire se fait jaune : « C'était la Suisse. [...] Le pays, ni ville, ni village. Un rucher à malades. Sur leurs balcons-alvéoles, des créatures vivent dans un silence, une immobilité, à croire qu'elles ont perdu même leurs destins[6]. »

À la page suivante, le narrateur prolonge la description des états d'âme de son infortuné personnage :

> Pour lui, à l'heure du repos forcé, sur son balcon-alvéole, entre veille et sommeil, le flot des sapins soudain creusé jamais ne fut symbole de quelque merveilleux talion. Des trous, parmi les vagues d'ombre déferlant jusqu'au soignoir [*sic*], rien ne pouvait surgir qui fut, en lyrisme et grandeur, complémentaire de la déchéance charnelle, comme, du rouge, est le vert[7].

Il semble que René Crevel se trompe quand il évoque « l'opération de l'année dernière ». En effet la phrénicotomie qu'il a subie date de cette même année 1928, début mars, à Berlin.

[1] *Ib.*, p. 102.

[2] *Id.* (s. d., novembre 1928), p. 107.

[3] *Id.* (06.12.1928), p. 117.

[4] « Lettre à Mopsa Sternheim, Grand Hôtel du Palais et Beau-Séjour (décembre 1928) », *René Crevel – Lettres à Mopsa*, *op. cit.*, p. 58.

[5] *Êtes-vous fous ?* (1928-1929), *op. cit.*, p. 18.

[6] *Ib.*, p. 39.

[7] *Ib.*, p. 40.

Toujours dans le roman, le narrateur prolonge infatigablement la description morbide de son clone tuberculeux : « Ses dents claquent, ses joues blêmissent et chavirent ses yeux. Il n'est plus qu'une épave. Il oublie le prénom, le nom qui le désignèrent vingt-sept années durant[1]. » Quelque quarante pages plus loin, il s'interroge suite aux paroles de l'infirmière qui avait employé la locution que Crevel reprend : « ''Mériter de guérir'' ? La première fois, tu t'es demandé quel crime tu avais bien pu commettre. La seconde, tu as commencé de comprendre que toute une mystique montagnarde et sanatoire [*sic*] s'abritait derrière cette formule[2]. »

Dix pages plus loin :

> [...] Tu vis allongé depuis des mois sur un balcon-alvéole. [...] Oserais-tu nier que, depuis des semaines et des semaines, plus rien ne t'intéresse, sinon la maladie, ta température et l'ennui même dont tu as mis plus longtemps à soupçonner l'aristocratique usage qu'à savoir se servir d'une bicyclette un Esquimau ?
> Misérable internationale des poitrines pourries, syndicat bacillaire, franc-maçonnerie tousseuse, avec, depuis le romantisme, des grâces squelettiques, cousines du petit doigt en l'air de la prétention bourgeoise, lorsqu'elle porte à ses lèvres infectes sa tasse de café moka.
> [...]
> Respire de toute ton âme, de toute ton espérance, ne parle plus, ne bouge plus, puisque même l'air, au plus haut étage du sanatorium gratte-ciel, se trouve promu à la dignité de médicament[3].

Mais quittons le roman car voici René Crevel qui a retrouvé Paris et son appartement après son long séjour palois. On apprend par une lettre à Mopsa qu'il suit toujours un traitement aux sels d'or pour ses poumons : « Me voici donc installé ici, pour quelques mois, car il paraît que c'est mauvais de changer de pays et si je reste ici bien tranquille, sans faire d'excentricités, les piqûres d'or permettront au poumon de se guérir[4]. »

Le changement de ton est brutal dans la lettre suivante : « Encore des ennuis. J'ai recraché un peu de sang, très peu, mais cela montre que la Suisse, Nuverricht, Pau n'ont servi à rien et on parle de piqûres à la tuberculine à Lausanne [...]. Mais ne t'inquiète pas. Au fond je vais bien, mais la maladie vit sur moi comme une huître sur son inébranlable rocher[5]. » Dans cette lettre, il demande à Mopsa de se renseigner sur l'efficacité d'un traitement berlinois au sang de tortue ! Nous reviendrons sur ce détail au chapitre VII.

---

[1] *Ib.*, p. 42.
[2] *Ib.*, p. 87.
[3] *Ib.*, pp. 97-98.
[4] « Lettre à Mopsa Sternheim, 28, rue Lacretelle, Paris XVe (s. d., fin février-début mars 1929) », *René Crevel – Lettres à Mopsa*, *op. cit.*, p. 79.
[5] *Id.* (CP : 03.03.1929), p. 80.

Il fait également part à Georges Poupet de ses soucis pulmonaires : « Je viens de recracher un peu de sang. Peux-tu téléphoner à mon docteur Rolland, chef de laboratoire [...], pour qu'il vienne ou m'envoie quelqu'un [afin de procéder à l'analyse des crachats][1]. » On voit que Crevel ne néglige rien dans la prise en main de ses maladies.

Alors qu'il se trouve à la clinique Antoine Chantin pour une opération de son abcès anal (rectal ?), il écrit à Mopsa qu'il fait

> chaque soir un peu de température tuberculeuse (pas beaucoup, mais assez pour prouver que ce n'est pas encore parfait et mon chirurgien Gosset, le meilleur chirurgien de Paris, voudrait me montrer à un spécialiste classique des poumons, ici). [...]
> Il y a des chances pour que je laisse tomber ce traitement de la rate qui ne semble pas m'avoir fait beaucoup de bien[2].

La veille de sa sortie de la clinique Chantin, la lettre qu'il envoie à Choura montre que son problème d'abcès ne l'empêchait pas de se préoccuper de ses poumons, dans un piètre état. Après avoir annoncé qu'il allait consulter Rist, le spécialiste des poumons, et que de là dépendrait sa future destination, il annonce : « Il y a encore des bêbêtes dans le poumon et j'ai une grande envie de guérir. [...] Foinfoinovna, ne t'inquiète pas pour moi, tout est aussi bien que possible et cette fois je veux guérir, même s'il faut *un an de montagne*[3]. »

Alors que sa sortie de la clinique l'a laissé très démoralisé (il souffre toujours car l'abcès n'est pas cicatrisé), il doit s'occuper de ses poumons comme il en informa Mopsa :

> Vu hier le représentant de Rist (grand médecin des poumons). Le traitement par la rate [celui de Manoukhine] n'a fait aucun bien et il va falloir faire autre chose. On reparle de tuberculine et je vais voir des spécialistes de cette question toute cette semaine et le 11 juillet quand Rist [4] sera à Paris je déciderai *définitivement*. [...] On recommande de me ménager beaucoup. [...] / Mopsa chérie, j'ai honte de ne t'offrir qu'un pauvre Crecre invalide avec des trous dans le poumon et dans la jambe. Quand je pense à ta jeunesse éblouissante, à tes succès, j'ai du remords de m'être penché, moi, pauvre loque, sur tant de

---

[1] « Lettre à Georges Poupet, 28, rue Lacretelle (s. d., début mars 1929) », *René Crevel – Lettres de désir et de souffrance*, *op. cit.*, p. 135.

Après la signature, il ajoute : « Je n'ai pas téléphoné, car je n'ose parler. »

[2] « Lettre à Mopsa Sternheim, Clinique Antoine Chantin, Paris XIVe (s. d., vers le 20 juin 1929) », *René Crevel – Lettres à Mopsa*, *op. cit.*, pp. 91-92.

[3] « Lettre à Choura Tchelitchev, Clinique Antoine Chantin (22.06.1929) », *René Crevel – Lettres de désir et de souffrance*, *op. cit.*, p. 141.

[4] Édouard Rist (1900-1950), à qui Crevel accordait grand crédit, présentait l'avantage d'avoir le même âge que lui. Sans doute René avait-il lu son ouvrage sur la tuberculose : Édouard RIST, *La Tuberculose*, Paris : Armand Colin, 1927, 356 p.

> fraîcheur et d'éclat, et, malgré tout mon amour, à cause de mon amour, je voudrais tant que tu trouves une créature qui te fasse oublier le vagabond, Vagualame de la rue des Paupières rouges[1].

À Foinfoinovna, il fait part de son découragement : « J'ai revu mon médecin des poumons. Le séjour à Pau, les piqûres d'or n'ont rien fait, j'ai même recraché un peu de sang (cela sans grande importance, mais tout de même, il n'y a pas lieu de se réjouir). Sans doute va-t-on faire une cure de tuberculine à Berlin ou en Suisse, car le médecin désespère du climat pour me guérir[2]. »

Quelques jours plus tard, à Georges Poupet : « Moi, encore rien de fixé. Brissaud [Dr] me conseille la tuberculine en Suisse et j'attends l'avis ultime de Rist, pour une décision qui m'éloignera sûrement de Paris, six mois ou un an[3]. »

À Mopsa :

> Pas encore de décision prise. Il faut attendre une semaine, car Rist le grand as de la tuberculose est en voyage jusque là. Mais il paraît que le traitement russe [celui de Manoukhine] n'a rien fait de bien et on parle (le remplaçant de Rist) de tuberculine à Lausanne, ou de couper les côtes (je ne veux pas de côtes coupées). Il y a donc des chances pour Lausanne (6 mois de lit).
> Paris est chaud. Tout le monde fait la noce, sauf ton Crecre, tout sage, tout calme et un peu triste de penser qu'il sera toujours une loque[4].

À Choura : « Ibounovna [ce sobriquet fait son entrée dans le catalogue crevellien des petits noms !] ma chérie, je sors de chez Rist, il conseille aussi la tuberculine et j'irai à Leysin la semaine prochaine. [...] Rist dit que ma vie n'est pas en danger mais que si la tuberculine ne réussit pas, il faudra couper les côtes[5]. »

Ce qu'il confirme à Mopsa le lendemain :

> Voici enfin la décision prise. Je pars pour Leysin dès que je saurais [*sic*] s'il s'y trouve une chambre libre. / Je vais tenter d'arranger bien mes affaires ici, car c'est cher là-bas, et surtout je voudrais que tu viennes au moins me dire

---

[1] « Lettre à Mopsa Sternheim, Hôtel La Bourdonnais, Paris VIIe (vers 25.06.1929) », *ib.*, pp. 92-93.

Crevel, qui a des problèmes d'argent, a rendu l'appartement de la rue Lacretelle et se trouve donc sans logement. Cela ne lui pose pas de problème majeur car il doit très vite partir en Suisse. Quant à l'*explicit* de la citation, il réfère à *Êtes-vous fous ?*

[2] « Lettre à Choura Tchelitchev, Hôtel La Bourdonnais (22.06.1929) », *René Crevel – Lettres de désir et de souffrance*, *op. cit.*, p. 142.

[3] « Lettre à Georges Poupet, Hôtel La Bourdonnais, (s. d., début juillet 1929) », *ib.*, p. 143.

[4] « Lettre à Mopsa Sternheim, Hôtel La Bourdonnais (08 ou 09.07.1929) », *René Crevel – Lettres à Mopsa*, *op. cit.*, p. 94.

[5] « Lettre à Choura Tchelitchev, Hôtel La Bourdonnais (10.07.1929) », *René Crevel – Lettres de désir et de souffrance*, *op. cit.*, p. 142.

> bonjour et il faudrait s'entendre pour que le vieux poupe Feist nous aide. / En tout cas je ne resterai que 3 ou 4 mois à Leysin, car, si la tuberculine ne réussit pas, on sera obligé de me couper les côtes, de l'avis même des plus grands médecins de Paris, qui pourtant ne sont jamais du même avis. / Donc, Mopsa, dès l'automne prochain je serai un Crecre guéri par la tuberculine ou par les côtes coupées. Et alors il faudra décider de notre vie. Mopsa je t'aime, et c'est pour toi que je voudrais avoir un vrai corps[1].

Dans une lettre à Choura, on peut être surpris de lire qu'il est « au fond, assez heureux d'aller à Leysin[2] », lui qui a toujours vitupéré ses séjours forcés dans les montagnes helvètes. Mais d'une part, sorti affaibli de la clinique Chantin, il était en difficulté sociale (plus d'appartement, sempiternels problèmes d'argent), et, d'autre part et surtout, les résultats des analyses des poumons n'étaient pas bons et il avait un fort (fol !) espoir dans le traitement à la tuberculine. Il avait besoin de se sentir pris en charge, soigné, de se trouver sur le chemin de la guérison.

Arrivé à Leysin, il écrit à Marie Laurencin qui lui a offert six aquarelles dont il a décoré sa petite chambre :

> Le docteur est très gentil. Le pays n'est pas un affreux corridor comme Davos, et cette fois grâce à la petite Marie et à ses amis, [...] je vais être raisonnable. Il faut en finir ou *on finira* [s. p. n.].
> J'ai gribouillé un peu. Demain je gribouillerai davantage. J'ai des idées (que je me dis) et je veux travailler. On me mettra une huitaine en observation, puis on commencera la tuberculine[3].

« Ou on finira » écrit René Crevel. On aura pu remarquer (voir aussi la section suivante) que dans plusieurs lettres à ses amis, il évoque sa mort. Pour son amie Marie, il ne s'agit pas d'un chantage au suicide mais d'une évidente réalité : on meurt de la tuberculose quand les thérapies échouent...

Pour une rare fois, René affiche un bon moral auprès d'Étienne : « Depuis quarante-huit heures, on m'ausculte, radiographie, radioscopie et comme il fait beau je ne suis pas malheureux. Moi qui crois qu'une chose bien commencée ne peut mal tourner, je ne suis pas du tout inquiet sur ce séjour. [...] On

---

[1] « Lettre à Mopsa Sternheim, Hôtel La Bourdonnais (11.07.1929) », *René Crevel – Lettres à Mopsa*, *op. cit.*, pp. 95-96.
Durant cette période d'impécuniosité, René Crevel a pris plusieurs dispositions (vente de tableaux et autres objets, renoncement à la location d'un appartement...) mais cela ne suffit pas et, en plus sa famille de qui il reçoit déjà une pension, il doit solliciter des amis fortunés. Cependant, les affaires vont mal pour eux aussi, car le krach boursier du 24 octobre 1929 se profile et certains en sortiront ruinés. Par ailleurs, quand il évoque « le vieux poupe Feist », c'est une manière exagérée de dire car Feist n'était son aîné... que de treize ans !
[2] « Lettre à Choura Tchelitchev, Hôtel La Bourdonnais (13.07.1929) », *René Crevel – Lettres de désir et de souffrance*, *op. cit.*, p. 146.
[3] « Lettre à Marie Laurencin, Grand Hôtel, Leysin, Suisse (vers le 21 juillet 1929) », *René Crevel – Les inédits, lettres, textes*, *op. cit.*, p. 96.

me frictionne à l'eau de Cologne et j'attends d'être bien acclimaté pour la tuberculine[1]. »

À peu près à la même date, il écrit très longuement à son ami Poupet :

> On répète ici que le poumonkinage [*sic*] a fait des dégâts plutôt qu'autre chose. [...] Je ne vois personne ici. Je parle peut-être en tout dix minutes par jour. Je ne quitte mon lit et ma chambre que pour quelques pas sur la terrasse. Et je travaille, ce à quoi, d'ailleurs, j'éprouve grande difficulté, mais m'acharne, car j'aime mieux ne pas penser à ce que serait ce recommencement de Suisse sans un travail qui arrange à peu près les choses. On a essayé un premier vaccin de tuberculine. Il n'y a pas eu de réaction et alors je crois qu'on va faire bientôt une vraie piqûre. [...]
> J'ai une chambre assez modeste, un peu chambre de bonne, mais avec mes Laurencin, 3 photos et un foulard piqué au mur, c'est presque un palais. En tout cas c'est un lieu qui me plait assez. Je voudrais tant que la tuberculine réussisse. Sinon, il faudrait couper les côtes, opération sanglante et qui déforme. [...] Un calme descend sur moi, et je n'ai pas besoin de la foi en aucun Dieu, pour déjà comprendre que tout humainement est supportable, c'est peut-être ce silence, que tu n'as sans doute jamais rencontré, qui me fait du bien. Je ne sais pas. Même l'amour ne m'affole plus. [...]
> Je me détache des autres, comme de moi-même. À table, il me semble que je suis un poisson d'aquarium, plus de la même matière que les créatures que je vois et qui me voient, mais dont une transparence infranchissable me sépare. Ce n'est pas la maladie puisqu'ils sont des malades eux aussi. Quoi[2] ?

Il informe Mopsa qu'« on a commencé le vaccin de tuberculine, sans réaction désagréable[3]. » Ce qu'il confirme à son ami Étienne dans une lettre moins enthousiaste que la précédente : « Moi ça va. On a commencé la tuberculine, mais j'ai vu ici tant de gens à côtes coupées et c'est si moche que, même si [la] tuberculine ne réussit pas, j'irai essayer autre chose à Berlin. / Je travaille[4]. »

Il est plus disert et plus enjoué dans sa lettre à Choura :

> Ton foinfoin très sage fait la cure la plus sérieuse, et on commence par un léger vaccin sur le bras, la cure de tuberculine cet après-midi, et, si dans 3 mois le trou n'est pas fermé, on coupe les côtes. J'ai tout de suite commencé à travailler.

---

[1] « Lettre à Étienne de Beaumont, Grand Hôtel (vers le 20 juillet 1929) », *ib.*, p. 97.
[2] « Lettre à Georges Poupet, Grand Hôtel, Leysin, Suisse (20.07.1929) », *René Crevel – Lettres de désir et de souffrance*, *op. cit.*, pp. 149-150.
[3] « Lettre à Mopsa Sternheim, Grand Hôtel (fin juillet 1929) », *René Crevel – Lettres à Mopsa*, *op. cit.*, p. 100.
[4] « Lettre à Étienne de Beaumont, Grand Hôtel (fin juillet-début août 1929) », *René Crevel – Les inédits, lettres, textes*, *op. cit.*, p. 99.

Les gens ont des gueules qui ne me donnent pas envie de les connaître, et, comme les promenades me sont interdites, je ne quitte mon balcon que pour les repas dans la salle à manger. [...]
Ici on m'a assuré que la phrénicotomie m'avait sauvé la vie, en me gardant d'une évolution rapide. Le trou dans le haut du poumon droit est gros comme ça [dessin]. Je ne m'ennuie pas (grâce au travail). Et puis le paysage est assez supportable. Les montagnes ne vous grattent pas le nez comme à Davos [...] Pour en finir avec cette sale maladie, je me ferais couper n'importe quoi[1].

Parmi les lettres de cette époque (juillet-août 29) que nous examinons, cette lettre à Jouhandeau est la seule où Crevel parle de ses nerfs : « La neige, le froid. J'ai mal à mes nerfs à croire qu'ils vont pleurer[2]. »

À Mopsa, il tient un discours assez pessimiste : « [...] Tu sais que si le traitement ne réussit pas (ce dont j'ai peur, car me voici depuis 2 jours, tout à fait couché, avec la fièvre, et même sans permission d'écrire) je descendrai à Lausanne me faire couper les côtes (à moins que j'aille à Berlin). [...] Je suis gâteux. Je ne m'ennuie pas. Je lis. Mon travail n'avance pas. Tant pis[3]. »

Crevel donne à présent des nouvelles à Jean-Louis de Faucigny-Lucinge : « On me pique à la tuberculine. Je travaille. [...] Et surtout les détestables montagnes sont trop proches pour ne pas m'écorcher le nez. Je fais des patiences[4]. » À Choura, outre les nouvelles météorologiques, il donne un détail médical assez étonnant : « Pisseux, pisseux, pisseux, on croirait Pau en décembre. Je reste dans mon lit à roulettes, un filet sur la tête [...] Ce sont des lésions pulmonaires qui ont évité l'évolution foudroyante du poumon[5]. » Deux jours plus tard, il raconte sa vie de malade : « Les gens ont l'air idiot. Je ne parle qu'avec la femme de chambre qui a des malheurs conjugaux, et celui qui m'apporte mon petit-déjeuner, d'origine italienne, iboune, sans doute, car il a des ongles roses, roses, roses [clin d'œil à Gertrude Stein]. » Puis il propose à son amie, dont l'état pulmonaire est mauvais, de parler d'elle « au docteur Jacquerod, un des seuls qui sachent faire de la tuberculine » en l'incitant à venir se soigner en Suisse car « tout le monde répète si fort qu'il n'y a que la montagne en hiver pour guérir[6] » ; il termine sa lettre ainsi : « Sois sage foinfoinovna (ici défense de fumer), ne fume plus. Moi je me passe bien d'ibounerie et de conversations, et pourtant j'aime parler et ibouner. » Est-il atteint de fièvre épistolaire qu'il envoie une troisième lettre deux jours plus tard

---

[1] « Lettre à Choura Tchelitchev, Grand Hôtel, Leysin, Suisse (vers fin juillet 1929) », *René Crevel – Lettres de désir et de souffrance*, *op. cit.*, p. 146-147.
[2] « Lettre à Marcel Jouhandeau, Grand Hôtel (fin juillet 1929) », *ib.*, p. 151.
[3] « Lettre à Mopsa Sternheim, Grand Hôtel (s. d., début août 1929) », *Lettres à Mopsa*, *op. cit.*, pp. 102-103.
[4] « Lettre à Jean-Louis de Faucigny-Lucinge, Grand Hôtel (1er août 1929) », *René Crevel – Lettres de désir et de souffrance*, *op. cit.*, p. 152-153.
[5] « Lettre à Choura Tchelitchev, Grand Hôtel (05.08.1929) », *ib.*, p. 153.
[6] *Id.* (07.08.1929), p. 154.

(avant une quatrième encore espacée de deux jours avec la précédente), toujours à Choura ? Sa manière de converser avec elle comme s'ils se téléphonaient :

> Rien de neuf ici, où je continue la sagesse, le silence [...]. Je travaillote, je lisote, je rêvote [*sic*]. Je ne suis pas malheureux. [...] / Ici un brouillard affreux depuis deux jours. Je bois de l'huile de foie de morue. Il paraît que ça guérit. En novembre, si ça ne va pas mieux, on me coupe les côtes, mais je me ferai endormir [a-t-il vraiment le choix ?!]. J'ai de plus en plus horreur de la souffrance[1].

Dernière de la salve des quatre lettres à sa Foinfoinovna :

> Le brouillard des Vosges ne peut pas être pire que celui de la Suisse. [...] On ne voit pas à 4 mètres. Je pense à Londres au mois de novembre. On continue la tuberculine, mais j'entends de petits clapotis dans ma caverne (grosse presque comme une pièce de cinq francs) et je n'aime pas ça. [...]
> Je déteste le sanatorium. Quand il fait beau, je rêve, je travaille, je me fous de tout, mais que peuvent les pauvres foinfoins perdus dans le brouillard quand ils ont toujours entendu dire qu'il faut du beau temps pour les guérir. [...] / Moi, si d'ici 3 mois ça ne va pas mieux, je me fais couper les côtes, c'est décidé.

Dans l'extrait d'une lettre à Étienne de Beaumont, le ton laisse entendre que l'heure est au pessimisme (le 10 août est la date de son anniversaire : René vient de prendre 29 ans) : « Je suis assez isolé ici [...]. On continue la tuberculine qui n'a fait encore aucun dégât, mais dont les bons effets ne peuvent être connus avant plusieurs semaines. Si ça n'a pas réussi, on coupera peut-être les côtes, mais je veux espérer que non. / Je travaille. Peu de nouvelles des amis[2]. »

Les nouvelles qu'il donne à Georges Poupet ne sont pas bonnes :

> Ce matin, ça va mieux. Mais dimanche, ayant cassé une dent, j'ai dû subir une main dentistaire [*sic*] qui m'a piqué, soigné, etc., et le lendemain j'avais la fièvre, mal au ventre, et je toussais comme une bête. [...] Morale, je suis couché. La tuberculine est arrêtée [...] jusqu'à vendredi (dans deux jours) mais 4 semaines de sagesse quasi exagérée pour en arriver là. Enfin, je suis ni [*sic*] triste ni malheureux. J'accepte tout. Un tout qui est bien néant. Un tout qui égale rien car, même défense de travailler.
> Lettre de Mopsa qui devait venir ici, mais ne peut, n'ayant pas un sou. L'enfant bleu n'est plus qu'un souvenir. J'en ai eu de la peine. [...] / Je tâcherai de t'avoir

---

[1] *Id.* (11.08.1929), pp. 156-157.
[2] « Lettre à Étienne de Beaumont, Grand Hôtel, Leysin, Suisse (10.08.1929) », *René Crevel – Les inédits, lettres, textes*, *op. cit.*, p. 101.

> un jour au téléphone, quand je pourrai descendre et parler sans avoir, à chaque mot, une quinte de toux qui dure dix minutes[1].

En trois jours, la situation a évolué :

> Malgré une nuit très agitée, voici depuis 8 jours le premier matin où je ne me sente pas trop mal. [...] L'hémoptysie que j'ai eue, il y a trois jours, juste quand je venais de t'écrire est arrêtée. Le sang s'était mis à pisser que je me croyais à Marseille [où il avait subi une crise identique, voir *supra*]. Moi, hier, très ferme, j'ai parlé au médecin. [...] On a parlé ensuite des côtes à couper. Malgré l'opération très pénible, la déformation qui en résulte, j'envisage cette solution [...]. Tout mais que ça finisse. Jacquerod m'a demandé la réflexion. Il ne peut rien dire tant que la crise n'est pas passée.
> Mon pupe, je veux croire que les choses pour moi un jour s'arrangeront, mais j'ose y croire de moins en moins. Mon travail est arrêté. / Sous prétexte que la lumière me fait mal aux yeux, j'ai fermé les rideaux et j'échappe à ces montagnes porte-malheur. Déjà ça[2].

Le lendemain :

> On essaie encore 6 semaines de Leysin, s'il n'y a pas de résultat, vers le premier octobre, on coupe les côtes. Décision prise après la rechute de la semaine passée. Voilà. La bonne santé me semble plus loin que jamais. Voici plus d'un mois que je suis ici. Je suis résigné, calme. [...] Pendant huit jours j'ai eu mal à la tête. C'était comme si une force très lourde la tirait en arrière, vers le néant. Symbole de toute ma vie. Las de lutter. [...]
> Je voudrais qu'il me reste assez d'argent et assez peu d'années à vivre pour ne jamais quitter cette chambre de sana. Tu vois la sagesse, on pleurerait si on pensait à ce qu'on aurait pu être sans cette maladie. Mais je m'abrutis dans les patiences. J'apprends à jouer au bridge[3].

Quatre jours plus tard :

> La fièvre est passée, l'hémorragie reléguée dans le magasin des souvenirs, j'ai de cet à-coup perdu 1,500 kg et ma voix, depuis 2 jours, est tout à fait brisée. Laryngite dit-on. Le docteur ne croit pas qu'elle soit d'origine bacillaire, sans être cependant affirmatif. [...] On ressaie la tuberculine à petites doses. [...] Le médecin en second à l'air de croire que l'opération est inévitable. [...] Il fait un temps effroyable. Les soigneurs sont très gentils, mais ce n'est pas rue Antoine Chantin[4].

---

[1] « Lettre à Georges Poupet, Grand Hôtel (11.08.1929) », *René Crevel – Lettres de désir et de souffrance*, *op. cit.*, pp. 158-159.
[2] *Id.* (14.08.1929), pp. 160-161.
[3] *Id.* (15.08.1929), pp. 162-163.
[4] *Id.* (19.08.1929), pp. 164-165.

À Choura il écrit qu' « on parle sérieusement de couper les côtes, après un dernier essai de quelques semaines, ici, de tuberculine et de cure. » Et encore : « Foinfoinovina tu reverras peut-être un foinfoin à moitié bossu. Mais que ne ferait-on pas pour être guéri[1]. » Quelques jours plus tard, il lui annonce la décision prise : « Mon opération sera pour dans 8 jours sans doute. [...] / Douchinka, la vie coule, même assez heureux, grâce aux présences amies [Mopsa et le Légionnaire sont à Leyzin]. J'ai peur de la solitude d'hiver. / Je travaillerai[2]. » Dans une lettre suivante, il lui révèle le nom du chirurgien qui va l'opérer à Lausanne : « Le médecin de Lausanne, Picot, gendre du grand Roux, est excellent. Foinfoin sera donc opéré d'ici une huitaine puis retournera à Leysin. Mops sera avec moi à Lausanne[3]. »

Voici comment René Crevel annonce à son ami Étienne de Beaumont sa prochaine opération :

> Aux grands maux les grands remèdes, à bon chien bon rat, et à René Crevel les opérations. Ayant eu ici (malgré une sagesse exemplaire) une jolie petite rechute, le docteur, pourtant archi-patient, se décide à une thoracoplastie qui me laissera avec une [*sic*] côte en moins et une hanche proéminente où mettre un pot de fleurs. Le tout va bientôt se faire à Lausanne.
> [...] Mes affaires s'arrangent mais il faut qu'elles s'arrangent vite et je bénis presque cette rechute qui permet l'opération. / On m'endormira. On prie que je serai le moins déformé possible[4].

Le fait qu'il accepte cette opération dont il connaît les risques de déformation physique (lui, si attaché à son apparence) montre sa détermination à se débarrasser de sa tuberculose. Il réitère son propos à Étienne quelques jours plus tard : « Je suis heureux de cette décision qui permettra une guérison que la tuberculine ne semblait pas donner[5]. »

Avec la lettre qu'il envoie à André Gide, il montre à nouveau l'importance que revêt l'amitié qui l'aide à combattre sa maladie :

> Merci de votre bonne et encourageante lettre, mais oui, je me cramponne et je crois qu'on finira par triompher. [...] / Tout ce que vous me dites de mes amies et amis, l'affectueuse sollicitude que vous m'avez toujours témoignée, voilà qui m'aide à vouloir en finir avec cette sale maladie. [...] / Je remonterai en octobre ici et on ose espérer que le printemps va me guérir. Alors (est-ce l'hé-

---

[1] « Lettre à Choura Tchelitchev, Grand Hôtel, Leysin, Suisse (s. d., vers le 17 août 1929) », *ib.*, pp. 165-166.
[2] *Id.* (20.08.1929), p.167.
[3] *Id.* (s. d., 28-29.08.1929), p. 171.
[4] « Lettre à Étienne de Beaumont, Grand Hôtel (fin août 1929) », *René Crevel – Les inédits, lettres, textes, op. cit.*, p. 102.
[5] *Id.* (s. d., 02-03.09.1929), p. 103.

donisme propre aux tuberculeux, comme disait si joliment mon feu tuteur psychiatre) je me sens prêt pour de grandes choses et une belle vie. L'opération se fera dans de bonnes conditions[1].

René, installé à la clinique La Source à Lausanne, attend l'opération : « J'ai vu le chirurgien Picot (approuvé excellent par Gosset), qui m'opérera bientôt, dans le courant de cette semaine[2]. » Cette lettre confirme la présence de Mopsa et de Carl von Ripper à ses côtés, et nous apprend qu'il a eu la visite d'Edmond Jaloux, de Marie Laurencin et de Lily Pastré (il confie les avoir « tapés », mais « espère leur rendre »). Le surlendemain, à trois jours de l'opération, il confie à Choura qu'il n'a « pas peur ». Après la signature, il précise qu' « il faudra 6 mois de cure après l'opération[3] ».

René Crevel est donc opéré le vendredi 13 septembre, ce qu'il n'a pas manqué d'interpréter comme un signe favorable du destin. Ce jour-là, Mopsa Sternheim envoie un télégramme à Georges Poupet : « René va bien. Opération réussie[4]. » C'est encore Mopsa qui, quelques jours plus tard, prend la plume pour donner des nouvelles à Choura :

> Je peux vous dire avec grande joie que René va mieux de jour en jour, même le médecin est étonné tellement il fait de progrès. Évidemment, il ne peut pas encore se bouger, mais il est tranquille et frais et recommence même à être d'une belle insolence, ce qui me tranquillise beaucoup, parce que les premiers jours il était d'une douceur à faire peur. Enfin il croit rentrer à Leysin dans la première quinzaine d'octobre. Il ne peut pas encore vous écrire lui-même parce que le bras droit est très affaibli par l'opération, mais il vous envoie baisers et amitiés[5].

Quelques jours plus tard, il a le courage d'envoyer une très courte lettre à Georges Poupet : « Ça va mieux quoique toujours couché et avec une main droite folle[6] ». Il subit des séances de galvanisation pour stimuler les muscles du bras. Ses difficultés l'empêchent d'écrire et s'il doit recevoir des lettres, il n'en écrit que deux ou trois jusqu'au début octobre. Ainsi, le 1er octobre, écrit-il brièvement à Choura : « Tout va bien. Je commence à me lever et on fait de l'électricité à la main de plus en plus paresseuse[7]. » Quelques jours plus tard, après avoir annoncé que Mopsa était repartie pour l'Allemagne le matin-même, il ajoute : « [...] Ton foinfoin [...] a encore la patte trop maladroite pour

---

[1] « Lettre à André Gide, Grand Hôtel, Leysin, Suisse (s. d., 02-03.09.1929) », *René Crevel – Lettres de désir et de souffrance*, *op. cit.*, pp. 178-179.
[2] « Lettre à Georges Poupet, Clinique La Source, Lausanne, Suisse (08.09.1929) », *ib.*, p. 181.
[3] « Lettre à Choura Tchelitchev, Clinique La Source (10.09.1929) », *ib.*, p. 183.
[4] « Télégramme de Mopsa Sternheim à Georges Poupet, Clinique La Source (13.09.1929 / 16h50) », *ib.*, p. 186.
[5] « Lettre de Mopsa Sternheim à Choura Tchelitchev, Clinique La Source (19.09.1929) », *ib.*, pp. 186-187.
[6] « Lettre à Georges Poupet, Clinique La Source (26.09.1929) », *ib.*, p. 187.
[7] « Lettre à Choura Tchelitchev, Clinique La Source (01.10.1929) », *ib.*, p. 188.

écrire. Je reste ici jusqu'au 15. Je me lève un peu. Demain, s'il fait beau, je descendrai même au jardin. [...] / J'espère que l'électricité qu'on m'administre dans le bras va le guérir[1]. » La semaine suivante, toujours à Choura : « Je suis gâteux et quoiqu'on n'ait, paraît-il, jamais vu un opéré des côtes aussi bien que moi, j'ai essayé de retravailler. Je vois que suis gaga[2]. »

À Gertrude Stein, il écrit brièvement : « Le chirurgien est très satisfait de moi, et je le suis aussi. Mais ma main droite est quelque peu paralysée et il m'est très difficile d'écrire[3]. »

Mopsa a quitté Lausanne avec von Ripper début octobre et René lui donne des nouvelles rassurantes : « Picot [le chirurgien qui a pratiqué la thoracoplastie] part pour Paris dimanche [13]. Je reste jusqu'au 15. Puis Leysin. En décembre, Picot croit que je serais [*sic*] déjà assez costaud[4]. »

La veille de son départ de Lausanne, il envoie un petit mot à Choura : « Je rentre demain à Leysin. Le chirurgien est très fier de l'opération, mais il me faut encore faire la cure[5]. »

À la mi-octobre, il rassure son ami Étienne et ajoute : « Sagesse ou lâcheté j'ai obéi au chirurgien [de la clinique de Lausanne] qui exigeait trois mois de cure dans ce sana. Donc je suis remonté avec ma Dodue. Elle est d'ailleurs redescendue. Il fait beau mais il y a de la neige tout près. On est *très, très* content de l'opération[6]. » S'il le dit...

Depuis le sana de Leysin, il confie à Mopsa : « [...] J'avais si mal à mon dos, à mon bras, à ma main qu'on a eu pitié de moi et on m'a donné de quoi dormir. [...] / Hier on me l'a [le travail] défendu, à cause d'un peu de fièvre[7]. »

Il envoie une autre lettre à son amie américaine : « À nouveau et toujours au lit. Je vais bien mais après mon opération, je suis comme un petit garçon. [...] / La solitude, encore et toujours. / J'ai écrit quelque chose pour le business, mais c'était trop dérangeant pour moi / et maintenant je fais le paresseux / lisant / rêvant / bavardant avec la femme de chambre qui ressemble à la reine

---

[1] « Lettre à Choura Tchelitchev, Clinique La Source, Lausanne, Suisse (s. d., première semaine d'octobre 1929) », *ib.*, pp. 189-190.

[2] *Id.* (s. d., deuxième semaine d'octobre 1929), p. 193.

[3] « Lettre à Gertrude Stein, Clinique La Source (s. d., début octobre 1929) », *Correspondance de René Crevel à Gertrude Stein, op. cit.*, p. 172.

[4] « Lettre à Mopsa Sternheim, Clinique La Source (s. d., deuxième semaine d'octobre 1929) », *René Crevel – Lettres à Mopsa, op. cit.*, p. 105.

[5] « Lettre à Choura Tchelitchev, Clinique La Source (14.10.1929) », *René Crevel – Lettres de désir et de souffrance, op. cit.*, pp. 189-190.

[6] « Lettre à Étienne de Beaumont, Grand Hôtel, Leysin, Suisse (s. d., 16.10.1929) », *René Crevel – Les inédits, lettres, textes », op. cit.*, p. 106.

Alexandre Mare indique dans une notule en bas de page que la Dodue est « peut-être Denise Crevel qu'il appelle affectueusement la Boulotte ». Nous adhérons à cette hypothèse. On sait par d'autres lettres que Crevel a dû solliciter sa famille pour participer aux frais exorbitants de ses séjours sanatoriaux et autres opérations, et il est donc crédible que Denise, outre les liens affectifs, ait été missionnée par la famille pour rendre compte.

[7] « Lettre à Mopsa Sternheim, Grand Hôtel (s. d., fin octobre 1929) », *René Crevel – Lettres à Mopsa, op. cit.*, p. 116.

de cœur d'un jeu de cartes suisse[1]. » Toujours à miss Stein : « Je suis trop abruti pour travailler. D'ailleurs, mon médecin [...] me dit que je dois rester le plus possible inactif, ce que je fais. J'ai un corps tellement rococo maintenant, après cette opération[2]. »

Bien conscient des conséquences de la thoracoplastie sur son apparence physique, il en parlera peu. Cette blessure narcissique, de toute évidence, le taraude. Paul Éluard confiera à Gala : « Crevel, notre pauvre ami, plus tragique que jamais. Son côté droit est affreusement diminué[3]. » La vie de ce jeune homme, presque trentenaire, est une vie entravée par une santé calamiteuse, collée à ses faits et gestes : outre sa maladie vénérienne et cet abcès anal qui limitent sa sexualité, lui qui était si mince, svelte (comme on peut le constater sur quelques photos balnéaires), voilà qu'il a fortement grossi (conséquence des traitements et de sa sédentarité : on peut voir quelques photos où il apparaît bouffi). Il n'est nul besoin d'être un neurasthénique chronique pour être dans un état de profond désespoir quand on se regarde dans un miroir. Pourtant, il va continuer le combat.

Dans une assez longue lettre à Georges Poupet, on apprend que « les bacilles sont revenus » mais que « le docteur est cependant content[4] ». Quoi qu'il puisse dire, il est épuisé, tant moralement que physiquement.

Après avoir remercié Gertrude Stein pour un joli mouchoir envoyé pour la Noël, il écrit qu' « il fait un temps épouvantable : vent, pluie, neige, et toutes sortes d'intempéries que les gens des villes veulent oublier à la montagne. Je voudrais traduire *Three Lives*, mais pour le moment je suis particulièrement paresseux, et les médecins me disent que c'est mieux. Et puis, toute la journée sur mon balcon, il fait trop froid pour écrire[5] ». Quelques jours plus tard, il doit renoncer à la traduction (René Crevel s'était engagé à traduire *Three Lives*, le premier livre de Gertrude Stein publié aux États-Unis vingt-ans plus tôt) :

> [...] Je suis si paresseux et stupide que je dois renoncer à la traduction que nous avions envisagée.
> [...] Si vous trouvez quelqu'un d'autre, confiez-la-lui. En effet, la maladie fait que tout m'est particulièrement pénible et souvent au-dessus de mes forces. Ce n'est pas de ma faute.

---

[1] « Lettre à Gertrude Stein, Grand Hôtel, Leysin, Suisse (s. d., nov. 1929) », *Correspondance de René Crevel à Gertrude Stein*, *op. cit.*, p. 179.
[2] *Id.* (s. d., déc. 1929), p. 184.
[3] Paul ÉLUARD, *Lettres à Gala (1924-1948)*, Paris : Gallimard (544 p.), 1984, p. 109 ; cité par Jean-Michel Devésa, *Correspondance de René Crevel à Gertrude Stein*, *op. cit.*, p. 168.
[4] « Lettre à Georges Poupet, Grand Hôtel (07.11.1929) », *René Crevel – Lettres de désir et de souffrance*, *op. cit.*, p. 203.
[5] « Lettre à Gertrude Stein, Grand Hôtel, (s. d., vers le 15 décembre 1929) », *Correspondance de René Crevel à Gertrude Stein*, *op. cit.*, p. 186.

> [...] Désormais, je joue ma dernière carte. Le médecin semble satisfait. Mais pour moi, c'est toujours le lit et la solitude. Et je ne puis dire ce que je vais *devenir*[1].

Dans sa « longue » lettre (assez rare dans l'épistolographie de Crevel, adepte des lettres courtes et vives) à Étienne, quelques semaines plus tard, le moral est à nouveau au plus bas, d'autant que l'hiver est extrêmement vigoureux (on a pu remarquer l'influence du climat sur le moral de l'auteur, également sur ses douleurs physiques) :

> Les Suisses sont des magiciens, des jeteurs de mauvais sorts, et, avec le chantage de la guérison, ils ont raison de tous. *Je prends des fioles d'aluminium* [s. p. n.]. [...]
>
> Moi, je me fais l'effet d'un mineur en maison de correction. Ma famille en liaison étroite avec le soigneur me lotirait d'un conseil judiciaire si je quittais ici sans un papier du docteur. Quand je pense au futur, je ne sais plus par quel bout je pourrai reprendre la vie.
>
> [...]
>
> J'ai un voisin russe, une sorte de Tony [Gandarillas], slave, le comte d'Aronet, qui stupéfie les Suissards par sa fantaisie. « Le d'Aronet se déroute », dit l'infirmier. Moi je ne déroute point mais m'enlise. Enfin, mes cartomanciennes m'ont toujours prédit tous les bonheurs pour la trentaine et j'ai aujourd'hui même vingt-neuf ans et quatre mois. Pardon de cette lettre, mais l'amitié ne connaît point de coquetterie[2].

Vers le 15 décembre, il déclare une hémoptysie (crachements de sang) dont il ne parle à personne sauf à Choura :

> [...] Défense de travailler. J'ai eu de la fièvre, une hémoptysie assez inexplicable. Je suis tout à fait au lit avec interdiction de me laver, me raser, etc. Je prends juste la plume pour ma foinfoin.
>
> [...] Cette rechute, après un mois, ne donne pas beaucoup de confiance. Mais je ne suis pas triste ni malheureux. Ma Foinfoinovna, excuse ce mot bref, mais tu vois, si le docteur savait que je t'ai écrit, il m'engueulerait[3].

Il a dû se remettre assez vite, en tout cas assez pour participer aux festivités car, juste après Noël, il écrit à Choura : « Noël de sanatorium, tout le monde était saoul. Je n'ai rien vu de si fou. [...] À la radio, on ne sait plus si le peu qu'on voit est la caverne cicatrisée, une bronchite, une poche d'eau, mais il paraît que je suis passé pour guéri[4]. »

---

[1] *Id.* (s. d., vers le 20 décembre 1929), p. 187.

[2] « Lettre à Étienne de Beaumont, Grand Hôtel, Leysin, Suisse (10 décembre 1929) », *Les inédits, lettres, textes*, *op. cit.*, pp. 107-108.

[3] « Lettre à Choura Tchelitchev, Grand Hôtel (s. d., vers le 15.12.1929) », *René Crevel – Lettres de désir et de souffrance*, *op. cit.*, p. 227.

[4] *Id.* (s. d., 26-27.12.1929) », p. 220.

Par une lettre à Jouhandeau, on sait que le temps était fâché : « Quel hiver pisseux, pisseux, pisseux[1]. »

Le dernier jour de l'année, voilà qu'il jérémie auprès de son ami Johnny : « [...] Ma vie est si vide que je ne sais qu'en dire. Mes deux seuls amis sont la neige et le soleil. Mais pensez que je suis couché depuis 4 mois ½ et depuis 2 mois ½ n'ai franchi le seuil du sana[2]. »

Les douze coups ont signifié le changement d'année : rien n'est plus triste que de passer la nuit du Nouvel An dans un établissement hospitalier où les valides et les soignants simulent la joie de vivre auprès des malades qui les imitent.

On peut le mesurer dans cette lettre, bien loin du ton habituel des lettres de début d'année :

> Ici c'est toujours un affreux temps. Peut-être descendrai-je à Lugano. D'abord le sana est une ruine, et puis, ici, je n'ai ni le cœur au travail, ni même l'espoir. 4 mois après une thoraco on est censément guéri. Alors je n'ai pas envie de rester ici longtemps. J'éprouve un besoin de refaire ma vie. Elle est égale à zéro, maintenant[3].

Le lendemain, il envoie une lettre à Choura où il confirme qu'il est « toujours au lit (dans 10 jours ça fera 4 mois) » ; il poursuit : « Pas de vrai travail. Je ne peux travailler que par la chaleur et les longs jours. (Tu vois comme ton foinfoin est capricieux). [...] Aujourd'hui c'est dimanche. Pas de journaux, pas de friction[4]. »

À Étienne de Beaumont, en janvier 1930, il confie la bonne nouvelle de sa guérison, mais il ne peut s'empêcher de lui faire part de sa tristesse :

> Je vais bien. Poumon guéri.
> Encore six semaines de montagne et je descendrai sur un lac. Des morts ont attristé ce début 1930. Mais à voir la vie si mauvaise pourtant, je rage et ma rage sent la victoire. [...] Étienne, excusez cette lettre, mais la mort de la pauvre Jeanne Bourgoint me navre. Cette fille si belle qui semblait faire pour la vie, le bonheur.
> Moi, je bénis mes amis dont l'affection m'a aidé. Je n'oublierai *jamais* vos visites à Lausanne. C'est l'affection de quelques amis qui m'a sauvé[5].

---

[1] *Id.* (s. d., fin décembre 1929) », p. 225.

[2] « Lettre à Jean-Louis de Faucigny-Lucinge, Grand Hôtel, Leysin, Suisse (31.12.1929) », *ib.*, p. 226.

[3] « Lettre à Georges Poupet, Grand Hôtel (04.01.1930) », *ib.*, p. 229.

[4] « Lettre à Choura Tchelitchev, Grand Hôtel (s. d., 05.01.1930) », *ib.*, p. 230.

[5] « Lettre à Étienne de Beaumont, Grand Hôtel (s. d., janvier 1930) », *Les inédits, lettres, textes, op. cit.*, pp. 113-114.

Rappel : parmi les morts récentes qui l'ont attristé, citons celles de Rigaut (le 6 novembre, suicide par balle) et d'André Gaillard (le 16 décembre, congestion cérébrale mais d'autres thèses ont circulé). Quant à Jeanne Bourgoint, qui s'est suicidée aux barbituriques, nous avons relaté son histoire au chapitre premier, année 1929.

À Marie Laurencin, au mois de mars 1930, il donne des nouvelles de sa santé : « Travaillant, heureux et inquiet (c'est le retour à la vie). Je passerai par Paris d'ici six semaines, puis j'irai l'été à Montana pour consolider ce poumon *guéri* et en finir avec les petits ennuis laissés par l'opération et que seul le soleil peut guérir (me disent les tubercologues [*sic*]) [...] / Je suis gâteux et puis je pense à mon écriture[1]. »

À une enquête sur « les vrais fantômes », René Crevel répond :

> [...] Vivant dans un sanatorium suisse où rien ne m'accroche, une nuit, je rêve d'une présence miraculeuse dans mon lit, présence d'ailleurs limitée à deux pieds mêlés aux miens qui en ont un bonheur que je croyais réservé à mes muqueuses. De mes pieds émus à mon cerveau la route n'est pas longue, et déjà me voici inquiet de la Créature qui a eu l'obligeance de se couper les pieds pour m'en faire la surprise[2].

Crevel serait-il devenu fou de faire des rêves pareils, avec des pieds coupés qui s'entremêlent aux siens ? Est-il atteint de ce déséquilibre mental que certains psychiatres de l'époque attribuaient spécifiquement aux tuberculeux ? Ou veut-il comme Antonin Artaud s'auréoler de la triste couronne de fou en rendant public un rêve morbide ? Nous tenterons d'éclaircir ce point au dernier chapitre mais nous tenons à rassurer le lecteur, non et non et non ! Crevel n'était pas fou... Il était affreusement malheureux, c'est tout.

Crevel se trouve à Montana où il est arrivé début juillet :

> Me voici re-ensuissisé [*sic*], avec un petit lac à mes pieds, du soleil (qui doit achever de faire de moi un grand et vrai costaud), des schwester [3] (assez impassibles), le lit toute la journée et la défense d'avoir mon chien. / C'est dire que la vie n'est pas encore parfaite. Mais des auscultations et autres choses, il ressort que le poumon est *parfait* (alléluia) et il n'y a plus à parachever que la cicatrisation de l'opération Gosset [l'abcès anal]. / C'est à quoi je vais m'employer cet été. J'essaie de mettre de l'ordre dans mes écrivaillures [*sic*], mais arrivera-t-on à quelque chose[4] ?

Crevel a dû enjoliver ses propos pour Étienne (ou alors il n'avait pas encore vu le médecin) car il ne donne pas les mêmes nouvelles à Georges Poupet : « Vu ici un médecin, ancien chef de celui de Berlin. J'ai encore des bacilles et encore une petite grappe de 3 ou 4 cavernes chacune de la taille d'un gros pois.

---

[1] « Lettre à Marie Laurencin, Villa Helga, Lugano, Suisse (mars 1930) », *ib.*, p. 115.

[2] « Réponse [de René Crevel] à l'enquête sur les fantômes », *Raison d'être,* n° 7, juillet 1930, dans *L'Esprit contre la raison et autres écrits surréalistes*, *op. cit.*, p. 84.

[3] Crevel aurait dû écrire « schwestern » qui semble être la marque du pluriel. Traduction : sœur, infirmière. Avait-il des sœurs à cornette comme infirmières ?

[4] « Lettre à Étienne de Beaumont, La Moubra, Montana, Suisse (s. d., 1re semaine de juillet 1930) », *René Crevel, Les inédits, lettres, textes*, *op. cit.*, p. 116.

Alors ici, je vis une vie de sanatorium : du lit – de la chaise longue – peu de marche. Pas d'alcool, pas d'amour, mais enfin (touche du bois) du travail[1]. »

L'extrait suivant révèle que Crevel souffrait toujours des suites de la thoracoplastie : « Pardon de cette écriture, mais ma main droite va si mal que je prends le crayon pour éviter les taches d'encre sur les draps[2]. »

Nous avons traité dans cette section de la tuberculose. Or il se trouve qu'à Montana, en août 1930, est diagnostiquée et traitée une douloureuse tuberculose intestinale. Nous l'abordons dans la section suivante, cette section étant consacrée à la seule tuberculose pulmonaire.

C'est peut-être le sanatorium de Montana qui a servi de modèle à René Crevel pour un de ses romans. En effet, nous assistons dans *Les pieds dans le plat* à une résignation rageuse. Le vrai travail pour les patients, dans les sanas, c'est de respirer, de se reposer, de s'oublier. Si Crevel s'y soumet, ce n'est donc pas sans colère ni amertume. Il détourne alors sa triste existence en usant d'un défouloir, la haine :

> Déjà, l'on se sent revivre.
> On oublie qu'on a en cage, dans le thorax, un poumon qui bat de l'aile et un autre tout déplumé, on oublie les bacilles qui se promènent dans les ruines des bronches [...], on oublie la maladie et les sinistres tentations autopunitives qui sont nées d'elle ou dont elle naît (mais qu'importe les questions de probable priorité dans l'interdépendance des maux), on oublie la tuberculose qui vous y a conduit, quand on arrive dans ce grand sanatorium [1] où la bourgeoisie s'endimanche, c'est-à-dire revêt ses plus pieux, ses plus prétentieux atours, parce que l'oisiveté lui vaut de se sentir un peu plus qu'ailleurs en partance vers la mort.
>
> Note [1] [NDA en bas de page] : Dans ce sanatorium, où les juifs sont mal vus par les chrétiens et où l'assistance est telle que je n'aurais pas eu le courage d'y rester cinq minutes sans la présence d'Éluard, mon passé, mon probable futur de tuberculeux ayant déjà laissé six côtes dans la bagarre me valurent de prendre une belle rage à la lecture des lignes que Panaït Istrati a eu la nauséabonde sottise d'écrire en tête de son dernier livre[3].

Un peu plus loin, il continue de hargner :

> [...] Face au Mont-Blanc, une bourgeoisie très fière d'avoir au service de ses voies respiratoires la plus haute montagne d'Europe, s'endimanche de maladie. [...] Aux repas, ça boit comme ça pète, sec. Et ça fait marcher les domestiques, des malades, bien entendu, des malades pauvres qui servent des malades

---

[1] « Lettre à Georges Poupet, La Moubra, Montana, Suisse (s. d., 1re semaine de juillet 1930) », *René Crevel – Lettres de désir et de souffrance*, *op. cit.*, p. 256.

[2] *Id.* (18.07.1930), p. 266.

[3] *Les pieds dans le plat* (1930-1933), *op. cit.*, pp. 237-238. / À propos de Panaït Istrati et de cette histoire de « la nauséabonde sottise » qu'il a eue « d'écrire en tête de son dernier livre », voir dans le chapitre I à l'année 1933 ; la dernière phrase de la citation y a été donnée.

riches. Les pauvres doivent travailler pour pouvoir être à l'altitude et comme les riches savent que si les pauvres perdaient leurs places, ils n'auraient plus qu'à s'en aller crever en plaine, la plupart de ces messieurs dames, les pensionnaires, se font servir et bien, sans jamais donner le moindre pourboire.
La satisfaction est de toutes les fêtes que se donnent les uns aux autres les habitants de ce sanatorium, qu'il s'agisse de conférences ou de dîners de têtes, le mardi-gras.
[...]
Même un trou dans un poumon est pour chacun d'entre eux un prétexte à s'admirer davantage, à s'aimer un peu mieux. N'appelle-t-on point du reste communément crachats les insignes des ordres auxquels appartiennent les suppôts du désordre capitaliste ?
À défaut de crachats de la Légion d'honneur, ceux de la tuberculose.
Dans son sanatorium plus encore qu'ailleurs, la bourgeoisie cracheuse, crachée, crache sur soi-même, se contemple et crée Dieu[1].

Tout commentaire semble superflu...

Mais quittons le roman et revenons au calvaire pulmonaire de René qui n'est pas achevé. Alors qu'il est à Grimaud dans l'impatience de regagner Paris, il prévoit lors de son retour de consulter (il a eu une petite alerte en février, des crachats sanglants, mais apparemment sans gravité) : « J'irai voir Brissaud [pneumologue] à mon retour (je crois que tout va bien dans mon thorax, mais il faut tout de même être sûr)[2]. »

Après une parenthèse presque tranquille (hors ses problèmes vénériens) qui le laisse à peu près indemne d'ennuis pulmonaires, ils vont resurgir... Nous sommes début février 1933 à Davos :

> La vie n'est pas drôle. J'ai des bacilles. Je me suis fait examiner par le Docteur Lessen, un des meilleurs, sinon le meilleur d'ici. Voilà son rapport :
>
> > État tranquille des poumons avec une légère infiltration du sommet gauche. Dans les crachats, il y avait quelques bacilles qui viennent du côté droit. Probablement il s'agira d'une ulcération tuberculeuse restante. Dans le sang j'ai trouvé très petits symptômes d'un procès actif. Selon mon opinion 2 mois de cure conservatrice sont au moment indiqué, et plus tard, le malade doit rester dans une surveillance médicale régulière[3].

Dans une lettre à Gertrude Stein écrite (et dessinée car elle déborde de dessins) au début de son nouveau séjour davosien, il tourne les choses joliment :

---

[1] *Ib.*, pp. 239-241.
[2] « Lettre à Georges Poupet, Hôtel Beausoleil, Grimaud, Var (26.03.1931) », *René Crevel – Lettres de désir et de souffrance*, *op. cit.*, pp. 313-314.
[3] « Lettre à Georges Poupet, Pension Eisenlohr, Davos-Platz, Grisons, Suisse (06.02.1933) », *ib.*, p. 350.

« La maladie a de nouveau entonné en mon honneur sa rengaine. J'étais fatigué, malheureux et enclin à tous ces symptômes qui ne sont pas de bon augure. Aussi suis-je allé voir un médecin [...]. / Et il m'a trouvé de petits microbes[1]. »

Un peu plus tard, il confie à Carya : « [...] Je suis assez réduit à l'enfance, comme quand on se sent menacé. / Mon poumon à moitié en danger, c'est trop. J'en ai pleuré hier. Aujourd'hui, il est vrai, on m'a un peu consolé. J'ai du sang superbe qu'on m'a dit[2]. »

En février 1933, il fait la cure suggérée par son médecin davosien mais à Passy (moins cher que Davos et plus tranquille) et où il a retrouvé Paul Éluard. Il donne de mauvaises nouvelles à Choura :

> Oui, le poumon malade est remalade [*sic*]. Il y a des bacilles. À Davos, un médecin très sérieux m'a dit que ce n'était rien. Ici le docteur (une sale vache) reparle de thoraco. Mais on ne sait même pas si on peut la faire. [...] Sale clinique. Très bonne nourriture. [...]
> Pour moi, ce n'est pas brillant [...]. J'ai parfois un cafard à me tuer. Ça n'en finit vraiment pas. Je rentrerai, avec ou sans bacilles à Paris en avril.
> [...] Enfin, tout va mal. [...] Je ne pense même plus à faire l'amour[3].

Fin février, il donne des nouvelles à Mopsa : « J'ai eu des bacilles. On a cru qu'il allait falloir refaire une thoraco. Enfin ça va mieux, les bacilles sont passés[4]. »

C'est par une lettre à André Gide que l'on obtient quelques nouvelles sur son séjour parisien : « Ma seule tristesse est d'être encore et toujours trahi par ma santé. On avait même parlé de me recouper les côtes. Ça allait mieux à la montagne. Rentré à Paris, grippe, toux, etc., toujours cette peur qu'on n'aura peut-être ni le temps ni la force d'aider à ce que demeure une réalité, ce seul espoir pour quoi l'on vit[5]. »

On le retrouve à Davos-Platz fin octobre 1933. Il informe Tota Cuevas de son état de santé :

> J'ai vu le médecin, cure sans sel, piqûres intraveineuses de calcium, huile de foie de morue. Il pense qu'avec ce traitement et du soleil (seulement sur les jambes et sur le cul) on arrivera à quelque chose. Ce quelque chose devant être la cicatrisation d'une alvéole [dessin : un rond de la taille d'une pièce de cinq

---

[1] « Lettre à Gertrude Stein, Pension Eisenlohr, Davos-Platz, Grisons, Suisse (s. d., début 1933) », *Correspondance de René Crevel à Gertrude Stein*, *op. cit.*, p. 210.

[2] « Lettre à Élise Jouhandeau, Pension Eisenlohr (s. d., début fév. 1933) », *René Crevel – Lettres de douleur et de souffrance*, *op. cit.*, p. 354.

[3] « Lettre à Choura Tchelitchev, Grand Hôtel du Mont-Blanc, Passy, Haute-Savoie (11.02.1933) », *ib.*, p. 395.

[4] « Lettre à Mopsa Sternheim, Grand Hôtel du Mont-Blanc (s. d., fin février 1933) », *René Crevel – Lettes à Mopsa*, *op. cit.*, p. 140.

[5] « Lettre à André Gide, 25, rue Nicolo, Paris XVIe (s. d., mars 1933) », *René Crevel – Lettres de désir et de souffrance*, *op. cit.*, p. 357.

centimes avec des petits points dedans] de cette taille au sommet du poumon opéré qui donne des bacilles.
[...] Il va me falloir faire six heures de cure *aus dem Balconi*, deux heures de marche[1].

Toujours à Tota, il confie une autre source de souffrance : « La lettre vient d'être interrompue par le bain servi à 51°. Vous imaginez, Bobina, le petit pied qui fait vos délices en entrant dans ce quasi bouillant supplice[2] ! »

Il envoie une courte lettre à Johnny : « [...] Je reste ici quatre mois à manger sans sel, à boire de l'huile de foie de morue, etc.[3] » Il est plus disert dans une lettre suivante :

> Ce sera magnifique si vous passez me voir dans ce Davos que je supporte bien 3 ou 4 semaines, mais où après 28 jours de chaise longue, d'huile de foie de morue, de piqûres et de nourriture sans sel je me sens devenir fou et n'ai d'autres ressources que d'aller arroser ma folie d'un assez sinistre whisky en compagnie d'autres toussotants [*sic*]. Enfin, comme l'optimisme est inépuisable au cœur des hommes, le 29e jour je me remets au travail (travail de soignade [*sic*], car l'autre n'en parlons pas. Il y a un beau froid lumineux mais la lumière n'est pas pour le cerveau, si le froid est pour les mains qui en viennent à ne plus pouvoir tenir de porte-plume)[4].

Ce n'est pas la première fois que René Crevel fait part de sa situation invalidante qui empêche son travail littéraire.

Vers la fin de l'année, il écrit à Gertrude Stein : « Quelle triste existence, ici ! Toujours la solitude, la solitude, ma solitude dont vous riez toujours. Et puis les sels d'or pour les muscles de la jambe, le calcium pour le bras, la nourriture sans sel pour l'estomac, le lit et la chaise-longue vingt heures par jour. Et personne (à l'exception d'un jeune et très intelligent Français) à qui parler. Pas de travail. Des réflexions, quelquefois[5]. »

La vertueuse compliance à laquelle il se prête lors de ses séjours sanatoriaux est bien mal récompensée et l'on imagine l'amertume dans laquelle cette maladie qui n'en finit pas le plonge : « [J'ai] été heureux de savoir que j'avais

---

1 « Lettre à Tota Cuevas, Pension Rychner, Davos-Platz, Grisons, Suisse (s. d., début nov. 1933) », *René Crevel, Les inédits, lettres, textes, op. cit.*, pp. 156-157.
2 *Id.* (s. d., janvier 1934), p. 168.
3 « Lette à Jean-Louis de Faucigny-Lucinge, Pension Rychner (20.11.1933) », *René Crevel – Lettres de désir et de souffrance, op. cit.*, p. 359.
4 *Id.* (13.12.1933), p. 360.
5 « Lettre à Gertrude Stein, Pension Rychner (s. d., fin 1933) », *Correspondance de René Crevel à Gertrude Stein, op. cit.*, p. 210.
« Les sels d'or pour les muscles de la jambe » ? Il avait écrit à Mopsa en 1928 (voir supra) que ce traitement était pour ses poumons. Ne se trompe-t-il pas ? La jambe serait-elle son « popka » et le traitement s'appliquerait plutôt à sa syphilis ou à son abcès anal (voir chapitre VII) ? René continuerait-il pudiquement de baratiner Gertrude ?...

craché cinq fois moins, mais si la quantité a diminué la densité bacillaire demeure la même. / Et quel sale temps, glacé, gris. Je n'arrive jamais à prendre le bain de soleil. / Contre la mort je pense à la vie / à ma vie, / donc à la Bobina / que j'embrasse[1]. »

À son amie Choura, il écrit : « Moi je suis en Suisse, faisant cures sans sel, sel d'or, chaise longue, huile de foie de morue. Ce n'est guère gai. C'est démoralisant, usant pour le cerveau. Enfin, Ibounovna, je me fais une raison. J'ai toujours des bacilles et une petite caverne au sommet du poumon qui a subi la thoraco. L'autre étant plein de cicatrices, mais bon[2]. »

Une fois de plus, René Crevel fait part de sa tristesse : « [...] Les jours sont si monotones que la veille se confond avec le lendemain et l'on ne sait plus où l'on en est du temps[3]. »

Il a pu regagner Paris au mois de mars 1934 mais a dû réintégrer Davos fin juillet. Après un épisode presque euphorique (l'analyse de ses crachats s'était révélée négative), il se trouve dans un état de déprime lorsqu'il écrit à Klaus Man : « Ici, c'est triste. [...] / J'ai tout lieu de croire que je ne vais pas si bien que je le pensais. / C'est triste[4]. » Toujours au mois d'août, il informe Tota Cuevas que « le docteur [lui] a recommencé l'or ce matin[5] » sans plus de détails. Cela ne l'empêche pas, malgré tout, d'écrire un roman qu'il ne terminera jamais (*Roman cassé*, *op. cit.*).

Au cours de l'été 1934, depuis Davos, dans une lettre à son ami Tzara, Crevel revient sur ce qui a sans doute été le plus pénible pour lui lors de ses séjours dans les sanatoriums, l'ennui : « Ici (où c'est vraiment terrible d'ennui et où le D^r^ m'a trouvé pas mal mais pas si bien) j'essaie de travailler. Toujours du roman[6]. » Plus loin dans la lettre (p. 307), il a recours à un registre dans lequel il excelle et qui fait la joie de ses amis : « Dans ma pension il y a un évêque, / un fasciste avec insigne, / une vieille fille nazie, / et on attend un pasteur. / Atmosphère charmante. Je me venge en mangeant avec les doigts. Mais c'est piètre compensation. » On voit que, à trente-quatre ans, René Crevel laissait parfois s'échapper le gamin facétieux qui n'avait jamais cessé de vivre en lui.

Toujours depuis Davos et toujours à Tristan Tzara, mais cette fois à la fin de l'année, car il a été contraint de regagner la « Suisserie » et une machine à soi-disant guérir nommée sanatorium, il se plaint du froid et finalement, d'une

---

[1] « Lettre à Tota Cuevas, Pension Rychner, Davos-Platz, Grisons, Suisse (07.01.1934) », *René Crevel – Les inédits, lettres, textes*, *op. cit.*, p. 170.

[2] « Lettre à Choura Tchelitchev, Pension Rychner (10.01.1934) », *René Crevel – Lettre de désir et de souffrance*, *op. cit.*, p. 363.

[3] « Lettre à Georges Hugnet, Pension Rychner (CP : 29.01.1934) », *René Crevel – Les inédits, lettres, textes*, *op. cit.*, p. 171.

[4] « Lettre à Klaus Mann, Pension Kurhaus Merula, Davos, Suisse (04.08.1934) », *ib.*, p. 179.

[5] « Lettre à Tota Cuevas, Pension Kurhaus Merula (s. d., août 1934) », *ib.*, p. 182.

[6] « Lettre à Tristan Tzara, Pension Kurhaus Merula (CP : 25.08.1934) », *in* « Dossiers », *Les Pieds dans le plat*, *op. cit.*, p. 306.

sorte de désarroi : « C'est un petit matin bien froid, de ce froid qui sert de médicament au poumon mais aussi de paralysie aux doigts. Malgré tout j'ai pris ma plume, ma plume qui, d'ailleurs, n'a plus grand-chose à dire. » Quelques lignes plus bas, il poursuit : « Pour moi, je suis assez morne, intellectuellement parlant. La chaste Suisse, la blanche Suisse, n'offre ni contacts, ni couleurs dont on puisse se régénérer. Tout apparaît abstrait [...][1]. »

En avril 1935, il donne des nouvelles rassurantes à André Gide :

> Je vais beaucoup mieux. On ne trouve plus de bacilles et j'ai du sang d'athlète, paraît-il. Alors ce printemps, on recommencera à vivre. Pardonnez l'écriture. Les doigts sont gelés, la cervelle aussi. Ici, c'est le froid [...]. J'ai une terrible mémoire, terriblement décidée à ne rien oublier, et je me rappelle l'odeur poussiéreuse de cette brasserie berlinoise où, voilà sept ans, vous m'avez dit votre haine des montagnes[2].

3. Autres souffrances : les états d'âme et les maux du corps

En 1927, alors qu'il se trouve à Davos-Platz, il a dû être traité chirurgicalement pour un abcès d'origine vraisemblablement vénérienne : « Trois jours horribles de souffrance et malaise. Aujourd'hui c'est mieux, mais je n'aurai plus jamais la force de souffrir. Il me semble que ça me serait égal d'avoir une toute petite vie très médiocre pourvu que je ne sois pas plus (enfin) toujours torturé dans ma chair[3]. »

À Marcel Jouhandeau, en avril 1928, il confirme que son état moral n'est pas bon (Crevel habite alors chez Tony Gandarillas) :

> [...] C'est une sale semaine en papier mâché. Je vois peu de monde, mais je n'habite pas encore seul, j'en vois trop. Marcel, avec le calme, j'ai oublié le désespoir, mais je connais maintenant la tristesse. L'ange qui t'a dit que je t'aimais moins t'a menti. Il a dû vouloir dire que là où étaient autrefois les nerfs, sont maintenant des ficelles en mou de veau. Marcel, je me sens mou, mou, et plus tout fou, fou comme tu m'as connu[4].

Nous avons vu dans la section précédente que son état psychologique était très mauvais en 1928 (il avait évoqué à Mopsa « une grande crise de dépression », voir *supra*). Grâce à la lettre à Choura, on sait que son abcès ne s'arrange pas : « Foinfoin, / Je suis triste de savoir que les choses ne sont pas

---

[1] « Lettre à Tristan Tzara, Pension Rukeleben, Davos-Platz, Grisons, Suisse (CP : 27.12.34) », *ib.*, p. 311.

[2] « Lettre à André Gide, Davos-Platz (s. d., avril 1935) », *René Crevel – Lettres de désir et de souffrance*, *op. cit.*, p. 371.

[3] « Lettre à Georges Poupet, Parksanatorium, Davos-Platz (s. d., juillet 1927) », *ib.*, p. 62.

[4] « Lettre à Marcel Jouhandeau, 6, rue des Marronniers, Paris XVIe, chez Tony Gandarillas (s. d., mi-avril 1928) », *ib.*, p. 85.

mieux pour toi. [...] La santé, au moins d'apparence, n'est pas pire. Mais le cucul ne guérit pas. La Suisse me fait peur. Il faut du courage[1]. »

Restons avec le cucul de Crevel qui écrit à son ami Poupet : « J'avais un peu de fièvre au réveil et mal à la tête. Veux-tu téléphoner à mon pique-cul Gougerot [...] que je n'irai pas[2]. »

Aux soucis de santé viennent s'agréger d'autres soucis alors qu'il doit partir à la montagne. Il écrit à Mopsa : « Impossible de travailler. Je me dégoûte et je n'ai pas fait l'article pour le *Berliner*. Dis au M. que ce sera pour plus tard. Maintenant, je suis trop idiot. [...] / Dans un an je n'aurai plus un sou et me faudra travailler. Je serais bien allé en Amérique mais le médecin, ici, dit que ça ne serait pas prudent. / Mopsa je me dégoûte. Ma vie n'a été que frivolité[3]. »

Toujours à Mopsa : « Comme je te l'ai écrit, il vaut mieux que j'aille quelque temps à la campagne maintenant me reposer, car je suis très fatigué par le traitement de ce que tu sais. [...] Je suis trop abruti pour travailler, même à une conférence. [...] / Je pars à Pau dans une dizaine de jours, dès qu'on aura fini les piqûres[4]. » Quelques jours plus tard :

> Les poumons ne sont pas mal. Mais encore un peu, très peu de bacilles, seize fois moins qu'à Berlin en janvier. Le reste [la syphilis] va aussi. Mais le traitement fatigue. On finit bientôt la deuxième cure. Je partirai tout de suite, alors trois semaines d'arrêt et troisième cure à Pau. Le médecin qui soigne la dernière chose est le plus grand spécialiste de Paris. Il dit qu'après la troisième cure j'aurai trois ou quatre mois de repos, avec seulement *des pilules de mercure* [s. p. n.] à prendre[5].

Cet extrait révèle le traitement effrayant auquel le syphilitique était soumis. Nous tâcherons au chapitre VII d'envisager les dégâts produits par les doses mercurielles incroyables que René Crevel, ou s'est fait injecter, ou a ingérées.

Dès son arrivée à Pau, il rassure Mopsa : « Me voici à Pau. Je crois que j'ai bien fait d'y venir car il y fait soleil et le sale rhume que j'ai attrapé [...] voilà 9 jours, sera plus vite guéri. [...] / Le poumon va bien / Le reste aussi[6]. »

Dans une lettre à Étienne de Beaumont, il confie : « [...] Je viens d'être à nouveau souffrant. Un abcès dit de fixation qui a mis huit jours à se déclarer,

---

[1] « Lettre à Choura Tchelitchev, 28, rue Lacretelle, Paris XVe ou 6, rue des Marronniers chez Tony Gandarillas, son appartement étant en travaux (16.04.1928) », *ib.*, p. 88.

[2] « Lettre à Georges Poupet, 28, rue Lacretelle (s. d., mai 1928) », *ib.*, p. 90.

[3] « Lettre à Mopsa Sternheim, 28, rue Lacretelle (s. d., juin 1928) », *René Crevel – Lettres à Mopsa*, *op. cit.*, p. 45.

[4] *Id.* (06.11./1928) », pp. 60-61.

[5] *Id.*, (s. d., vers le 10.11.1928), p. 62.

[6] « Lettre à Mopsa Sternheim, Grand Hôtel du Palais, Pau, Pyrénées-Atlantiques (CP : 18.11.1928) », *ib.*, p. 63.

La dernière phrase de la citation a déjà été donnée au chapitre I, année 1928.

m'a torturé huit autres et vient d'aboutir. Il paraît que c'est bien [...][1]. » Il ne s'agit sans doute pas de l'abcès « très mal placé » (comme Crevel l'écrit à Pierre de Massot), qu'il a effectivement à l'anus et qui l'avait fait horriblement souffrir (nous avons vu au chapitre I qu'avec Mopsa, il est plus direct et parlait de son « sale abcès (au cul) ») mais d'un abcès créé artificiellement pour drainer le pus (voir chapitre VII) :

> Je viens d'être assez malade. Horrible abcès qui a donné près d'un demi-litre de pus en se vidant, et très mal placé. Je suis resté 6 jours sans dormir, sans manger. J'étais presque fou. [...] Il paraît que cet abcès, c'est très bien pour le poumon. Donc, quoique je sois un peu fatigué par 13 jours de grosse fièvre et de souffrances affreuses, je compte aller à Berlin d'ici 6 semaines[2].

Après la signature, il a ajouté : « Lettre idiote mais excusable après 14 jours de torture. » Il glisse laconiquement à Georges Poupet « ça coule toujours[3] », sans que l'on sache s'il parle de l'abcès anal ou de l'abcès de fixation car il s'abstient d'entrer dans les détails.

Il revient vers Mopsa en toute fin d'année :

> Je viens d'être assez malade avec ce sale abcès (au cul) percé, mais qui coule et m'ennuiera peut-être des mois. C'est la tuberculose qui sort de ce côté bien poétique de mon individu. Mais j'ai perdu 3 kilos en quinze jours et mon médecin me recommande la sagesse [...] Mes projets encore une fois ne sont pas sûrs. En tout cas, je resterai à Pau jusqu'à ce que paraisse mon livre, et alors, je sauterai (ne serait-ce que quelques jours, car il y a la sale maladie qu'on recommencera à soigner quand je quitterai ce pays, à Paris) à Berlin, car je veux te voir, absolument, bientôt. Les jours sont si vides qu'ils passent vite[4].

Dans une lettre à Georges Poupet du début de l'année 1929, il informe son ami : « Le cul coule (ô musique de la langue française). [...] On va piquer le bras[5]. »

Toujours à Pau et encore à Mopsa, il confie : « Je n'ai pas fait l'amour depuis bientôt deux mois. Je suis calme[6]. » Cela semble un exploit pour lui

---

[1] « Lettre à Étienne de Beaumont, Grand Hôtel du Palais, Pau, Pyrénées-Atlantiques (25.12.1928) », *René Crevel, Les inédits, lettres, textes*, *op. cit.*, p. 87.

[2] « Lettre à Mopsa Sternheim, Grand Hôtel du Palais (CP : 24.12.1928) », *René Crevel, Lettres à Mopsa*, *op. cit.*, p. 69.

[3] « Lettre à Georges Poupet, Grand Hôtel du Palais (s. d., 28 ou 29.12.1928) », *René Crevel – Lettres de désir et de souffrance*, *op. cit.*, p. 118.

[4] « Lettre à Mopsa Sternheim, Grand Hôtel du Palais (CP : 30.12.1928) », *René Crevel – Lettres à Mopsa*, *op. cit.*, p. 70.

[5] « Lettre à Georges Poupet, Grand Hôtel du Palais (06.01.1929) », *René Crevel – Lettres de désir et de souffrance*, *op. cit.*), p. 126.

[6] « Lettre à Mopsa Sternheim, Hôtel du Palais (s. d., janvier 1929) », *René Crevel – Lettres à Mopsa*, *op. cit.*, p. 72.

mais c'est surtout la marque de sa solitude qui est aussi sexuelle. On peut aussi être surpris que dans son état, doublement contagieux (avec des périodes *a priori* sans bacilles, il est vrai), il poursuive une vie de galipettes. En bon cyclothymique, il alterne les périodes de fringales en tous genres (fête, alcool, drogue, sexe...) et les périodes de calme souhaitées par lui, notamment pour écrire mais aussi se retrouver. Il a viscéralement besoin des deux. Mais ce cycle funambulesque est souvent contrarié par les hospitalisations qui lui imposent calme, solitude, et absence de vie sexuelle. Pourtant, dans une autre lettre, sans doute vers la mi-janvier, il n'hésite pas à demander la main de Mopsa, en des termes contractuels qui en font une des demandes les plus rares qu'une jeune femme n'a jamais pu recevoir : « Tout de même, à force d'être fiancés, si on se mariait pour de bon (mais pas à l'église). Tu me permettrais des pouperies [*sic*] blondes et brunes, et moi je bénirais tes béguins avec toutes les Alexa. Sans blague. Tu sais que j'y pense[1]. »

Sa proposition a-t-elle reçu une approbation ? La suite des lettres de Crevel à sa chérie ne le dit pas. Il donne des nouvelles (on aura remarqué que dans les mauvaises nouvelles qu'il donne à Mopsa, sans donc de dissimulation, il essaie toujours de minimiser et de délivrer un message optimiste) : « [...] Je mène une vie sage, archi-sage, avec mes piqûres d'or, mon dentiste, et aussi l'autre traitement qu'on fait maintenant, car, comme ça fatigue, mieux vaut que tout soit fini quand je rentrerai à Paris, courant février je pense [...][2]. »

On comprend que la préoccupation première de Crevel est d'en finir avec cet abcès douloureux qui lui pourrit la vie. La tuberculose passe au second plan. Voilà comment il explique à Georges Poupet la situation médicale dans laquelle il se trouve :

> [Le D^r^] Julien refuse toujours à regarder même cet abcès qui n'est plus visible que par un trou pas plus gros qu'une grosse tête d'épingle [...] mais coule toujours. Alors j'écris à mon pique-cul, Gougerot, pour lui demander ce qu'il pensait de tout cela. [...] Depuis 5 semaines, Julien ne m'a pas ausculté, ni pesé ce qui est moins grave. Ces médecins sont désespérants de négligence et je veux d'autant plus aller en Allemagne pour revoir mon Nuverricht. J'attends qu'on ait fini mon 2e traitement de pique-cul-tage [*sic*] pour rentrer à Paris, car ce pique-cul-tage est fatigant et ici je ne bouge pas. Tout serait bien sans ce trou à abcès jamais tari, très démoralisant[3].

---

[1] *Id.* (s. d., mi-janvier 1929), p. 73.

[2] *Id.* (CP : 21.01.1929), p. 74.

[3] « Lettre à Georges Poupet, Grand Hôtel du Palais, Pau, Pyrénées-Atlantiques (s. d., janvier 1929) », *René Crevel – Lettres de désir et de souffrance*, *op. cit.*, p. 121.

Dans une lettre précédant de peu celle qui suit, René avait fait part de la situation catastrophique de ses « phynances[1] » (notamment des dettes contractées auprès de son oncle), grande source d'inquiétude pour lui. C'est encore à Georges Poupet qu'il écrit : « Je rentrerai [à Paris] lundi en huit, 28. M'occuperai de mon cul, de ma demeure, de mon livre. Et après[2]... »

Alors qu'il s'apprête à quitter Pau pour Paris (« encore une semaine à Pau »), les nouvelles sont mauvaises : « Je suis dans la purée. / Il faut que je voie un spécialiste pour faire finir cet abcès. [...] / Je suis gâteux. Pau est comme un bain tiède. On s'y endort. On s'y noie[3]. » Pourtant, dans la même lettre à Mopsa, il fait des projets à deux : « Pourquoi n'irions-nous pas dans un centre de végétariens nus et sportifs ? Avec la trentaine qui approche, j'ai envie de me faire une vraie santé. »

En réponse à une lettre de Georges Poupet dans laquelle son ami tentait de le dissuader de rentrer à Paris à cause notamment d'une épidémie de grippes, René Crevel répond :

> Je reçois ta lettre qui me dit de ne pas aller à Paris, mais, tout de même à cause du cul que je veux faire soigner et du livre qui paraîtra sous quinzaine [*Êtes-vous fous ?*], je rentre, quitte à mener une vie de saint, quitte aussi à repartir un mois au printemps. Donc, je serai à Paris *lundi*. J'éviterai les grippés. Pâques est dans 6 semaines et à cause du cul (les médecins étant tous partis pour Pâques) il faut que je rentre[4].

Une fois rentré à Paris (le 18 juin), il donne des nouvelles rassurantes à sa Mopsa : « Je suis chastissime [*sic*] et assez content de cette chastissimité [*sic*]. La chose qui me faisait peur à Lucerne est tout à fait bien[5]. » Quelle cochonnerie vénérienne avait-il bien pu chopper à Lucerne ? On sait qu'il est allé à Lucerne mais c'était lors de son séjour en Suisse l'année précédente. Nous n'avons pu éclaircir ce mystère mais une chose semble quasi certaine, cette « chose qui [lui] faisait peur » était une maladie dite honteuse.

René n'en a pas fini avec cet abcès récidivant. Alors, début juin, il entre à la clinique Antoine Chantin, à Paris, dans le XIVe arrondissement : « Me voilà hélas une fois encore malade. Un mal terrible. Pas très grave mais douloureux.

---

[1] Clin d'œil à Jarry et à son Père Ubu. Il usera à nouveau de cette orthographe dans d'autres lettres. Pour signifier ses problèmes pécuniaires, il emploie souvent la locution « être dans la purée ».

[2] *Id.* (09.02.1929), p. 133.

René Crevel s'est trompé dans la date du 28 : le premier lundi « en huit » qui tombe au mois de février 1929 est le lundi 18.

[3] « Lettre à Mopsa Sternheim, Grand Hôtel du Palais, Pau, Pyrénées-Atlantiques (10.02.1929) », *René Crevel – Lettres à Mopsa*, *op. cit.*, p. 77.

[4] « Lettre à Georges Poupet, Grand Hôtel du Palais (12.02.1929) », *René Crevel – Lettres de désir et de souffrance*, *op. cit.*, p. 134.

[5] « Lettre à Mopsa Sternheim, 28, rue Lacretelle, Paris XVe (s. d., fin février-début mars 1929) », *René Crevel – Lettres à Mopsa*, *op. cit.*, p. 79.

Il s'agit d'un abcès à la jambe. Depuis une semaine je garde le lit et j'en ai encore pour 3 ou 4 jours[1]. » Crevel ne pouvait pas révéler à sa « chère Gertrude » la localisation précise de son obscène abcès... Il peut paraître surprenant qu'il fasse le même mensonge à Mopsa (d'autant qu'il parle d'une purge, ce qui est incohérent à propos d'une jambe...) après lui avoir révélé crûment où le torturait cet abcès lors sa première éclosion : « J'ai une plaie profonde *dans la jambe* [s. p. n.], avant-hier soir j'avais une grosse fièvre (suite d'une purge) et chaque soir un peu de température tuberculeuse (pas beaucoup, mais assez pour prouver que ce n'est pas encore parfait [...])[2]. »

Bien sûr, il se veut rassurant face à la gravité de cet abcès récidivant. Il est probable qu'il ait utilisé d'un subterfuge compris par sa destinataire, dans le cas où la lettre serait lue par des yeux indiscrets : en effet, René Crevel avait forcément honte d'être porteur du tréponème pâle (*Treponema pallidum*) et a rigoureusement caché son mal et son honteux abcès à son entourage (sauf à Mopsa, Georges Poupet et à Choura Tchelitchev).

Il donne des nouvelles de son opération à la bonne Choura : « Voici ton foinfoin couché à la maison de santé [...] avec son popka [cul] brûlé, saignant, mais heureux qu'on ait enfin fait quelque chose à ce popka[3]. »

Vers la fin du mois, il revient vers elle : « Je suis encore à la clinique pour quelques jours. Le popka est toujours ouvert et on ne sait pas ce qu'on va faire de moi à cause du poumon où il y aurait encore des bêtes. Ibounovna chérie, ton foinfoin est encore dans un de ces moments où il ne sait que faire, mais il va mieux[4]. »

À Mopsa, il donne des détails : « Je ne pouvais manger parce que l'abcès percé était si près du muscle que si, etc., etc. Gosset, mon chirurgien, veut que je voie un bon médecin d'ici[5]. »

Le lendemain, il écrit aux Jouhandeau : « [...] Traînant la patte, mais déjà levé [...]. Je quitte la calme petite chambre bleu ciel, après demain. J'irai sans doute à l'hôtel. [...]. Je quitterai Paris d'ici une quinzaine, sans doute pour un assez long temps, car il va falloir guérir une fois pour toutes les sales poumons. / [...] Je suis un peu tête vide après ces jours silencieux, chastes et immobiles[6]. »

---

[1] « Lettre à Gertrude Stein, Clinique Antoine Chantin, Paris XIVe (vers la mi-juin 1929) », *Correspondance de René Crevel à Gertrude Stein*, *op. cit.*, p. 162.

[2] « Lettre à Mopsa Sternheim, Clinique Antoine Chantin (s. d., mi-juin 1929) », *René Crevel, Lettres à Mopsa*, *op. cit.*, p. 91.

[3] « Lettre à Choura Tchelitchev, Clinique Antoine Chantin (10.06.1929). », *René Crevel – Lettres de désir et de souffrance*, *op. cit.*, p. 137.

Après la signature, il ajoute : « J'écris de mon lit, abruti par 3 jours de diète, sommeil, etc. »

[4] *Id.* (s. d., vers la mi-juin 1929), p. 138.

[5] « Lettre à Mopsa Sternheim, Clinique Antoine Chantin (s. d. vers le 15.06.1929) », *René Crevel – Lettres à Mopsa*, *op. cit.*, p. 90.

[6] « Lettre Carya et Marcel Jouhandeau, Clinique Antoine Chantin (21.06.1929) », *René Crevel – Lettres de désir et de souffrance*, *op. cit.*, p. 140.

Malgré ses souffrances, si l'on en croit ce qu'il écrit à Mopsa, il continue d'espérer : « On est assez content de ma plaie et je regagnerai la rue Lacretelle (28) dans 3 jours (vendredi). [...] Toujours cette sale santé, mais je veux vite redevenir costaud[1]. »

C'est au tour de sa « Foinfoinovna » d'avoir droit à sa lettre : « Ma bonne Foinfoinovna, / Je quitte la clinique demain matin [dimanche 23.06.1929], avec encore un popka troué, sanglant et douloureux mais en bonne voie de guérison. Le chirurgien Gosset a tellement insisté pour que je voie Rist que je vais y aller et je me déciderai à un départ [...][2]. »

Fin juillet 1929, il garde encore en mémoire les terribles souffrances engendrées par cet abcès qui paraît tout aussi inguérissable que la tuberculose (il le fait d'ailleurs encore souffrir). On remarquera qu'il réitère son mensonge de l'abcès jambier mais on doit lui accorder des circonstances atténuantes car il s'adresse à Miss Stein : « Après une effroyable opération à la jambe, je suis maintenant, et pour combien de temps ? à la montagne. Parfois quelqu'un vient me voir et c'est une consultation pour moi car je reste tout le temps couché dans un lit à roulettes [...][3]. »

Alors qu'il lui donne des nouvelles de ses poumons (voir *supra*) depuis le sanatorium de Leysin, il confie à Choura (sans entrer dans les détails) : « Popka, toujours la même chose[4]. » Il donne aussi des nouvelles de son anatomie à Poupet : « Après l'opération [une thoracoplastie] je remonterai ici. Puis le poumon guéri, on soignera le cul. [...] Je suis toujours couché. Je prends mille précautions pour être aussi bien que possible avant l'intervention[5]. » Toujours à Leysin, dans l'attente d'entrer d'un moment à l'autre à la clinique de Lausanne, il se plaint à Choura de la chaleur : « On cuit aussi ici. On s'enferme par peur de la chaleur, comme voici 10 jours par peur du froid. [...] / En décembre, je ferai ouvrir la fistule et la guérirai par le soleil, si le poumon est bien[6]. »

Alors qu'il a subi une thoracoplastie à la Clinique La Source à Lausanne d'où il écrit la lettre dont l'extrait suit, il n'en a pas fini avec son abcès anal : « Picot (chirurgien) est ravi de moi et trouve que je reprends bien mes forces. D'ici 6 semaines 2 mois, il me réopèrera de la chose Gosset [l'abcès anal] et

---

[1] « Lettre à Mopsa Sternheim, Clinique Antoine Chantin, Paris XIVe (vers le 20 juin 1929) », *René Crevel – Lettres à Mopsa*, *op. cit.*, p. 89.

[2] « Lettre à Choura Tchelitchev, Clinique Antoine Chantin (22.06.1929) », *René Crevel – Lettres de désir et de souffrance*, *op. cit.*, p. 141.

[3] « Lettre à Gertrude Stein, Grand Hôtel, Leysin, Suisse (vers fin juillet 1929) », *Correspondance de René Crevel à Gertrude Stein*, *op. cit.*, p. 167.

[4] « Lettre à Choura Tchelitchev, Grand Hôtel (05.08.1929) », *René Crevel – Lettres de désir et de souffrance*, *op. cit.*, p. 153.

[5] « Lettre à Georges Poupet, Grand Hôtel (29.08.1929) », *ib.*, pp. 172-173.

[6] « Lettre à Choura Tchelitchev, Grand Hôtel (03.09.1929) », *ib.*, p. 176.

en janvier j'espère pouvoir quitter Leysin pour un moins triste pays. [...] / Malgré mon thorax défoncé, je veux croire la vie belle[1]. »

À mots couverts, il confirme à Mopsa ce qu'il écrivait à Poupet : « Picot [le chirurgien qui a pratiqué la thoracoplastie] me traitera à Leysin d'ici six semaines pour la plaie laissée par l'opération du printemps[2]. » Dans la même lettre, on peut mesurer en creux l'état de solitude dans lequel l'a laissé le départ de Mopsa et du Légionnaire (rappel : surnom de Carl von Ripper). Même s'il ne le fera pas paraître, il reste blessé que Mopsa se marie avec Ripper plutôt qu'avec lui. Les propos qu'il tient sont ceux d'un homme malheureux qui souhaite reconquérir un amour perdu :

> [...] Moi qui parle comme les chansons de mon défunt père, je dis : oublie le passé, et pense à ton futur, à ton légionnaire, à ton Crecre. Ta vie sera belle, Mopsa. Nous autres qui avons été tentés, nous avons parfois cédé aux tentations, nous savons mieux apprécier le pur, le beau. C'est pourquoi tu m'es de plus en plus chère.
>
> Oui, ces soirs sur mon balcon à Leysin, ils sont dans les heures précieuses qui font qu'on ne peut condamner la vie, mais qu'on l'aime au contraire, qu'on en attend beaucoup.
>
> Ce que j'attends, c'est toi, c'est le bonheur par ta présence et celle du légionnaire. Je vous espère bientôt. Mopsa, je t'aime, je t'embrasse[3].

Ayant retrouvé en partie l'usage de sa main, il peut s'épancher et partager sa souffrance morale avec Choura :

> Tout est fou sur la terre. Mops se marie. Pas avec moi, mais avec l'Autrichien charmant qu'elle avait amené pour lui tenir compagnie, ici, à Leysin. L'Autrichien est tout amoureux de moi et moi de lui, avant de partir de Lausanne il m'a demandé d'épouser Mops. Il veut que nous vivions tous 3 ensemble à Berlin quand je serai guéri. Choura, cet amour à 3 a fait mon bonheur les dernières semaines de Leysin avant mon opération, mais de retour ici, il me torture. Pourquoi rien n'est jamais simple ? Et je pense à l'enfant qu'on n'a pas laissé naître. [...] Choura, avant que Mops viennent en août, je glissais tout doucement à la mort. Elle m'a ressuscité, mais elle joue avec le feu. Aimer à la fois un homme et une femme, en être aimé et séparé[4].

Alors que, délesté de six côtes, il vient tout juste de remonter à Leysin pour sa longue convalescence, peut-être pour se faire pardonner l'annonce de son mariage avec Mopsa d'ici trois semaines, il reçoit une lettre enflammée du

---

[1] « Lettre à Georges Poupet, Clinique La Source, Lausanne, Suisse (s. d., 5-6.10.1929) », *René Crevel – Lettres de désir et de* souffrance, *op. cit.*, p. 191.

[2] « Lettre à Mopsa Sternheim, Clinique La Source (07.10.1929) », *René Crevel – Lettres à Mopsa*, *op. cit.*, p. 108.

[3] *Ib.*, p. 109.

[4] « Lettre à Choura Tchelitchev, Grand Hôtel, Leysin, Suisse (12.10.1929) », *René Crevel – Lettres de désir et de souffrance*, *op. cit.*, p. 195.

Légionnaire (la formule d'entrée est « René, mon amour ») qui lui fait miroiter une vie triolique merveilleuse :

> Je pense tout le temps à notre belle vie à trois et je me réjouis que ce sera nous qui donnerons au monde le spectacle de la parfaite, et grande alliance triple. Crecre, je tremble de joie quand je pense à ça. Quel bonheur la vie nous a donc réservé ! de vivre entre deux êtres qu'on aime, l'homme qu'on aime et la femme qu'on aime – et tous trois si parfaitement unis – je crois que ce sera le ciel sur la terre[1].

Dans l'état d'épuisement physique et psychologique dans lequel il se trouve, comment Crevel a-t-il interprété cette lettre exaltée (et chimérique ?) du bel Autrichien ?

Dans une assez longue lettre aux Jouhandeau, il revient sur sa relation triangulaire :

> Je crois à ma destinée solitaire. Dans cinq mois (quand je pourrai aller à Berlin) ils seront habitués l'un à l'autre pour ne plus me souhaiter, ou ma mémoire les aura désunis. Carya, Marcel, aujourd'hui, je ne demande qu'à tomber dans les pièges que me tend ce sanatorium de luxe. Il s'agirait de flotter docile sur ma maladie. Mais... mais... mais... [...] Carya, Marcel, je ne crois pas que j'ai péché par vice. De Mops, de Ripper, demeure un grand vertige de tendresse. J'ai confiance en eux. Mais je n'ai pas confiance dans la vie. La vie me les rendra-t-elle ? Mops est pour moi la seule femme. Que n'ai-je été pour elle le seul homme. L'un et l'autre hantent mes nuits, mais mon sommeil brisé par leur présence, il ne me reste que la hantise des heures obscures. Et les matins bégaient[2].

À Choura, quelques jours plus tard :

> Avec le froid, ma main, mon bras, mon dos me font si mal que cette lettre sera sûrement illisible. Hier, lettre de Mops, et très gentille lettre. Pour la énième fois, elle parle de son mariage. Elle assure qu'elle viendra me voir à Noël et que je vivrai avec extase cette future vie à 3 qui peut être très belle. Alors, après une crise de cafard, voilà foinfoin à nouveau plein de rêves heureux. [...] / Pardon pour cette lettre, j'ai mal à la main[3].

Quand il écrit à Mopsa à la fin du mois d'octobre, c'est pour l'appeler à ses côtés : « Ici, il neige. Moi, très obéissant, je ne fais rien. La fièvre est tombée. / Journées vides. / Je n'aurais pas cru qu'un tel vide fût possible. / Je lis Gobineau. / Et j'attends. / J'attends qu'on se retrouve, le plus vite et pour le plus

---

[1] « Lettre de Carl von Ripper, dit le Légionnaire, Pension v. Voss, Berlin (16.10.1929) », *René Crevel – Lettres à Mopsa*, *op. cit.*, p. 111.

[2] « Lettre à Carya et Marcel Jouhandeau, Grand Hôtel, Leysin, Suisse (s. d., vers le 20.10.1929) », *René Crevel – Lettres de désir et de souffrance*, *op. cit.*, pp. 198-199.

[3] « Lettre à Choura Tchelitchev, Grand Hôtel (22.10.1929) », *ib.*, p. 195.

longtemps possible[1]. » À la même période, il semble avoir intégré l'idée du trio amoureux : « Mopsa chérie, je ne suis pas infidèle. Je te répète comme dans ma dernière lettre : tu es la seule femme pour moi, et l'espoir de notre trio m'aide à me soigner[2]. »

Il est choqué par la nouvelle du suicide de Rigaut (il ne fut pas le seul dans le milieu artistique de l'époque !) à laquelle il réagit dès le lendemain auprès de son ami Poupet :

> La mort de Rigaut me navre. Il était de ceux qui revenaient à longs intervalles mais revenaient dans ma vie. [...] Ce printemps, je l'avais retrouvé. Mon pauvre ami, la vie orgueilleuse est toujours une faillite et, cependant, on ne peut se résigner à la vie humble. [...] Au fond, nous l'accusons de verbalité, mais savons-nous mieux à quoi nous en tenir ? / Ici, solitude. [...] / Lettres ébouriffantes de Mops et de l'Autrichien. Mais leur bonheur, leur joie d'êtres jeunes, beaux, élégants, fiancés, comment la partagerais-je ? La solitude est mon lot. [...] Mops est la seule femme dont j'avais espéré qu'elle serait ma femme. Elle l'a été ce printemps, mais voilà qui est encore fini. [...] / Georges, la vie est si mal faite que j'arrive parfois à aimer cette chambre[3].

Il donne des nouvelles à Johnny : « Je suis toujours couché, quoique les docteurs soient contents. Le public est d'ailleurs si insipide que je n'ai pas envie de descendre. Et puis, j'ai tant envie d'en finir une fois pour toutes avec la maladie et de recommencer une vraie vie, avec beaucoup de villes[4]. »

Presque coup sur coup, René envoie deux lettres à Choura : « Ici, toujours solitude. Les journées passent encore, mais les nuits sont bien longues. Enfin. La patte fait mal, mais le médecin est content[5]. » ; « Quel triste dimanche. Il y a un an, les 2 foinfoins se promenaient bras dessus, bras dessous à Pau. [...] C'est tout couvert de neige. [...] / On a dû m'arracher une dent. La racine s'est cassée et n'a pu être extraite. [...] / Foinfoinovna, je suis gâteux[6]. » Dans une lettre à Jouhandeau, il explique que « la racine restée dans la gencive [lui] vaut une menace d'abcès[7] » ; il dit aussi être « toujours couché ».

---

[1] « Lettre à Mopsa Sternheim, Grand Hôtel, Leysin, Suisse (s. d., fin octobre 1929) », *René Crevel – Lettres à Mopsa*, *op. cit.*, p. 115.

On peut être surpris de voir Crevel lire le comte Arthur Joseph Gobineau (1816-1882), auteur il est vrai populaire en Allemagne grâce à ses thèses sur la suprématie de la race arienne, et qu'il aurait voulu découvrir pour ses amis allemands ? Si les thèses de Gobineau sur l'inégalité des races sont blâmables, ne reposant sur aucun substrat scientifique, cet auteur a produit des chroniques romancées, des écrits de voyage et une œuvre romanesque réputés de qualité, et c'est peut-être parmi ces ouvrages que Crevel a fait son choix de lecture.

[2] *Ib.*, p. 116.

[3] « Lettre à Georges Poupet, Grand Hôtel (07.11.1929) », *René Crevel – Lettres de désir et de souffrance*, *op. cit.*, pp. 202-203.

[4] « Lettre à J.-L. de Faucigny-Lucinge, Grand Hôtel (s. d., *circa* 10.11.1929) », *ib.*, p. 208

[5] « Lettre à Choura Tchelitchev, Grand Hôtel (13.11.1929) », *ib.*, p. 204.

[6] *Id.* (17.11.1929), p. 205.

[7] « Lettre à Marcel Jouhandeau, Grand Hôtel (19.11.1929) », *ib.*, p. 206.

Il reçoit une lettre de Carl von Ripper daté du 19 novembre dans laquelle celui-ci se plaint de l'attitude de René qui aurait menti en donnant son absolution au mariage avec Mopsa alors qu'il ne le souhaitait pas. Il faut dire que Crevel avait reçu une lettre de Hans Feist qui lui avait raconté que l'histoire de l'enfant bleu était inventée au profit du Légionnaire. Il envoie une longue lettre adressée au couple, et dans laquelle on peut lire :

> J'ai cru aussi à cette vie à trois. Mes raisons d'en douter n'ont été que mon caractère soupçonneux, peut-être. J'ai été si heureux de vous deux à Leysin, à Lausanne que je souhaitais mourir le jour de mon opération, car je serais mort heureux comme je savais que jamais je ne serais plus. Vous m'avez peut-être placé trop haut l'un et l'autre. *Je ne suis pas bon.* [...]
> Comment y aurait-il la belle vie à trois après cela ? Vous garderez toujours un horrible soupçon sur moi. Je n'ai plus rien sur la terre maintenant que je vous ai donné raison de ne plus me vouloir. Je dégoûte Mops. Oui elle a raison. Moi qui ne sais pleurer que de rage, j'ai pleuré en lisant vos lettres, car je me haïssais du mal que j'ai fait. [...] J'ai déjà trop parlé de moi, mais si mon malheur risquait de vous inquiéter, soyez sûrs que je suis de ceux qui rêvent de la mort et ne se tuent point. / Soyez heureux. / Ne pensez plus à moi. Je vous ai moi-même donné le droit d'être heureux sans penser à moi. / Oubliez-moi. / Celui que vous aimiez n'est plus, puisqu'un soupçon a tué l'âme que vous aimiez en lui. Le seul signe que je vous demande est celui qui me permettra de croire que je suis assez au dehors de votre vie pour ne pas l'avoir salie, en vous amenant à ne plus aimer celui que vous aimiez et qui vous aime toujours[1].

La double lettre que lui a envoyée le couple le rassérène ; l'épisode dévoile cet aspect très vulnérable de Crevel, capable de passer en quelques jours d'un état de dépression à celui de l'exaltation. Il écrit dans une lettre de réconciliation : « [...] Je suis honteux d'avoir cru à cette lettre de Feist. Brûlez-la aussi. Tout ce qui est empreint de méchanceté porte malheur. Mais ne parlons plus de cela. / Mes amours protégez-moi, vous avez vu comme je peux être faible. [...] / Votre réponse a tout métamorphosé autour de moi. / Je suis heureux de vous. / Je vous aime[2]. »

Pour comprendre la situation, il faut savoir que Feist était très amoureux de Crevel mais que ce dernier l'a toujours repoussé. Malgré cela, Feist ne s'est jamais découragé et a tout entrepris, y compris les mensonges, pour rester près de Crevel.

À propos de ses différends avec Mopsa et le Légionnaire, il se confie à Choura : « Les 2 m'ont écrit que j'avais tort et je les crois, mais ma pauvre foinfoinovna je deviens méchant, c'est la solitude, c'est de se sentir si loin de

[1] « Lettre à Mopsa Sternheim et Carl von Ripper, Grand Hôtel, Leysin, Suisse (s. d., fin novembre 1929) », *René Crevel – Lettres à Mopsa*, *op. cit.*, pp. 125-127.
[2] *Id.* (dimanche 1er déc. 1929), p. 129.

tout dès que la nuit tombe et elle tombe de si bonne heure. / Je mets mon popo au soleil. Mon chirurgien est venu me visiter hier, de Lausanne[1]. »

À Carya, il écrit :

> Les lettres sont ce que j'aime le mieux ici, mais même sans lettre je sais que je communique avec ceux que j'aime par la télégraphie de l'affection. Le docteur est content de moi. Mais je reste toujours au lit. J'ai joué ma dernière carte en venant ici. Il faut que je gagne la santé. Sinon, rien ne vaut plus la peine. Si je guéris, il me semble que je renaitrai dans une autre vie. J'ignore laquelle. J'ignore avec qui. / Ici le temps passe quand il fait beau. Mais nous avons un hiver pourri et il est rare qu'un rayon me permette de prendre le bain de soleil prescrit par le médecin. [...] / C'est comme si j'étais en gestation. La maladie c'est le ventre d'une mère pour moi[2].

Crevel s'adresse cette fois à Monsieur :

> Mes docteurs sont gentils mais suissards [*sic*]. L'un d'eux s'étonnait : « Dire, Monsieur, que nous avons des clients qui se masturbent », me confiait-il dans un moment d'expansion. Note que les clients restent 24 heures au lit et solitaires. Alors leurs vices sont comme eux. Moi je n'ai plus de vice. J'égale à zéro. Mais il faut la *tabula rasa* du vieux Bacon pour la guérison de la tuberculose, paraît-il[3].

Il confie une fois de plus à Georges Poupet ses états d'âme mais avant il relate au début de la lettre le décès de sa « voisine soi-disant presque guérie [qui], ayant quitté le sana pour une pension, est morte une heure après l'arrivée dans ladite pension et on a conclu ici : c'est la fatigue du changement qui l'a tuée. » Cet incident refroidit son envie de changement de sanatorium. « Je deviens froussard et puis, en janvier, il faudra faire du pique-cul, alors ici, on me le fera. » Il relate ensuite les problèmes avec sa famille, fait l'état de ses dettes, puis parle de sa santé :

> Je suis toujours couché. Je resterai tant que je pourrai ici, où c'est grand confort, très bonne nourriture, etc. Mais dès que je pense un peu à l'avenir, j'ai peur, comme j'avais peur quand j'avais 3 ans de me perdre dans la rue. Ici, on

---

[1] « Lettre à Choura Tchelitchev, Grand Hôtel, Leysin, Suisse (s. d., mi-décembre 1929) », *René Crevel – Lettres de désir et de souffrance*, *op. cit.*, p. 210.

[2] « Lettre à Élise Jouhandeau, Grand Hôtel (s. d., mi-décembre 1929) », *ib.*, p. 209.

[3] « Lettre à Marcel Jouhandeau, Grand Hôtel (s. d., vers le 20 décembre 1929) », *ib.* pp. 211-212.

René Crevel réfère au franciscain anglais Roger Bacon (1214-1292), surnommé *Doctor mirabilis* tant ses connaissances étaient étendues. En philosophie, il a repris la théorie aristotélicienne de la *tabula rasa*, autrement dit, le cerveau humain est telle une ardoise vierge (une table rase) et c'est à l'individu d'y écrire sa propre histoire en faisant confiance à ses sens et en observant ce qui l'entoure.

me dit que j'ai très bien fait de faire l'opération (le médecin-chef qui n'approuvait pas et maintenant il me félicite, il paraît que sans cette opération j'aurais fait couic). / [...] Mops est mariée. Quel roman. / Mon Pupe, je voudrais une vie simple comme une tasse de lait. Mais... Mais[1]...

Le début d'année 1930 ne marque pas de changement sensible dans la situation médicale et sociale. Il est pourtant théoriquement sorti de sa pathologie pulmonaire :

> J'ai écrit à Gallimard pour le taper. Nulle réponse et voilà mes dents qui vont nécessiter des soins archi-coûteux (faute d'un dentiste qui a cassé une racine, laquelle racine risque de gâter l'os maxillaire et tutti quanti). C'est dans ma ligne. / [...] On continue à dire que je suis guéri, mais je ne passerai que très peu de temps par Paris, juste pour voir un pique-cul et me rendre compte si je sais encore faire l'amour. Et puis, il va falloir voir où en sont les phynances. Je suis très calme mais je dois être déprimé moralement, sans m'en rendre compte puisque je suis résigné à ma vie. Incapable de travailler. Il paraît que l'hiver prochain, l'Afrique me fera du bien. Cet été ce sera encore la montagne, mais pas Leysin. [...] La tuberculose ne peut se guérir qu'à coups de monnaie. [...] / Voici 6 mois et 10 jours que je suis parti. Mon Pupe, l'avenir ne peut pas s'imaginer. Grâce à Dieu, je n'y pense point, si j'y pensais je ne me soignerais plus. Même ma chair [...] ne parle plus. Tu vois qu'il y a quelque chose de changé[2].

On remarque que dans plusieurs lettres écrites à Leysin, Crevel use de circonlocutions à propos de sa guérison, comme s'il n'y croyait pas... Ainsi, écrit-il à Choura : « Ici, rien de neuf. Le docteur dit que je suis guéri [Et dans une lettre du 17 février, « Il paraît que je suis guéri, guéri. » (*ib.*, p. 235)]. Temps affreux. [...] J'essaie de retravailler[3]. »

Six jours plus tard, toujours à Choura : « [...] Je voudrais trouver un endroit pas trop cher, avec soleil et la possibilité de prendre des bains de soleil sur vieux popka qui va mieux. Douchinka chérie, ne sois pas triste. Pense que nos maux, un jour, devront bien finir[4]. » Le 20 février, il dit à Choura : « On m'arrache des dents. [...] Ma main marche mal (le brouillard), excuse l'écriture[5]. » Par ailleurs, Crevel confirme qu'il est lucide sur son état et notamment sa prise de poids : « [...] Je suis gâteux et ma foinfoinovna est la seule à qui le gros Crecre puisse écrire *ich küsse und ich liebe dich* [je t'embrasse et je t'aime][6]. »

Crevel quitte enfin le sanatorium de Leysin le 11 mars 1930 pour Lugano, ainsi qu'il l'avait annoncé. Il ouvre une courte parenthèse assez sereine de sa vie. Il annonce à Georges Poupet le 12 mars qu'il habite « chez Mops et son

---

[1] « Lettre à Georges Poupet, Grand Hôtel, Leysin, Suisse (20.12.1929) », *ib.*, pp. 213-215.
[2] *Id.* (20.01.1930), pp. 233-234.
[3] « Lettre à Choura Tchelitchev, Grand Hôtel (03.02.1930) », *ib.*, pp. 236-237.
[4] *Id.* (09.02.1930), p. 237.
[5] *Id.* (20.02.1930), p. 240.
[6] *Id.* (28.02.1930), p. 241.

mari » et qu'il est passé voir sa grande amie Yvonne Georges au sanatorium de Montana où lui-même compte se domicilier d'ici quelques semaines[1].

La lettre qu'il envoie deux jours plus tard à Johnny traduit bien son état d'esprit de l'époque : « J'ai envie de recommencer une 2e jeunesse (j'aurai 30 ans le 10 août). Les 3 dernières années ont été pour moi assez déchiquetantes [*sic*]. [...] / Je veux vivre en animal. Mon chien [Marius] m'a beaucoup appris et les complications sentimentales et psychologiques (mon élément jusqu'alors) ont fait leur temps[2]. »

Début avril, il écrit à son grand confident :

> Pour la vingtième fois depuis un an, mon travail est arrêté. Les choses de la vie sont trop loin de moi. Ici, c'est bien, mais ce n'est pas la vie. [...] Tu sais, il était temps que je guérisse car je n'avais plus la force. J'ai payé trop. Il me faudra encore la montagne pour en finir avec les cicatrices Gosset [l'abcès anal]. Mais l'hiver prochain je voudrais partir en voyage, ou rester à Paris, mais être comme les autres. Songe que depuis l'âge de 10 ans j'ai été mal foutu.
> [...]
> Moi, je crois que je suis ruiné. [...] Mais, je n'ai pas un métier en main, j'aurais voulu travailler mais cette confiance qu'il faut pour créer me manque. Je ne suis pas neurasthénique, mais je ne demande que reprendre goût à la vie, au moins me faudrait-il que l'occasion m'en soit donnée. Qui aurait cru, voici 4 ans, que je serais devenu une vieille fille à chien ? C'est pourtant vrai[3].

« Après 6 jours de soleil mon popka semble guéri. Mais s'il n'y a plus de soleil tout recommencera[4]. » écrit-il à Choura. Nous reviendrons au chapitre VII sur cette curieuse héliothérapie pour un abcès interne, d'ailleurs évoquée à plusieurs reprises par Crevel (voir les lettres en amont). Toujours à Choura, trois jours plus tard, dans une très courte lettre : « Rien de neuf. [...] Ton foin-foin ira bientôt à Paris. Le climat d'ici est moche, pluie, pluie, pluie. / [...] Il a tant plu que ma main droite me fait mal[5]. »

Alors qu'il a gagné le sanatorium de Montana fin juin, il donne des non-nouvelles à Gertrude Stein : « Rien de neuf dans ma vie. Toujours la maladie et le même silence. Et puis la solitude. / Eh oui, Gertrude, / de nouveau / les montagnes, / et à perpétuité, / ... jamais de la vie[6] ! »

Il informe ses amis Noailles qu'il a problème rénal :

---

[1] « Lettre à Georges Poupet, Café Brasserie, Lugano, Suisse (12.03.1930) », *ib.*, p. 242.
[2] « Lettre à Jean-Louis de Faucigny-Lucinge, Villa Helga, Lugano (14.03.1930) », *ib.*, pp. 244-245.
[3] « Lettre à Georges Poupet, Villa Helga (s. d., début avril 1930) », *ib.*, p. 147.
[4] « Lettre à Choura Tchelitchev, Lugano (12.04.1930) », *ib.*, p. 249.
[5] *Id.* (15.04.1930), pp. 250-251.
[6] « Lettre à Gertrude Stein, La Moubra, Montana, Suisse (s. d., début juillet 1930 ?) », *Correspondance de René Crevel à Gertrude Stein*, *op. cit.*, p. 206.

> [...] Je suis couché, après qu'on vient de découvrir que mon gracieux et nouvel embonpoint n'était qu'un mauvais tour des reins qui marchent mal. / D'où régime et grâce au régime l'espoir de devenir un Sisyphe vigoureux.
> Il fait beau. Je vais au soleil, dors dehors et en suis toujours à la page d'un livre qui en aura mille s'il veut bien enfin se décider à en avoir deux. On me respecte, à cause d'une demoiselle de Lausanne, amie du docteur, qui connait une de mes amies[1].

Il est plus disert dans sa lettre à Gertrude Stein concernant une néphrite : « Les poumons sont bons, c'est que disent les médecins. / Mais il y a une embrouille avec le rein. / J'ai un pied à vif, sans le moindre bout de peau, c'est la nervosité qui en est responsable. / Et puis la jambe droite opérée l'année dernière n'est pas encore parfaitement bien. / Et René est au lit[2]. »

Les souffrances aiguës bouleversent le discernement en déréglant le cerveau focalisé sur la douleur. Ainsi :

> Corps abandonné, vaisseau fantôme. Tu glisses au fil d'un fleuve très incliné. L'horizon chavire. Le sommeil, peut-être la mort... Sans cette douleur inexorable qui a freiné juste au bon moment, à même sa dernière brume de conscience. [...] Pourquoi avoir crié, après avoir cru aux temps nouveaux, lorsque, fibre à fibre, se déchiraient les muscles ? La douleur, cette chienne, il l'a laissée mordre en pleine chair. Habitué dès l'enfance aux peines [...][3].

Dans *Les pieds dans le plat*, son dernier roman dont il finira l'écriture définitive en 1933, à propos de Rub dub dub qui se fait saigner le pénis à force de faire de la balançoire, il écrit cette phrase qui montre sa bonne connaissance de la psyché humaine : « On peut avoir mal et être heureux d'avoir mal[4]. »

Rub dub dub finira par se tirer une balle dans la poitrine (comme Jean Rigaut) mais il se ratera (faut-il être niais ! Rigaut, lui, ne s'était pas raté...) et se

---

[1] « Lettre à Charles et Marie-Laure de Noailles, La Moubra, Montana, Suisse (s. d. début juillet 1930) », *René Crevel – Les inédits, lettres, textes*, *op. cit.*, p. 120.

L'amie en question, qu'il nomme plus loin dans la lettre, est Jenny de Margerie (1896-1991), de son vrai prénom Henriette, née Fabre-Luce (fille du célèbre banquier).

[2] « Lettre à Gertrude Stein, La Moubra (s. d., début juillet 1930) », *Correspondance de René Crevel à Gertrude Stein*, *op. cit.*, p. 197.

L'étiologie avancée par Crevel concernant son « pied à vif » est bien celle qui est décrite par les médecins (voir chapitre VII). Quant à « la jambe droite opérée l'année dernière », le lecteur aura lu « l'abcès anal opéré l'année dernière » (une coquine coquille crevellienne nous avait fait écrire surréalistement « l'année derrière »...).

[3] *Êtes-vous fous ?* (1929), *op. cit.*, p. 41.

[4] *Les pieds dans le plat* (1930-1933), *op. cit.*, p. 123.

On trouve des attitudes voisines dans les écrits de douleur d'Antonin Artaud et de Joë Bousquet. Quand nous nous trouvons dans un état de grande douleur (violent mal aux dents, coliques néphrétiques...), il arrive à beaucoup d'entre nous, lors d'une accalmie, d'aller masochistement chercher la douleur, une douleur qui chamboule pourtant toute notre vie (le quotidien, le travail, la relation aux autres et à soi-même...) mais que l'on trouve une certaine forme de bonheur de retrouver.

retrouvera en convalescence en Suisse[1] où « le grand sanatorium tout gréé de stores, au sommet de la plus haute vague géologique, lui semble, de la caravelle au transatlantique, incarner l'idée générale de navire. Embarquement pour Cythère. Tel est son bonheur que, durant vingt minutes, il oublie de se rire au nez. Mais soudain, sans rage, il a peur[2]. »

Son séjour au sanatorium de Montana à l'été 1930 débute mal comme il l'écrit à Poupet :

> On me dit que tout va bien, mais les deux cicatrices ont sauté et ce sont des abcès qui suppurent. Je suis défait moralement. Un coup de lune m'a valu une heure de vraie folie. Je me suis réveillé en train de déchirer ma chemise. On me donne des médicaments et on me dit des balivernes. Si je ne suis pas guéri en octobre je vais à Paris et là au moins j'aurai l'impression de ne pas crever seul. Oui mon Pupe, il est temps que les choses changent pour moi, car la vie ne vaut certes pas la peine d'être vécue quand elle n'apporte que le sentiment de misère et de déchéance physique. Si seulement on me laissait me promener dans les corridors. Mais la nuit, sans dormir avec la lune, la méchanceté d'une planète a raison du dernier courage[3].

Le lendemain, encore à Poupet : « Je reprends cette lettre interrompue dès son début par l'ausculteur qui trouve les poumons magnifiques, mais le cul a besoin de soleil, puis d'opération, puis de re-soleil, et c'est le lit dans une chambre blanche. Enfin, ça a l'air très sérieux, ici, bonne nourriture, joli paysage, avec une miniature de lac sous mes fenêtres[4]. »

Deux jours plus tard, il écrit à Choura : « Les 2 foinfoins finiront bien par se guérir. Moi, le rein mieux, mais mal au pied. Hyperhidrose, c'est-à-dire d'affreuses ampoules et j'ai tout le dessous du pied déchiré. Je fais du soleil pour préparer l'opération du popka. Je travaille [...]. » Après la signature : « Marius [son chien] bouffe comme un cochon et il a un ventre (comme son père)[5]. » Le même jour, il précise à Georges Poupet : « Après-demain, on va cureter les fistules. Ce n'est pas une opération, mais la préparation à, si le soleil dans un mois n'a pas d'effet[6]. »

À Choura : « L'opération [curetage des fistules] et la semaine n'étaient pas grand-chose, mais à partir du 8e jour, j'ai souffert à devenir fou. La purge surtout a été horrible et, à la suite, la cicatrice a un peu craqué. Hier soir j'avais 39° [7]. »

---

[1] Si les sanatoriums étaient alors principalement occupés par des tuberculeux, on y trouvait aussi un moindre nombre de patients souffrant de maladies nerveuses.

[2] *Ib.*, p. 148.

[3] « Lettre à Georges Poupet, La Moubra, Montana, Suisse (01.07.1930) », *René Crevel – Lettres de désir et de souffrance*, *op. cit.*, p. 257.

[4] *Id.* (02.07.1930), p. 258.

[5] « Lettre à Choura Tchelitchev, La Moubra (04.07.1930) », *ib.*, p. 260.

[6] « Lettre à Georges Poupet, La Moubra (04.07.1930) », *ib.*, p. 261.

[7] « Lettre à Choura Tchelitchev, La Moubra (20.07.1930) », *ib.*, pp. 267-268.

Dix jours plus tard, il envoie un mot de quelques lignes à Choura : « Ton foinfoin fait tout ce qu'il faut pour que le soleil le cicatrise [Choura a forcément compris qu'il s'agissait du popka] et il paraît que cela va mieux, mais que le temps est long. Peu de nouvelles. Marius m'oublie chaque jour un peu plus. Je suis seul, seul[1]. »

Il vient à présent s'épancher auprès de l'ami Étienne :

> Mes malheurs n'en finiront pas. Mes trois premières semaines ici furent consacrées à une néphrite et à des troubles du système nerveux du grand sympathique. Tout allait mieux et je m'étais mis à sortir [...], à travailler quand le docteur, regardant les cicatrices de la vieille opération Gosset [l'abcès], dit qu'il fallait voir sur-le-champ Merex. Et voici le seizième jour de convalescence. C'était une tuberculose (tout ce qui me restait) qui a eu besoin de fer et maintenant voudrait du soleil. [...]
> Dites à nos amis à qui je n'ai pas écrit que je suis horizontal, dans le sens triste, hélas, c'est pour cela que je n'écris point, ou si peu, ou si mal[2].

Il revient vers Choura (tout en s'adressant à son frère Pavel et à l'amant de celui-ci) : « Je suis toujours au lit et encore pour on ne sait combien de jours. Je suis seul. [...] Mon poumon est guéri (tout à fait), mon rein va mieux, mais la cicatrice de l'opération n'est pas fameuse et il faut la montagne pour éviter la réinfection. [...] / Ibounes, la maladie me fait retomber en enfance, mais une enfance pas plus gaie que la première[3]. »

À Étienne :

> Rien de neuf ici. On parle toujours d'une possibilité prochaine de départ pour le Midi mais ce n'est pas encore une réalité. [...]
> Ici on croirait l'hiver et j'ai troqué votre pyjama magnifique contre des tricots. / Cher Étienne, il y a si peu à dire d'une vie si morne. Et on sent que la vie va reprendre dans les villes. On se trouve un peu perdu dans la nuit[4].

Deux jours plus tard, il envoie une lettre aux Faucigny-Lucinge :

> Mon silence ne fut que ce néant consécutif à une nouvelle opération assez folle, mais soudain urgente, et surtout douloureuse. Et me voici encore et toujours au lit, retombé en enfance de par la grâce d'une triste vertu assez peu de mon goût pour faire semblant de ne pas être trop prisonnier, on échange des visites en lit à roulettes. Et au milieu de ces malades, on se fait l'effet d'être une sorte

---

[1] *Id.* (30.07.1930), p. 269. Reproduit *in extenso.*

[2] « Lettre à Étienne de Beaumont, La Moubra, Montana, Suisse (fin juillet 1930) », *René Crevel, Les inédits, lettres, textes*, *op. cit.*, pp. 117-118.

[3] « Lettre à Choura Tchelitchev, La Moubra (02.08.1930) », *René Crevel – Lettres de désir et de souffrance*, *op. cit.*, p. 270.

[4] « Lettre à Étienne de Beaumont, La Moubra (juillet-août 1930) », *René Crevel, Les inédits, lettres, textes*, *op. cit.*, p. 118.

de fou. [...] Et voilà qu'on me dit que peut-être la lamentable plaisanterie suisse va devoir encore durer des mois, des semaines[1].

Le lendemain de son anniversaire qui a vu sonner ses trente ans, à Choura et aux deux ibounes, il envoie, reproduite *in extenso*, une lettre très sombre :

> Merci Douchinka, merci les ibounes pour les vœux et la belle cravate. Vous êtes des anges et je fais aussi pour vous les vœux que vous faites pour moi, mais ça ne va pas trop bien. J'ai de l'albumine (nouvelle maladie) et mes cicatrices ont craqué et mon intestin est plein de plaies. Je crois qu'il va falloir encore une année de Suisse à moins que le soleil qui brûle (enfin) depuis hier ne fasse des miracles. Tout le monde est gentil pour moi ici, mais comme je souffre, car on doit brûler les plaies au nitrate d'argent. Je suis couché. Mais comme tous les lits sont à roulettes, on me traîne au cinéma. Je ne pense ni aux amours, ni au travail, d'ailleurs, mes nerfs ont cassé. Voilà mes ibounes, ma Douchinka, tout ce qui me reste sur la terre, c'est la pensée de mes amis, alors ne m'oubliez jamais. Votre René / [Après la signature] J'ai une assez grande bouche pour vous embrasser tous les 3 [2].

La lettre qu'il envoie à Georges Poupet trois jours plus tard est tout aussi terrible :

> Ici pluie-pluie-pluie-froid-froid-froid et il faudrait du soleil. Les plaies sont toujours ouvertes, on brûle au nitrate (ce qui me fait crier de douleur). Je lis un peu, mais basta pour le travail [...]. Il me faut encore un hiver ici et ce cul sanglant, douloureux (il y avait 8 cm d'intestin tuberculeux). Ah ! mon Pupe quelle tristesse et je suis incapable de jamais retravailler[3].

Cette lettre révèle ainsi l'existence d'une tuberculose extra-pulmonaire localisée dans les intestins, un diagnostic lourd sur lequel nous reviendrons au chapitre VII.

Il envoie un mot à Choura, reproduit *in extenso* : « Enfin le soleil et mon popo en profite. Il paraît que ça va mieux. Je me lève pour dîner. Mais que les gens sont bêtes, bêtes, bêtes. Je pourrai peut-être aller au Midi cet automne. Quelle joie alors, car j'en ai par-dessus la tête. / Je t'embrasse[4]. »

Il envoie un mot à Étienne qui a annoncé sa visite : « Vous me trouverez gros et gras, mais toujours inquiet pour les suites de cette opération dont il se peut qu'elle me retienne l'hiver (encore !!!!!!) à la montagne. [...] Beaucoup d'amis sont si silencieux. / Cher Étienne, avec Édith vous êtes attendu comme

---

[1] « Lettre à Baba et Jean-Louis de Faucigny-Lucinge, La Moubra, Montana, Suisse (04.08.1929) », *René Crevel – Lettres de désir et de souffrance*, *op. cit.*, p. 271.

[2] « Lettre à Choura Tchelitchev, La Moubra (11.08.1930) », *ib.*, pp. 272-273.

[3] « Lettre à Georges Poupet, La Moubra (14.08.1930) », *ib.*, pp. 273-274.

[4] « Lettre à Choura Tchelitchev, La Moubra (20.08.1930) », *ib.*, p. 275.

le soleil dont on me dit qu'il me guérirait, donc que j'espère comme un miracle[1]. »

Il se fait plus précis auprès de Georges Poupet : « Moi ça va mieux, mais ce n'est pas fini. On va continuer le nitrate d'argent et le soleil... et si je pars cet automne aller [*sic*] au Midi [...] Impossible de travailler. J'attends aujourd'hui Jean-Louis de Faucigny-Lucinge [...]. Main droite plus prompte que jamais à se fatiguer. Donc pas de travail[2]. »

Dans l'extrait qui suit, ce qu'il fait rarement, il choisit une locution médicale pour nommer ses problèmes : « Je suis toujours dans cette affreuse Suisse où l'on m'a recharcuté pour une *tuberculose intestinale* [s. p. n.], maintenant à peu près guérie. [...] (Pardon pour l'écriture, mais ma main droite marche mal.) / J'espère quitter ici dans un mois. Je n'en puis plus de la Suisse, mais il y a du soleil à Montana et il faut du soleil[3]. »

Après la visite qui leur a fait, Crevel envoie une lettre aux Faucigny-Lucinge (il revient sur le lit à roulettes dont il parle dans plusieurs lettres : ce dispositif hospitalier devait lui plaire...) :

> C'est la resagesse [*sic*] suisse dans un lit à roulettes qui me sert même d'auto pour descendre au cinéma. C'est le style de la maison, tout se fait au lit, sauf ce pour quoi on aimerait, à cette saison, que les lits sont faits. [...] J'essaie de travailler, mais en vieillissant les idées s'embrouillent, et puis on a la paresse de les débrouiller. [...] / Horreur ! si je continue à devenir gros, / je ressemblerai à Maxwell. / Cette tête d'où le désespoir a fait tomber la mèche photogénique vous salue[4].

Le lendemain, il donne des nouvelles à Douchinka dans une courte lettre : « Le popka va mieux. Tout est cicatrisé dehors, mais l'intestin, bien que beaucoup mieux n'est encore tout à fait guéri et je reste encore ici un mois ou deux. Après, j'espère le sud. J'ai besoin du Midi, des gens heureux[5]. »

Début octobre, survient un nouveau problème médical : « Neige et neige et froid et froid. Popka guéri mais j'ai de l'entérite-membraneuse. [...] Ici atmosphère d'ennui, de tristesse. Enfin, Douchinka, bientôt nous serons guéris,

---

[1] « Lettre à Étienne de Beaumont, La Moubra, Montana, Suisse (s. d., vers le 20.08.1930) », *René Crevel, Les inédits, lettres, textes, op. cit.*, p. 124.

[2] « Lettre à Georges Poupet, La Moubra (30.08.1929) », *René Crevel – Lettres de désir et de souffrance, op. cit.*, p. 276.

[3] « Lettre à André Gide, La Moubra (s. d., mi-septembre 1930) », *ib.*, p. 277.

[4] « Lettre à Baba et Jean-Louis de Faucigny-Lucinge, La Moubra (22.09.1929) », *ib.*, pp. 277-278.

Quand il dit craindre ressembler à « Maxwell », il fait sans doute référence à une connaissance mutuelle (désignée par ce patronyme ou ce sobriquet), que nous n'avons pas réussi à identifier, malgré va vraisemblable corpulence.

[5] « Lettre à Choura Tchelitchev, La Moubra (22.09.1930) », *ib.*, p. 279.

beaux et costauds. / [...] Moi chaste-chaste. Pas d'ibounes ici, mais je suis abruti par ma nouvelle virginité [...][1]. »

Six jours plus tard, Crevel n'a qu'une obsession, quitter la Suisse pour ne plus y revenir.

> J'attends toujours le retour du médecin pour savoir quand partir. J'espère que ça sera pour dans quelques jours. Quoiqu'encore toujours là, je ne sais pas si je reviendrai. La Suisse me dégoûte trop, et puis la ruine. Un jeune docteur de Leysin que j'ai vu ici m'a dit que pour l'entérite que j'ai, la montagne ne vaut rien, et aussi à Montana la nourriture est infecte [il avait affirmé le contraire quelques semaines plus tôt...]. / [...]
> Je travaille. [...] Dis-moi *en quoi consiste exactement* la cure sans sel. J'aimerais la faire (peut-être)[2].

René est toujours préoccupé par sa santé et son apparence physique. Une cure sans sel serait en effet bénéfique à sa santé et à sa perte de poids.

Après avoir quitté (fui !) la Suisse, il s'est rendu (précipité !) à Marseille la dernière semaine d'octobre, au château de Montredon, chez Lili Pastré :

> Me voici depuis une semaine et encore pour quelques jours. Assez beau temps. Un grand parc. Une sagesse encore plus grande, sauf un petit tour au bordel à l'heure où l'on frisait ces dames. [...] J'irai 6 semaines à Vence, puis deux ou trois mois à Hyères, chez les Noailles. On m'a dit que la haute-montagne était mauvaise pour l'entérite et puis, surtout, je n'ai plus le courage de supporter la Suisse[3].

On remarquera que Crevel n'a donné aucune information sur son état de santé. La seule information est indirecte et concerne sa libido... Mais on ne doit pas en déduire qu'il ne continue pas de souffrir.

Alors qu'il s'est installé à Vence, il envoie une nouvelle lettre à Choura : « Ici temps superbe. Bains de soleil et l'entérite beaucoup mieux. [...] Tout va bien sauf le cœur un peu détraqué par la montagne[4]. »

On apprend ainsi qu'il aurait « le cœur un peu détraqué » ; qu'entend-il par là ? On n'en sait pas plus dans une autre lettre à Choura : « Le docteur d'ici me dit que je ne dois plus aller à la montagne à cause de mon cœur[5]. »

À son ami Poupet, il explique qu'il va quitter Hyères car il y a trop de monde chez ses amis et il ne parvient pas à s'esseuler pour écrire : « [...] Je

---

[1] *Id.* (06.10.1930), p. 280.
[2] *Id.* (12.10.1930), pp. 282-283.
[3] « Lettre à Choura Tchelitchev, Château de Montredon, Marseille, Bouches-du-Rhône (03.11.1930) », *ib.*, p. 285.
[4] « Lettre à Choura Tchelitchev, Mirabaous Hôtel Biffi, Vence, Alpes-Maritimes (24.11.1930) », *ib.*, p. 291.
[5] *Id.*, (17.12.1930), p. 294.

sors d'ici avec le regret de mes chambres solitaires et persuadé que la vie sociale n'est plus rien pour moi[1]. »

Dans les lettres qu'il envoie à ses correspondants habituels, il ne parle pas de sa santé. Peut-on en déduire qu'il va bien ? En tout cas, c'est ce qu'il écrit à Johnny : « C'est un triste dimanche de février (le 1er) et tous ces palmiers, mimosas, amandiers, sous les menaces neigeuses sont bien paradoxaux. Je fais un parallèle entre eux et ma bonne santé reconstituée (ouf !) dont je ne sais que faire. [...] / L'univers n'est pas trop gai, mais je ne veux pas croire que ce soit la fin de notre jeunesse[2]. »

À Choura, René Crevel signale cependant une (fausse ?) alerte :

> Ici, Douchinka, après des grandes nervosités, hystéries, à cause de Mops venue malade [*i. e.* droguée], touchante, admirable, mais impossible à vivre, la paix était revenue grâce à un joli exquis antiquaire (très jeune de Saint-Tropez). Comme les affaires (le livre – fini, que personne n'a l'air de vouloir publier –, questions d'héritage) allaient mal, je devais quand même partir pour Paris. Mais je m'enrhume. Je me presse des citrons dans le nez (remède donné par la femme de chambre). Ma gorge se congestionne, je crache du sang, je me recrois malade. Enfin ça va mieux mais je reste ici où j'ai des amis. Douchinka, le petit antiquaire m'a appris un certain bonheur, un bonheur certain dans la tendresse. Alors tu penses, le sang sur mon mouchoir l'autre jour, comme ça m'a fait peur. On aurait même pensé, tant je m'effrayais, faire venir un médecin de Paris. Mais inutile, je suis guéri [...][3].

Alors qu'il se trouve à Paris, en mai 1931, il écrit à Choura : « [...] Me voici au lit avec grippe intestinale. C'est l'épidémie à la mode. [...] J'espère que je ne resterai pas trop longtemps prisonnier. Vraiment toutes ces maladies, c'est emmerdant. Bien sûr, on ne fera pas les sels (j'ai du diabète... et le foie très moche)[4]. »

C'est la seule fois que Crevel évoque un diabète dont il serait atteint. Il est possible qu'il soit ici dans l'exagération et qu'il ait interprété un taux glycémique un peu élevé comme étant du diabète.

Son séjour très court à Vernet-les-Bains à l'air de se bien passer, même s'il ne semble pas apprécier l'endroit : « Ici, c'est un temps assez insensé avec des gens inimaginables, pays et gens délabrés. Mais il fallait un peu de montagne avant la mer à Cadaquès[5]. » Il n'a pas eu le temps d'entreprendre une cure (ni Gala à qui ce séjour était destiné) car René Crevel va se rendre dans quelques

[1] « Lettre à Georges Poupet, Saint-Bernard, Hyères, Var (27.12.1930) », *ib.*, p. 298.

[2] « Lettre à Jean-Louis de Faucigny-Lucinge, Hôtel Beausoleil, Grimaud, Var (01/02/1931) », *ib.*, pp. 303-304.

[3] « Lettre à Choura Tchelitchev, Hôtel Beausoleil (18.02.1931) », *ib.*, p. 310.

[4] « Lettre à Choura Tchelitchev, Pavillon Montevideo, Paris XVIe (13.05.1931) », *ib.*, pp. 323-324.

[5] « Lettre à Jean-Louis de Faucigny-Lucinge, Vernet-les-Bains, Pyrénées-Orientales (23.07.1931) », *ib.*, p. 327.

jours chez Salvador Dalí. Sa santé semble plutôt bonne, même s'il se plaint à Choura de maux aux pieds « qui [l'] obligent aujourd'hui à rester couché[1] », ce qui ne va pas l'empêcher de partir le lendemain pour Cadaquès. Arrivé chez Dalí, il écrit à Johnny qu'il peut « à peine marcher quoique les pieds aillent mieux[2] » et à Georges Poupet « je crois que je vais bien » et qu'il a « des douleurs musculaires dans le dos, qui [lui] ont fait bien peur pendant deux jours[3] ».

En fait, Crevel, comme beaucoup de malades chroniques, est très à l'écoute de son corps, à la recherche du moindre symptôme qui marquerait un retour de la maladie (sa proprioception particulièrement aiguisée est un atout pour les médecins qui le soignent). De l'extérieur, cela pourrait ressembler à de l'hypocondrie mais nous ne pensons pas que Crevel fut hypocondriaque. C'est un homme, jeune, qui a peur que ses deux pathologies létales (tuberculose, syphilis) ne le dévastent ; elles l'obligent à se surveiller et à faire part de ses proprioceptions à ses médecins. La lettre qu'il envoie à Georges Poupet avant son départ de Cadaquès fait état de nouvelles souffrances : « Moi, fin de Cadaquès, abîmé par d'horribles douleurs dont le médecin ne savait si elles étaient néphrétiques ou dues au mal de Pott. J'ai été à Barcelone voir un spécialiste, qui a dit que c'étaient des névralgies[4]. »

Après un séjour à Marseille puis à Vence, on retrouve Crevel à Paris, en décembre, au pavillon Montevideo. Il est resté très discret sur sa santé auprès de ses amis. On n'imagine pas qu'il n'ait pas eu de rendez-vous médicaux car il doit à nouveau partir pour la Suisse, ainsi qu'il l'annonce sobrement à Johnny : « Je pars (juste six semaines) dans les montagnes[5]. »

Il n'est pas très expansif dans une première lettre adressée à Choura : « Je ne resterai pas longtemps ici, où il fait beau, mais où le moindre effort me fatigue le cœur à le faire sauter[6]. » Si l'on s'en tient à ce qu'il écrit à Johnny, son séjour en Suisse est plus destiné à ses nerfs qu'à ses poumons : « Il fait beau, la neige fond. Les gens sont horribles. Je refais mes nerfs, me brûle au soleil et rentre à Paris fin janvier[7]. » Il informe son ami qu'il a loué un appartement au 25 de la rue Nicolo à Paris XVIe et, après la signature, sans que l'on comprenne le pourquoi du comment : « Excusez l'écriture, mais je suis mal, mal installé. » Mais c'est à Choura qu'il confie : « Il y avait des fistules de 4 centimètres dans l'intestin. On a tout recousu, mais on n'est pas sûr que ça tienne. Pas le droit de bouger. Impossible de manger et le rein ne va pas encore

---

[1] « Lettre à Choura Tchelitchev, Vernet-les-Bains (30.07.1931) », *ib.*, p. 330.
[2] « Lettre à Jean-Louis de Faucigny-Lucinge, Port Lligat, Cadaquès, province de Gerona, Espagne (31.07.1931) », *ib.*, p. 331.
[3] « Lettre à Georges Poupet, Cadaquès (31.07.1931) », *ib.*, p. 332.
[4] *Id.* (26.09.1931), p. 334.
[5] « Lettre à Jean-Louis de Faucigny-Lucinge, pavillon Montevideo, Paris XVIe (20.12.1931) », *ib.*, p. 337.
[6] « Lettre à Choura Tchelitchev, Pension Stolzenfels, Davos, Suisse (23.12.1931) », *ib.*, p. 297.
[7] « Lettre à Jean-Louis de Faucigny-Lucinge, Pension Stolzenfels (20.01.1932) », *ib.*, p. 337.

très bien. [...] J'ai beaucoup de peine à écrire. Enfin, si tout réussit (je n'y puis croire), je serai très bien dans un mois[1]. »

Crevel ne donne aucune nouvelle de sa santé pendant le premier semestre de 1932 et il faut attendre qu'il écrive une lettre à Choura pour apprendre ses souffrances podologiques : « Mes pieds, c'étaient des sales ampoules qui vont mieux, mais ne sont pas finies[2]. » Alors qu'il se trouve à nouveau chez Salvador Dalí, il les confirme à Georges Poupet : « Moi vraiment, à part ce pied qui dégonfle, mais m'ennuie encore avec toutes ces ampoules, il n'y a pas grand-chose de neuf. [...] Cadaquès joli, sale, pauvre, mais un calme dans tout cela qu'on ne trouverait pas en France, et je suis très noir[3]. » Il faut attendre une lettre d'octobre envoyée de Marseille à Georges Poupet (qu'il informe de son imminent séjour à Vence pour une quinzaine de jours) pour apprendre sa perte de poids : « [...] J'ai maigri et je suis mort de fatigue[4]. » À Choura, relatant la conférence qu'il a donnée à Barcelone, il écrit : « Ça a bien marché mais j'étais fatigué par une double sciatique qu'un médecin de village avait prise pour colique néphrétique, puis mal de Pott[5]. »

Fin 1932, son moral est au plus bas, avec de gros soucis d'argent qui lui avait fait réclamer à Mopsa les costumes empruntés par le Légionnaire car il n'a pas les moyens de s'en acheter de nouveaux. Dans cet extrait d'une lettre qui a suivi de près la précédente, il s'en excuse : « J'étais malade aussi et sans argent et surtout sans nouvelle de toi. On vend les meubles de Max Ernst. Il semble que la vie ne soit plus l'histoire du malheur de nos amis, et celle des nôtres aussi. Aujourd'hui, j'ai la tête très lourde et qui me fait mal. J'ai bu pour faire passer le rhume[6]. » À la réponse de Mopsa à sa précédente lettre, il répond à son tour en annonçant qu'il va devoir partir à la montagne (on comprend que les bacilles sont revenus) et qu'il est en état de grande impécuniosité (« Je travaille – à des choses assez modestes – pour l'Association des Écrivains et des Artistes Révolutionnaires »), mais il lui fait part aussi de sa souffrance morale : « Je n'ai pas pu partir (faute d'argent) mais d'ici 8 ou 10 jours je pourrai et irai à Davos. [...][7]. »

Depuis Davos, dans une longue lettre dont une partie a été donnée dans la section précédente, il écrit à son ami Poupet son mal de vivre :

---

[1] « Lettre à Choura Tchelitchev, Pension Stolzenfels, Davos, Suisse (25.12.1931) », *ib.*, pp. 297-298.

[2] « Lettre à Choura Tchelitchev, 25, rue Nicolo, Paris XVIe (s. d., vers mi-juillet 1932) », *ib.*, p. 343.

[3] « Lettre à Georges Poupet, Port Lligat, Cadaquès, province de Gerona, Espagne (s. d., juillet 1932) », *ib.*, p. 331.

[4] « Lettre à Georges Poupet, Marseille, Bouches-du-Rhône (s. d., octobre 1932) », *ib.*, p. 346.

[5] « Lettre à Choura Tchelitchev, domaine de La Conque, Vence, Alpes-Maritimes (s. d., octobre 1932) », *ib.*, p. 347.

[6] « Lettre à Mopsa Sternheim, 25, rue Nicolo, Paris XVIe (s. d., fin 1932) », *René Crevel – Lettres à Mopsa*, *op. cit.*, p. 137.

Crevel galège ! Comment croire guérir un rhume en buvant plus que de raison ?

[7] *Ib.*, pp.138-139.

> Je suis désespéré (2 pyjamas en tout, 2 complets dont un à moitié usé), ma famille paiera mes notes de sana, mais je voyage en 3e. Enfin ce n'est pas à moi de me plaindre. Tu connais tout ça. Je râle rétrospectivement après Ripper, mon fric, mes souliers, etc. Enfin tout est assez foutu pour moi. Juste au moment où ça semblait un peu reprendre. [...] Tota est si nerveuse, vexée parce que je vais dans un sana avec Éluard [...] et puis la contagion. Enfin ça ne finira jamais. /
> [...] Il faut que je m'en sorte. Comment ? C'est la question. Garderai-je rue Nicolo ? Je ne sais, je peux passer le printemps, mais avec la tuberculose on ne sait pas. J'ai les nerfs cassés, et de sentir Tota tellement éprouvée par tout ça, et si peu faite, si peu située pour supporter de telles épreuves (elle a sûrement peur de la contagion), c'est plus triste que d'être seul[1].

Toujours depuis Davos, dans une lettre à Tota Cuevas, il revient auprès de sa compagne pour s'excuser de sa tristesse lors d'un échange téléphonique et tenter d'expliquer son état psychologique : « La solitude est peut-être bonne pour mes nerfs mis à perpétuelle et rude épreuve par l'interminable tuberculose. Et vraiment je suis navré d'avoir cédé à une mélancolie bien vaine et puérile. / Ah, si un jour j'étais guéri./ Il me semble que tout ce qui se noue en moi pour étrangler l'inspiration, / l'intelligence / la conscience / soudain se dénouerait[2]. »

Nous sommes en 1934. Alors qu'il se trouve de nouveau à Davos pour ses poumons, Crevel doit se faire opérer pour un ongle incarné : « Après deux jours de lit (avec abcès consécutif à ongle incarné, il a fallu donner un petit coup de bistouri. C'était très douloureux. L'abcès battait comme un cœur de *furibondosa* [*sic*]) ça va mieux. Je suis rendu à la circulation[3]. »

Nous avons largement évoqué l'état de délabrement psychologique dans lequel se trouvait René Crevel dans la section précédente en ces années-là. En effet, cet état est beaucoup lié à sa tuberculose, si tenace. On ne peut donc dissocier la dépression chronique dont il souffre (lui-même parle de « neurasthénie ») de sa pathologie. Cependant, sa tuberculose n'est qu'un élément qui la nourrit. Tout laisse à croire que même sans la tuberculose, même sans la syphilis (si bien tue), René Crevel n'aurait pas échappé à ses crises dépressives.

Toujours depuis Davos, dans le long extrait qui suit, il détaille à Tota Cuevas, comme il l'a rarement fait (il le souligne lui-même) l'état de délabrement de son cerveau (on croirait presque lire du Artaud quand il s'adressait à sa compagne Génica Athanasiou) :

---

[1] « Lettre à Georges Poupet, Pension Eisenlohr, Davos-Platz, Grisons, Suisse (06.02.1933) », *René Crevel – Lettres de désir et de souffrance*, *op. cit.*, pp. 351-352.

[2] « Lettre à Tota Cuevas, Pension Eisenlohr (février 1933) », *René Crevel – Les inédits, lettres, textes*, *op. cit.*, p. 145.

[3] « Lettre à Tota Cuevas, Pension Kuraus Merula, Davos (s. d., début août 1934) », *ib.*, p. 181.

Peut-être ai-je trop eu de Suisse. [...] Tu sais combien je souffre de cette impuissance à créer qui me paralyse au milieu de ma vie et fait que, du point de vue intellectuel, cette vie sera foutue. Cette vie de huit années de maladie a-t-elle eu raison de mes forces intellectuelles ? Souvent je me hais de n'avoir rien su faire de tout ce que tu m'as apporté de merveilleux et d'exaltant. [...]
Si je n'ai plus que des qualités passives, si j'ai une brave et simple cervelle de bureaucrate (surréaliste ou communiste, qu'importe), je suis foutu. / Je me sens vidé, vide [...] : cette paralysie de la cervelle, ce noircissement de la matière grise, ce crêpe d'un deuil toujours s'épaississant autour de ma cervelle. / [...] Cette neige, ce temps gris, ce froid ne sont pas faits pour me redonner des forces morales. Et il est répugnant de voir un gros homme comme moi incapable de retrouver cette lueur poétique (je persiste à le croire) qui donna une phosphorescence à sa vie, à ses écrits. / [...] Si je te dis que je ne suis plus qu'un fruit bouilli, ou un épinard gelé, au moins tu n'auras pas de mauvaise surprise[1].

Dans une lettre de ménage à Tota Cuevas, alors qu'il envisage son retour à Paris (à la mi-mars), il fixe assez fermement un *modus vivendi* de son retour à la vie et à leur vie commune :

Tu sais quel espoir – mon dernier espoir – je mets dans ce retour à Paris. Je ne demande qu'à te faire partager mes joies, s'il y en a. Et ces joies sont celles de mon travail. Je ne réussirai rien (et si je ne réussis rien, je me tuerai dans un an ou deux), si je ne suis pas de sang-froid. [...]
Je te demande de respecter l'heure de ma cure de deux à quatre, de comprendre que j'ai besoin d'être (un jour ou même deux) seul, soit pour travailler, soit pour reprendre calme. [...]
Quatre mois et demi de Davos pour moi, c'est affreux. Je veux oublier cette affreuseté-là et les autres[2].

Cet extrait d'une autre lettre de ménage à Tota Cuevas, début 1935, aurait pu être la lettre d'adieu lors de son suicide (il écrivit bien une lettre à Tota avant le geste fatal mais ce n'est pas celle-ci et, sous bénéfice d'inventaire plus poussé, on ne la connaît pas) :

Je ferai ma chance puisqu'on fait soi-même sa chance et sans doute sa tuberculose. Espérons même que j'aurai la grande chance de m'en refaire une autre, de tuberculose. C'est si réconfortant, apaisant de passer les plus belles années de sa vie en Suisse, à geler, à regarder ses crachats par transparence, etc. [...]
Je suis un raté, une fois pour toutes. J'ai perdu mon stylo ce matin. Si je ne le retrouve pas, j'aurai un peu moins la tentation de vouloir me manifester. Et puis j'ai déjà trente-quatre ans et l'homme qui fait sa chance après avoir vécu meurt. [...]

---

[1] « Lettre à Tota Cuevas, Pension Rychner, Davos, Suisse (s. d., fin de l'année 1934) », *ib.*, pp. 201-202.
[2] *Id.* (s. d., février 1935) », pp. 216-217.

Il me faut bien avouer [...] que nulle présence ne saurait m'arracher à toute l'angoisse qui m'assaille aux rencontres de la vie. [...] J'ai une formule. Je ne te l'ai jamais dite. Je la cite aujourd'hui : « Pour moi, jamais aucun œil ne sera la gomme à effacer les autres regards. » C'est un peu précieux dans la forme, c'est tragique dans le fond. C'est lassant pour l'autre.
Et si nous mourons (je parle pour moi au pluriel de politesse comme un anti-pape), ce ne sera pas catholiquement[1].

* *
*

En conclusion de ce chapitre consacré aux écrits de douleur, on a pu voir que les souffrances de René Crevel furent avant tout d'ordre psychique jusqu'à l'été 1924. Après cette époque, la maladie commença à faire partie de sa vie, jusqu'à la date de 1926 où le diagnostic de la tuberculose fut annoncé (dans ses lettres et autres textes), même si nous pensons que, *a minima*, des suspicions de la maladie datent plutôt de 1924-1925, date à partir de laquelle il a dû se soumettre à des examens médicaux réguliers (dont nous n'avons pas trouvé traces dans notre corpus, ni chez ses biographes ; notre assertion est donc conjecturale, elle repose sur le bon sens et notre conviction).

S'il fallait définir ce qui se dégage de l'état psychologique de René Crevel (nonobstant les rares phases d'heur et les nombreuses phases de malheur, les phases de colère et celles d'abattement) à partir du tournant de sa vie qui lui fit subir de longs et répétés séjours en sanatorium (nous en ferons le décompte au chapitre VII), nous évoquerions un certain stoïcisme.

Enfin, comme chez tous les grands malades, l'activité psychique est intense et tourne autour de la pathologie et son lot de souffrances. Douleurs morales et douleurs corporelles sont toute la vie du malade dans les phases paroxystiques : personne ne peut aider à affronter la douleur, c'est un tête-à-tête intime dont l'on sort toujours vainqueur mais à quel prix ! Dans le meilleur des cas, des crises de sudation, des cris, sa tête au bord de l'implosion. Dans le pire des cas, le recours à la sédation qui vous laissera KO mais n'empêchera pas cette douleur entêtante de revenir, avec plus de violence, comme si elle se vengeait d'avoir été chassée si déloyalement par des analgésiques. Quand la douleur a enfin reposé sa scie aux dents de feu, elle est toujours là, la sournoise, en embuscade, mais elle devient sourde et supportable. Jusqu'à quand ?

Chez Crevel, les douleurs physiques se révèlent moins dévoratrices de son soi que les douleurs psychiques qui le rongent en permanence et pour lesquels le beau sourire qu'il affiche toujours n'est qu'un triste masque fugace. C'est que les douleurs morales sévissent dans sa psyché depuis toujours : elles y

[1] « Lettre à Tota Cuevas, Pension Ruheleben, Davos, Suisse (février 1935) », *ib.*, p. 221.

sont installées, incrustées, irréversibles. Les douleurs physiques, quant à elles, sont épisodiques.

Pas une année ne passe sans qu'il fasse état de ses souffrances dans ses lettres et autres écrits au long desquels, tapi, sans même se cacher, le suicide est toujours là, objet du chapitre suivant.

*   *
*

IV. L'obsession du suicide

Si la tentation du suicide taraude certains d'entre nous, si elle a investi l'écriture de nombre d'auteur(e)s, notamment dans la littérature du XXe siècle (relire les réflexions d'Antonin Artaud et de Joë Bousquet sur le sujet), elle prend une dimension forcément particulière dans les écrits de celles et ceux qui sont passés à l'acte, au premier rang desquels se trouve René Crevel (mais aussi son ami Klaus Mann qui a si bien écrit sur le sujet). D'où l'incommensurable bêtise de cet adage populaire qui veut que ceux qui en parlent ne passent pas à l'acte. Eh bien ! non, Crevel a beaucoup parlé du suicide dans ses livres, dans ses lettres à ses amis, et il s'est suicidé. Alors, il faut remiser les adages qui empoisonnent la pensée.

Nous avons choisi le substantif « obsession » pour intituler ce chapitre car il nous semble mieux convenir à Crevel que « tentation », en ce sens qu'il traduit mieux l'immanence de ce tropisme profondément ancré dans la psyché de ce jeune homme meurtri, et qu'il ne peut s'empêcher de déverser à longueur de lettres et d'œuvres.

Même s'il est assez fréquent que l'idée morbide du suicide habite les enfants et les adolescents, elle prend forcément une dimension tout à fait extraordinaire quand elle s'incruste dans l'esprit d'un adolescent de quatorze ans contraint par sa mère de regarder le corps encore chaud de son géniteur pendu au lustre du salon familial. Ce jour funeste de 1914, René Crevel, de santé plutôt fragile, reçoit un tel choc psychologique que toute sa vie en sera imprégnée. La vie pour un écrivain, ce sont avant tout ses œuvres, un prolongement de soi, une jouissance au profond de soi, une parturition de son moi. Il n'est donc pas étonnant que les lecteurs de Crevel rencontrent dans chacun de ses romans un candidat au suicide ou, plus directement, un suicidé. Aussi, on trouve pléthore de citations sur le sujet dont une partie a déjà été donnée en amont et n'est pas reprise ici, nous contentant de simples rappels.

Nous n'allons pas non plus reprendre les différentes citations générales sur le suicide déjà données dans nos ouvrages sur Artaud et Bousquet dans les chapitres « La tentation du suicide » (le suicide a aussi interrogé ces deux auteurs), ni reprendre les différentes typologies du suicide proposées depuis celle, fondatrice, d'Émile Durkheim (1858-1917) proposée dans son célèbre ouvrage *Le suicide* (1897).

Pour clore cette introduction, lisons ce que, dix ans après cet horrible jour du suicide paternel, René Crevel écrit :

> Si j'essaie de temporiser, en me dédiant aux vérités relatives et à leurs piètres prétextes, les phénomènes extérieurs, très vite il me faut reconnaître que fuyant l'idée de la mort je n'ai pas accepté non plus celle de la vie, et que tous mes

actes furent de petits suicides momentanés qui me diminuèrent sans m'éloigner de la douleur. Je n'ai pas voulu me sentir vivre[1].

I. Les trois causes communément évoquées

Nous n'allons nous intéresser dans cette courte section qu'aux seules motivations qui pourraient s'appliquer au suicide de René Crevel, telles que certains auteurs en ont avancé l'hypothèse, voire l'affirmation comme étant *la cause exclusive du suicide.*

Mais avant d'aller plus loin, il faut dire que personne ne sait ce qu'il se passe vraiment dans la tête de la personne qui s'apprête à se donner la mort. Même une lettre laissée pour motiver le pourquoi du geste ne garantit pas la vérité du parce que. Autrement dit, tout ce que l'on peut écrire sur le suicide d'une personne n'est que supputation ; aussi, livrerons-nous notre hypothèse avec prudence.

Sont présentées ici les trois raisons les plus fréquemment avancées comme cause *exclusive* du suicide de René Crevel.

1. À cause d'André Breton

Le meilleur exemple est celui de Marcel Jouhandeau, ami très proche de Crevel. Selon son opinion, René s'est tué à cause de Breton car en juin 1935, les deux hommes étaient en froid, Crevel s'estimant trahi par lui (mais continuant malgré tout à défendre son droit à s'exprimer au Congrès des Écrivains). Avec Breton, c'est aussi le Groupe surréaliste qui est visé par Jouhandeau (le titre de l'article du *Figaro* est éloquent[2]). Plus de trente après, Jouhandeau récidive dans sa préface à *L'Esprit contre la raison* où il cite une conversation datant du 5 juin 1929 avec Crevel : « Attendant quelques invités en retard, René me dit : “Tu crois en Dieu ? – Oui.” Il insiste : “Comme à quelqu'un de vivant ? – Oui. – Eh bien ! mon dieu à moi comme Dieu est le tien c'est Breton. Que Breton me déçoive et je me tuerai[3]”. »

Nous ne donnons que peu de crédit à cette hypothèse. Auparavant, il faut saluer l'excellente mémoire de M. Jouhandeau qui, quarante ans après cet échange avec René Crevel, s'en rappelle la date exacte et en restitue toute la teneur...

Rappelons que cette amitié rompue avec Breton, Crevel s'y était préparé depuis 1934 ; aussi, à nos yeux, elle n'a joué qu'un rôle très mineur (voire

---

[1] *Mon corps et moi* (1923-1924), *op. cit.*, p. 96.
[2] Marcel JOUHANDEAU (signé « La Girouette ») « Le surréalisme mortel », *Le Figaro*, 3 août 1935, p. 6.
[3] Cité par François BUOT, *op. cit.*, pp. 423-424.
Marcel JOUHANDEAU, Préface, *L'Esprit contre la raison*, éd. Tchou, 1969, *op. cit.*

aucun !) dans la décision de René, elle ne faisait partie que d'une accumulation de contrariétés et d'ennuis qui avariaient sa vie en juin 1935.

2. À cause de l'échec de ses démarches pour obtenir une tribune aux surréalistes au Congrès International des Écrivains

Rappelons-nous que la réunion de conciliation avait échoué à La Closerie des Lilas le soir même du suicide de Crevel. Pour d'aucuns, dont Breton et les surréalistes, c'est l'intransigeance toute stalinienne des organisateurs qui a conduit à l'échec ; Crevel était sorti épuisé de la réunion et cela aurait été le facteur déclenchant du passage à l'acte.

Cette hypothèse signifierait que le suicide de Crevel est en quelque sorte politique : il marquerait de façon violente et spectaculaire sa désapprobation de refuser une tribune à un intellectuel qui n'est pas sur la ligne tracée par le Parti moscovite. Ce serait alors une opportunité pour Crevel (qui, hors cet échec, avait déjà pris sa décision de mourir) de faire coup double, accomplir son suicide comme prévu mais le faire coïncider avec le Congrès pour lui donner du retentissement et qu'il puisse être interprété comme un geste de protestation.

Notre seule réserve à cette hypothèse séduisante, est que nous doutons que Crevel, dans l'état mental alors complètement dévasté dans lequel il se trouvait, ait été capable d'élaborer un tel stratagème.

Ce scénario appelle une interprétation complémentaire : après les démarches qu'il avait entreprises, ce refus de tribune aux surréalistes et à Breton aurait signé aux yeux de Crevel un échec personnel et son orgueil blessé l'aurait conduit au geste final. Nous ne donnons pas grand crédit à cette interprétation car, il ne ressort pas de la personnalité de René qu'il fût orgueilleux à ce point et que cet échec l'aurait conduit à un suicide d'honneur.

Émile Durkheim aurait rangé le suicide de Crevel, vu sous l'angle politique, parmi les suicides anomiques. Ce sont bien les dysfonctionnements de la société qui engendrent des individus déréglés et désespérés. Antonin Artaud ne s'y était pas trompé qui avait intitulé l'un de ses derniers livres *Van Gogh, le suicidé de la société*.

3. À cause des mauvais résultats d'analyses médicales

En effet, il avait reçu la veille, le 17, les résultats d'analyse et confirmation qu'il était à présent affecté d'une tuberculose rénale. Lucide, atteint de deux maladies mortelles (syphilis et tuberculose), il a dû se sentir définitivement « foutu » comme il l'avait écrit en 1934 à Tota Cuevas (voir *supra*). Notre lecture des longues plaintes répétitives de Crevel sur cette tuberculose qui ne voulait pas guérir et son aspiration à en finir, fait apparaître ce motif comme le plus crédible des trois présentés ici. Nous allons d'ailleurs le développer dans la section suivante. Mais il n'est sans doute pas exclusif.

II. Les motifs du suicide de René Crevel

Nous réfutons donc les trois motifs présentés ci-dessus comme étant ceux, exclusifs, du suicide de René Crevel. À nos yeux – mais pas qu'aux nôtres ! - les raisons du passage à l'acte sont plurielles. Nous avons avancé dans la section précédente le mot « accumulation ». C'est ainsi que nous rattacherions à une entrée typologique le suicide de René Crevel : le suicide par accumulation.

Voyons ce qu'en disait Edmond Jaloux, qui se revendiquait de l'amitié de Crevel (nous ne savons dire si, aux yeux de René, Edmond était un ami mais il est certain que Jaloux a bien connu l'auteur qu'il avait d'ailleurs visité à la Clinique de La Source à Lausanne), dans un article daté du 29 juin 1935, soit neuf jours après le suicide :

> Bien des légendes, bien des interprétations courent déjà, qui tentent de donner une explication à cet acte, en apparence inexplicable. La mort volontaire est toujours difficile à déchiffrer, d'autant plus que cette détermination obéit le plus souvent à des mobiles divers dont aucun n'est suffisant pour la déclencher mais dont la somme est insupportable. Tout ce que l'on peut dire, c'est que René Crevel a toujours été particulièrement menacé. Il l'était dans sa santé physique, il l'était dans sa santé morale[1].

Si nous sommes en plein accord avec les propos de Jaloux, il semble intéressant de les compléter en nous penchant sur ces « mobiles divers » évoqués par le critique. Nous livrons donc ici cette accumulation de « motifs » (que nous préférons aux « mobiles » de Jaloux, ce mot du registre juridique connotant le suicide comme étant un crime), étant entendu qu'ils sont tous des motifs factuels, tirés d'une réalité présente, et, pour certains, d'une réalité relativement récente. Nonobstant le sérieux de ces motifs, il ne faut pas perdre de vue qu'ils ont grandi chez une personnalité suicidaire, lui ayant permis, tout au long de sa vie, d'endurer les pires souffrances en sachant qu'elle y mettrait un terme quand il le déciderait : le suicide, il l'avait ruminé depuis son adolescence, le suicide c'était en quelque sorte son assurance-vie intime. Crevel est tout sauf un suicidaire impulsif. Nous avons affaire à un suicide très médité, qui s'est élaboré sur une vingtaine d'années.

1. La santé de plus en plus défaillante

L'échec médical de la guérison, ou à tout le moins de la stabilisation de son état, est vraisemblablement le point le plus déterminant dans la décision d'en finir. Nous l'avons vu, la tuberculose pulmonaire avait évolué en des tuberculoses secondaires qui avaient gagné les intestins puis, plus récemment, les

---

[1] Edmond JALOUX, « René Crevel », rubrique « L'esprit des livres », *Les Nouvelles littéraires*, samedi 29 juin 1935, p. 5.

reins. La maladie était en marche et il avait dû ressentir qu'elle le vaincrait, comme elle avait vaincu, presque dans ses bras démunis qui ne savaient que faire pour aider son amie, Marcelle Sauvageot dans un sanatorium, antichambre de la mort (image atroce de *La Montagne magique* où l'on sort les cadavres honteux, la nuit, en catimini, parce que les sanas sont des endroits où il fait bon vivre et où la mort n'existe pas...). Tout sauf finir comme Marcelle. Il fallait mourir debout, être maître de sa mort, la regarder droit dans les yeux, lui sourire et devenir son complice.

Il faut aussi évoquer sa syphilis – beaucoup plus traumatisante que la tuberculose, l'une et l'autre étant considérées comme des « maladies honteuses » – qu'il a dû combattre douloureusement, parallèlement à son combat pour la tuberculose. Crevel était assez cultivé (et curieux sur tout ce qui concernait les maladies) pour savoir que le tréponème pâle poursuivait sa lente domination à tous ses organes (le pire peut-être étant l'atteinte au cerveau qui faisait basculer le malade dans la folie). Il allait entrer dans sa dixième année sous le peu enviable statut de syphilitique et il savait le futur que lui réservait cette maladie (l'exemple littéraire le plus célèbre étant celui de Guy de Maupassant, mort à 43 ans en 1893, et dont Crevel devait connaître la triste fin de vie, ne serait-ce que par Jacques-Émile Blanche[1]).

René ne pouvait entrevoir un autre avenir que ripoliné de blanc, avec des piqûres, des opérations, des semaines d'alitement, et la fatalité d'un tel futur lui était devenue insupportable.

2. L'échec de ses ambitions littéraires

Nous avons déjà évoqué la très grande déception vécue par René Crevel quand, malgré son entregent, il n'avait pas trouvé d'éditeur pour *L'Arbre à méditation*. De surcroît, il était conscient que les ventes de ses livres étaient médiocres et qu'il n'était connu que du public restreint du milieu artistique parisien et de ses aréopages. Mais plus que cela, il pensait comme il l'a écrit dans plusieurs lettres, qu'il n'avait plus d'imagination. Puis les maladies, outre les souffrances qu'elles lui occasionnaient, lui vampirisaient son temps et son énergie, le laissant parfois des mois sans qu'il puisse écrire quoi que ce soit, empêché physiquement ou mentalement. Comment construire une œuvre sur un substrat aussi instable qu'une vie de malade qui ne sait rien de son sort à quelques mois, toujours contraint de faire sa valise, quitter son chez soi, ses objets, tous ces petits riens « coconiques » qui favorisent l'éclosion de l'écriture ?

---

[1] Jacques-Émile Blanche (1861-1942) peintre de renom (portraitiste réputé, il fit le portrait de Crevel : les deux hommes étaient restés en sympathie) et écrivain prolifique, dont Jacques Rigaut fut le secrétaire extravagant, était le fils du célèbre aliéniste Émile Blanche (1820-1893) dont la clinique, la Clinique Blanche, sise à l'hôtel de Lamballe (Paris XVIe) avait grande réputation pour son approche de la maladie mentale (entre autres, la famille prenait ses repas avec les patients) et eût comme pensionnaires des célébrités parmi lesquelles Guy de Maupassant qui y mourût insane de paralysie générale, troisième phase évolutive de la syphilis.

3. L'impasse sociale

Nous avons pu lire dans sa correspondance que son impécuniosité le tracassait beaucoup. René avait consommé sa part d'héritage familial, vendu tout ce qu'il avait pu vendre (notamment les toiles de ses amis qui, aujourd'hui, se vendraient une fortune !) et il allait devoir prendre un travail. C'était une reculade. Il devait se sentir honteux vis-à-vis de ses amis (et de Breton qui avait péroré qu'un poète ne devait pas travailler). Puis se posait le problème du comment travailler avec une santé aussi défaillante que la sienne ? René se trouvait dans une impasse sociale comme le fut après lui Antonin Artaud qui avait choisi de s'en sortir en endossant le rôle d'un fou ; René n'en eût pas l'idée et avait préféré le rôle du suicidé.

4. L'échec politique

Oui, comme nous l'avons vu dans la section précédente, Crevel est sorti démoralisé de son échec d'obtenir une tribune pour les surréalistes au Congrès. A-t-il réalisé, tout ce temps qu'il mit pour regagner son domicile à pied, le poids, voire l'inanité, de la discipline de parti ? A-t-il réalisé qu'en embrassant le communisme tel que Staline le modelait, il se fourvoyait ? Son engagement politique ne lui faisait-il pas perdre des amis de longue date ? Il était perdu, comme il le confia dans quelques lettres.

Cette accumulation de motifs est donc celle qui habitait Crevel dans sa solitude nocturne du 18 juin. Mais ils ne faisaient que déclencher ce qui était déjà décidé depuis longtemps.

III. Le suicide, compagnon de toute une vie

Les facteurs déclenchants que nous venons de parcourir ont été facilités par la fréquentation continue durant une vingtaine d'années de l'idée de suicide par son auteur. Nous mettons en avant les plus évidents.

1. La mauvaise étoile

Persuadé d'être né sous une mauvaise étoile, René Crevel considère sa vie comme une succession d'échecs. Peu importe la réalité de ces échecs (vus de l'extérieur, ils sont à relativiser), c'est ainsi que, à tort ou à raison, il percevait sa vie, sous le prisme de la morbidité. D'où sa propension à encaisser les coups durs en offrant une posture de résigné, avec l'idée intime qu'il pourrait mettre un terme à sa déveine quand il le voudrait. Nous avons avancé en amont le terme de « stoïcisme ». Le suicide serait alors la seule manière possible à ses yeux de mettre un terme à cette guigne poisseuse et de s'en venger.

2. Une épidémie de suicide

Tous les suicidés qui ont touché de près René Crevel ont vraisemblablement agi comme stimulant pour son geste. Outre le chagrin que leur mort lui a causé, il n'a pu s'empêcher de considérer leur geste de manière admirative, comme étant la réalisation de ce qu'il avait écrit sur le sujet.

La succession des suicides qui ont peuplé sa vie l'ont familiarisé avec la réalité du geste définitif, d'une certaine manière banalisé. Ils ont été évoqués pour la plupart en amont (liste macabre non exhaustive) :

- son père (1914) ;
- il apprend en 1916 que le père de son ami J.-M. Frank s'est suicidé comme le sien ;
- Emmanuel Faÿ, le frère de Bernard (surdose de somnifères à New York en 1923) ;
- Harry Crosby (1929) ;
- Jacques Rigaut (1929) ;
- Jeanne Bourgoint (1929) ;
- Kit Wood (1930) ;
- Vladimir Maïakovski (1930).

Cette liste fait penser au suicide par mimétisme. Réalité sociologique qui existe dans les années qui nous occupent (la presse et le téléphone rendaient publics les suicides), et qui existe aujourd'hui de manière décuplée à cause des médias, il suffit qu'un comportement anomique soit rendu public pour que, dans les semaines suivantes, le même comportement anomique se reproduise. Le suicide par mimétisme ne concerne pas René Crevel.

3. Les amours malheureuses et une sexualité torturée

La seule femme aimée par René Crevel, Mopsa, l'a déçu et s'est mariée à un autre. Il laisse à penser qu'il n'a pas les mêmes sentiments pour Tota Cuevas, avec qui il vit une amitié amoureuse. Son cœur a aussi vibré passionnément pour un seul garçon, le premier, le séduisant Eugene qui, lui aussi, l'a déçu. Par ailleurs, on peut concevoir la sexualité contrariée qui fut la sienne à cause de sa double contagiosité. Nous verrons dans le chapitre suivant ce que fut cette sexualité probablement défaillante.

4. Le suicide littéraire

Nous avons évoqué au chapitre premier le suicide de Jeanne Bourgoint à la Noël 1929, un cas sans doute rare dans l'histoire de la littérature : dans le cadre d'une fiction, une personne, servant de modèle à un personnage qui se suicide, va, comme l'héroïne qu'elle avait inspirée, se suicider à son tour après la sortie du livre. Il s'agit en quelque sorte d'une double mort qui mériterait de plus longs développements.

Quant à Crevel, dans *Détours*, il crée le personnage de Daniel (qui a été inspiré à l'auteur par lui-même) qui donne à son militaire de père qui le sollicite un *modus operandi* du suicide :

> « Mais toi, si tu voulais te tuer ? » Ce que j'allais dire en manière de réponse était grave, très grave, mais un démon déjà me forçait. « Mon père, je choisirais un moyen discret pour ne pas faire de tort à ceux qui portent mon nom. Une tisane sur le fourneau à gaz ; la fenêtre bien close, j'ouvre le robinet d'arrivée ; j'oublie de mettre l'allumette. Réputation sauve et le temps de dire son *Confiteor*[1].

En se suicidant onze ans plus tard selon la description du roman, Crevel ne pose-t-il pas là un acte de fusion avec son père « le plus cher et le plus secourable à [son] cœur » ? Alors que dans le roman, Daniel déteste son père au contraire de l'auteur qui, on le sait, haïssait sa mère mais semblait aimer son père. Et dans la vie de Crevel tout comme dans le roman, le père a choisi le mode de suicide le plus infâmant pour sa mère dont il a sali l'honneur, pensez donc, il s'est pendu alors que des invités étaient présents ! Et impossible pour la bourgeoise étriquée de dissimuler la cause de cette mort subite et prématurée. Les invités-témoins allaient forcément parler. On peut leur pardonner, il est vrai qu'il est peu banal qu'avant même de passer à table, on serve à l'apéritif la vision d'un pendu en chair et en os.

Nous pensons que la mise en scène de Crevel n'a pas été improvisée et qu'elle avait été ritualisée depuis longtemps. Le suicide de Jeanne Bourgoint et celui de René Crevel ont en point commun d'avoir fait intervenir la littérature lors du geste fatal. Suite au suicide de Jeanne, René, par mimétisme, a-t-il sciemment inscrit son suicide comme un suicide littéraire ? Existe-t-il d'autres suicides littéraires ? Non pensons intuitivement que oui mais n'avons pas eu le temps, dans le cadre de cet ouvrage, de nous lancer dans une recherche.

IV. Le suicide vu par René Crevel

Des citations déjà données en amont, non reprises ici, qui précisent la pensée de René Crevel sur le sujet du suicide, on peut remarquer que les textes les plus remarquables sont ceux qu'il a écrits quand il était âgé de 24-25 ans, particulièrement dans *Mon corps et moi*. Ainsi, on peut lire dans son livre : « [...] Si la science offrait un moyen de se tuer sinon agréablement, du moins proprement et sûrement, sans doute n'aurais-je point essayé de l'amour non

[1] *Détours* (1924), *op. cit.*, p. 39.

plus que de ces départs dont le dernier me vaut cette méditation, ce soir sur la montagne[1]. »

Encore :

> Nos recherches sexuelles peuvent d'ailleurs elles-mêmes s'expliquer fort vraisemblablement par l'axiome : « La volupté est fonction de la douleur. » Mais, parce que nos corps et nos âmes ne sauraient doser ces jouissances qui, leur donnant l'oubli des états antérieurs, leur permettent quelques secondes d'une vie enfin dédaigneuse de la mémoire, parce que nous manquons de poids et de mesure, contraints à de perpétuelles surenchères, nous sommes amenés, suivant le degré de notre tempérament, au désir du sommeil ou de la mort et, à force d'ardeur, souhaitons la minute qui nous libérera d'une existence que nous ne savons ordonner. [...]
> Toute la vie, ainsi, rôderons-nous autour du suicide dont les législateurs ont fait un péché pour que ne soit pas désertée la terre[2].

Puis, quelques lignes plus bas :

> [...] Dès la fin de mon enfance j'ai senti que l'homme qui facilite sa mort est l'instrument d'une force majuscule (appelez-la Dieu ou Nature) qui, nous ayant mis au sein des médiocrités terrestres, emporte dans sa trajectoire, plus loin que ce globe d'attente, les seuls courageux.
> On se suicide, dit-on, par amour, par peur, par vérole. Ce n'est pas vrai. Tout le monde aime ou croit aimer, tout le monde a peur, tout le monde est plus ou moins syphilitique. Mais en fait pourquoi ne verrais-je pas dans le suicide un moyen de sélection ?
> Se suicident ceux-là seuls qui n'ont point la quasi universelle lâcheté de lutter contre cette sensation d'âme déjà nommée, si intense qu'il nous faut bien jusqu'à nouvel ordre la prendre pour une sensation de vérité. Seule cette sensation permet d'accepter la plus vraisemblablement juste et définitive des solutions, le *suicide*.
> N'est vraisemblablement juste ni définitif aucun amour, aucune haine. Mais l'estime où, bien malgré moi et en dépit d'une despotique éducation morale et religieuse, je suis forcé de tenir quiconque n'a pas eu peur et n'a point borné son élan, l'élan mortel, chaque jour m'amène à envier davantage ceux dont l'angoisse fut si forte qu'ils ne purent continuer d'accepter les divertissements épisodiques.
> Les réussites humaines sont monnaie de singe, graisse de chevaux de bois. Si le bonheur terrestre permet de prendre patience c'est, négativement, à la manière d'un soporifique. La vie que j'accepte est le plus terrible argument contre moi-même. La mort qui plusieurs fois m'a tenté dépassait en beauté cette peur de mourir, d'essence argotique et que je pourrais aussi bien appeler timide habitude.
> J'ai voulu ouvrir la porte et n'ai pas osé. J'ai eu tort, je le sens, je le crois, je veux le sentir, le croire, car ne trouvant point de solution dans la vie, en dépit

[1] *Mon corps et moi* (1923-1924), *op. cit.*, p. 26.
[2] *Ib.*, pp. 100-101.

> de mon acharnement à chercher, aurais-je la force de tenter encore quelques essais si je n'entrevoyais dans le geste définitif, ultime, la solution ?
> Au reste, la hantise du suicide, sans doute, me demeurera la meilleure et la pire garantie contre le suicide[1].

Voici ce que, en 1925, René Crevel envoie à la revue belge *Le Disque vert* pour son numéro consacré au suicide :

> La vie, la mort ? Mon esprit ne permet à mon corps de continuer à vivre que par certain masochisme bien illogique. [...]
> Tuer le temps ? Mais si je commence à vouloir tuer le temps, l'ennui devenant plus fort à mesure que j'en désire triompher, je me trouve contraint à de perpétuelles surenchères. Pour qui se refuse au terrible secours des problèmes essentiels, bien vite il n'y a d'autre possibilité que le geste ultime : le suicide.
> Ainsi qui veut prendre des chemins frivoles et se soustraire à toute angoisse, n'en est pas moins obligé d'envisager l'idée de mort. Une telle nécessité, forçant à la douleur les plus médiocres, prête toujours une beauté tragique aux fêtes des hommes. [...]
> Mais, puis-je imaginer qu'à la suite de ces suicides provisoires, un geste définitif me permettra d'achever à jamais une vie que j'aime lorsque je la crois précaire et que j'exècre dès qu'elle me semble la simple projection terrestre d'un moment de marche éternelle ? L'intelligence pousse au suicide. Mais j'ai parlé de certaine sensation d'âme. Cette certaine sensation d'âme, qui n'est ni la peur ni la joie, me force à poursuivre ce que j'ai entrepris.
> Au reste, la hantise du suicide n'est-elle pas le meilleur remède contre le suicide[2] ?

René Crevel introduit sa réponse à l'enquête de *La Révolution surréaliste* « Le suicide est-il une solution » : « Une solution ? ... oui. J'entends que l'ensemble des combinaisons sociales ne saurait prévaloir contre l'angoisse dont est pétrie notre chair même. Aucun effort ne s'opposera jamais victorieusement à cette poussée profonde, à cet élan mystérieux, qui n'est point, M. Bergson, l'élan vital, mais son merveilleux contraire, l'élan mortel[3]. »

Dans un registre plus léger, voici ce qu'il écrit à son ami Jouhandeau durant l'été 1926 : « Je ne te tuerai pas car si j'avais quelqu'un à tuer, avec mon

---

[1] *Ib.*, pp. 101-102.

[2] « Mais si la mort n'était qu'un mot », contribution de René Crevel, « Le suicide », *Le Disque vert*, 3e année, 4e série, n° 1, 1925 ; rééd. René CREVEL, Alberto GIACOMETTI, *Mais si la mort n'était qu'un mot*, *op. cit.*, pp. 26, 27, 30.

On peut recommander au lecteur intéressé de se tourner vers ce beau petit livre (non massicoté) qui réédite donc l'article du *Disque vert* (pp. 23-30) dans le cadre d'un *reprint* du projet avorté en 1956 de l'éditeur suisse Louis Broder (1909-1972) de publication de ce texte de Crevel avec trois de ses poèmes, illustrés par des eaux-fortes de Giacometti (« Mais si la mort n'était qu'un mot », *Feuilles éparses*, éditions Louis Broder, 1956, pp. 41-45).

[3] *La Révolution Surréaliste*, Enquête « Le suicide est-il une solution ? », réponse de René Crevel, n° 2, 15 janvier 1925, p. 13.

Nous avons déjà signalé que l'article a repris un passage de *Mon corps et moi*.

égoïsme, c'est par moi que je commencerais[1]. » Au-delà de la boutade, Crevel rappelle que le suicide est une option personnelle, qui ne concerne que celui qui passera à l'acte et qu'en son essence, l'acte est forcément égoïste.

C'est la comparaison entre sa vie (confondue avec son projet suicidaire) et celle de Rigaut qui lui fait peut-être écrire en 1929 cette terrible phrase, pouvant être choquante pour un lecteur autre que son ami Pupe, si bien accordé au diapason de Crevel : « Ce silence comme des oasis et cette horrible chose de devoir penser à propos de Rigaut, mais oui c'est mieux qu'il soit mort[2]. »

Nous reproduisons ce court extrait d'une lettre à Choura en1930, pour rappeler qu'il avait livré cet aveu à d'autres destinataires (et que l'on a pu lire en amont) : « Ce matin c'est mieux, mais je n'ai plus de courage pour souffrir et, si les maladies recommençaient, je crois que je me tuerais[3]. »

* *
*

On a pu lire que le suicide de René Crevel aurait été une simple tentative (une TS dans le jargon psychiatrique) et que l'impétrant aurait compté sur le fait d'être découvert à temps pour être sauvé, autrement dit, qu'il aurait simulé son suicide. Dans la méconnaissance du déroulé précis du drame (notamment les doses de phanodorm absorbées et le temps d'exposition aux inhalations toxiques), on ne peut repousser cette hypothèse ; pourtant, nous l'écartons car elle serait faire injure à Crevel qui, dans l'état de délabrement physique et psychologique dans lequel il se trouvait, n'aurait pas eu la force de régler une telle tricherie, de surcroît en totale contraction avec sa personnalité intègre et avec sa sincère aspiration à mourir de sa main. Par ailleurs, il faut redire que le passage à l'acte de Crevel, dramatisé par ses amis, la presse, les exégètes, souvent sur le ton de l'apitoiement larmoyant, doit être considéré plus sereinement car il est l'aboutissement de sa vie, une fin fomentée, désirée et tant attendue par René : pour lui, foin des pleurnicheries !, le suicide a été une libération, mettant enfin un point final à la prison de ses souffrances physiques, mais aussi à son inadaptation à la vie (l'amour, le sexe, l'écriture...), une vie qui, sans ce point final, n'aurait eu pour seule perspective que de se poursuivre dans la déchéance physique et morale, avec tous les rêves jetés dans la poubelle des illusions perdues, avec les pansements ensanglantés des échecs et les crachats inutiles d'une révolte impuissante à changer le monde. En somme, on

---

[1] « Lettre à Marcel Jouhandeau, Cagnes-sur-Mer, Alpes-Maritimes (s. d., été 1926), *in* « Dossier », *La mort difficile* (1925-1926), *op. cit.*, p. 183.
Complément d'une citation donnée en amont.

[2] « Lettre à Georges Poupet, Grand Hôtel, Leysin, Suisse (07.11.1929) », *René Crevel – Lettres de désir et de souffrance*, *op. cit.*, pp. 202-203.

[3] « Lettre à Choura Tchelitchev, La Moubra, Montana, Suisse (20.07.1930) », *ib.*, pp. 267-268.

devrait, pour lui, pour sa mémoire, se réjouir de ce suicide. Il n'est pas si fréquent qu'un homme parvienne à assumer son destin et à mener à son terme sa conception de la vie, fut-ce dans réalisation de sa mort.

Avant d'aborder le prochain chapitre consacré à la sexualité de René Crevel, nous livrons trois citations sur le suicide qui complètent les propos de Crevel. La première est tirée d'un texte de Jean Paul (Johann Paul Friedrich Richter, 1763-1825), auteur lu par René (mais il est improbable qu'il ait eu connaissance de ce texte tiré des écrits posthumes de Jean Paul) : « On déplore par exemple la mort d'un jeune homme – mais quand l'homme doit-il mourir ? Lorsqu'il est accablé par la vieillesse ? Le monde et ses parents éprouvent une perte, mais pas lui[1]. »

La deuxième citation – tirée d'un roman de Maxime Du Camp (1822-1894) dont on ne sait si Crevel l'avait lu – montre bien les sentiments contradictoires qui peuvent animer les candidats au suicide ; alors que celui-ci a pris la décision du suicide, il fait écrire dans le Journal tenu par le jeune Jean-Marc, le protagoniste principal de son roman : « Je sentais comme un mouvement de joie en pensant que tout allait bientôt finir, et cependant, lorsque je songeais à toutes ces belles choses de la vie que je ne connais pas et que je me figurais si splendides, je me désespérais et je pleurais ma jeunesse morte avant d'être née[2]. » Et plus loin :

> [...] Qui me guidera vers cette extrémité à laquelle j'arrive, ce sera l'ennui, la paresse, le désœuvrement, et peut être aussi une sorte d'organisation morale particulière qui a mis des tristesses de vieillard et des langueurs de moribond dans mon cœur de jeune homme. [...]
> Mon père [...] m'a légué les mélancolies de la mort qui venaient vers lui ; je me suis toujours débattu contre les attractions d'une fin prochaine qu'il a mises fatalement en moi, parce qu'il les ressentait, et auxquelles je succomberai comme on succombe à une tache originelle.
> [...] Tout m'a semblé un avertissement, le travail, l'amour, la recherche de la fortune, l'existence même ; et à force de vouloir être libre, j'ai fini par vivre seul, en dehors du milieu commun, et je suis devenu malheureux. J'aime la mort comme d'autres aiment la vie. Jean Paul a raison : qu'on meurt quand on voudra, on a toujours assez vécu[3].

---

[1] JEAN PAUL, *Être là dans l'existence*, textes choisis depuis *Ideengewimmel* (« Fourmillement d'idées »), Francfort-sur-le-Main : Éditions Eichborn, 1996 ; trad. de l'allemand et présentation par Pierre DESHUSSES, Paris : Rivages poche, coll. « Petite bibliothèque », 1998 (166 p.), p. 33.

[2] Maxime DU CAMP, *Le livre posthume – Mémoires d'un suicidé (recueillis et publiés par)*, Paris : Victor Lecou éditeur, 1853 (332 p.), p. 97.

[3] *Ib.*, p. 220.

Plus loin, Maxime Du Camp cite une deuxième fois Jean Paul : « L'âme heureuse ne donne son parfum que lorsqu'elle est froissée. » (p. 230) En écho, Du Camp livre son propre aphorisme : « L'âme est comme la graine de sésame qui ne laisse échapper son huile que si elle est écrasée, broyée, triturée, anéantie. » (*ib.*)

La troisième citation provient du *Tournant*, la riche biographie de Klaus Mann (*op. cit.*) qui donne une définition personnelle du suicide, sans que l'on sache si c'est cette réflexion qui l'a conduit à son propre suicide le 21 mai 1949 à Cannes (Alpes-Maritimes).

Mais en amont, dans cet ouvrage, il consacre trois pages à Piotr Ilitch Tchaïkovski (1840-1893) dont il dit entretenir des relations d'amitié avec lui (comme s'il l'avait connu, comme si le compositeur n'était pas mort) et confesse une grande admiration pour l'homme et sa musique (il lui consacrera d'ailleurs un roman, *La Symphonie Pathétique*) mais aussi pour son suicide, lequel, controversé, est une évidence pour Mann : « L'œuvre de toute la vie de Tchaïkovski, mais plus particulièrement sa dernière composition, n'est qu'un prologue à cette mort solitaire[1]. » Ne peut-on penser la même chose pour l'œuvre de Crevel ? N'a-t-il pas été jusqu'à scénographier sa mort à l'âge de vingt-trois ans ?

Enfin, Klaus Mann nous donne sa vision du suicide de son ami René : « [...] Sa mort germait en lui, sa mort difficile. Elle grandissait au plus intime de son être organique et psychique, semblable à un fruit mortel qui veut mûrir, et quand il est mûr et tendre, il s'ouvrira, pour submerger et anéantir, du flot de sa sève couleur de pourpre, le cœur fragile qui l'a nourri[2]. »

Et :

> Il se suicida parce qu'il était malade. Il se suicida parce qu'il avait peur de la démence. Il se suicida parce qu'il tenait le monde pour dément. *Pourquoi se suicide-t-on ? Parce qu'on ne veut plus, parce qu'on ne peut plus vivre la demi-heure qui vient, les cinq minutes qui viennent* [s. p. n.]. Tout à coup, on est au point mort, au point de Mort. La limite est atteinte – pas un pas de plus ! Où est le robinet du gaz ? À nous le phanodorm ! A-t-il un goût amer ? Qu'est-ce que ça fait ? La vie n'a pas eu particulièrement bon goût ? *Je suis dégoûté de tout*[3]...

* *
*

[1] Klaus MANN, *Le Tournant*, *op. cit.*, p. 446.
[2] *Ib.*, p. 226.
[3] *Ib.*, p. 451.
La démence évoquée par Klaus Mann est l'expression de la paralysie générale (PG en jargon médical) qui est le stade ultime de l'évolution syphilitique, état dans lequel est mort Guy de Maupassant.

V. Une sexualité difficile et décevante

Les livres de Crevel et, dans une moindre mesure, ses lettres et ses articles, nous en apprennent assez sur sa sexualité – orientée très majoritairement vers les garçons – pour comprendre en quoi cette sexualité décevante à ses yeux a perturbé sa vie et a été l'un des ingrédients de sa dépression. Au contraire de certains homosexuels qui ne peuvent pas copuler avec une femme, René avait des rapports sexuels avec les deux femmes qui ont peuplé sa vie, Mopsa et Tota, au demeurant au courant de son inclination pour les garçons. Il est par ailleurs très probable qu'il ait eu des relations charnelles avec d'autres femmes. Comme nous avons pu le voir dans les pages qui précèdent, ses deux grandes histoires d'amour furent, dans le déroulé de sa vie, Eugene McCown d'abord, et Mopsa Sternheim ensuite. Que de confessions sur ces deux-là dans ses lettres aux amis ! Et que de souffrances ne lui ont-ils pas occasionnées ! Car on le sait, ses deux amours furent malheureuses. Or il aspirait au bonheur, avec de moins en moins d'illusions au fil des ans ainsi que nous allons pouvoir le constater dans ce chapitre.

Replacées dans le contexte de l'époque, on peut mesurer à quel point les confidences de l'auteur dans *Mon corps et moi* (en 1923-1924) ont pu choquer un certain public. Mais il avait eu un prédécesseur, *et* en le courage d'assumer sa sexualité, *et* en l'exposition de l'intimité, son ami André Gide ; ainsi, dans sa prude autobiographie consacrée à ses premières vingt-cinq années d'existence, *Si le grain ne meurt*[1], Gide raconte, mais de manière beaucoup moins audacieuse que Crevel, sa vie sexuelle depuis son enfance avec entre autres la masturbation à la prépuberté et, à Sousse, sa rencontre charnelle avec le jeune porteur Ali, à l'abri des regards dans les dunes...

Enfin, dans ce chapitre, ne sont pas reprises les citations données en amont sur ce sujet et nous suivons l'ordre chronologique des périodes traitées (et non pas celui de la date des écrits).

[1] André GIDE, *Si le grain ne meurt*, Paris : Éditions Gallimard, 1954 ; rééd. Paris : Le Livre de poche, 1969 (384 p.), pp. 65-67 et pp. 307-308.

Dès 1920-1921, des premières versions de l'autobiographie gidienne (commencée vers 1900) circulèrent sous le manteau. On vit une première édition en trois volumes chez Gallimard en 1924 (mais seulement sortie en 1926, dans l'objectif de parachever une trilogie après la publication de *Corydon* en 1924 et des *Les Faux-monnayeurs*, publiés en 1925), puis l'édition en un volume chez le même éditeur (volume X, *Œuvres complètes*) en 1936.

I. Des premiers émois à un nouvel usage des mains

Voici ce qu'en 1934, René Crevel écrivait sur la sexualité enfantine et adolescente :

> La première activité sexuelle des enfants est celle qui consiste à monter à cheval sur la jambe de tel ou tel membre de la famille et à se faire sauter. De même la balançoire.
> Avant la puberté, il me semble qu'il y a un ralentissement de la curiosité. Au moment de la puberté, il y a curiosité, exhibitionnisme, masturbation solitaire et mutuelle selon les occasions.
> [...]
> Je ne crois pas qu'il y ait lieu d'empêcher toute activité sexuelle des enfants. Quoi qu'on pense de l'homosexualité, il y a lieu de remarquer que parmi ceux qui seront plus tard des homosexuels se trouvent les enfants qui ne font rien soit avec eux-mêmes soit avec leurs petits camarades. Ces hyper-moraux, par horreur du contact charnel, par refoulement, en arrivent aux perversions prévues. Des petits animaux sains qui se tripotent de temps en temps ne risquent guère de se faire du mal[1].

D'après lui, une manifestation de son désir du corps masculin s'est déclarée à l'âge de dix ans :

> J'avais dix ans. J'étais au cirque. Je suivais les dangereuses coquetteries des trapézistes, et soudain je rêvais que rien ne me ferait un plus vif plaisir qu'une déchirure inopinée au plus intime endroit de leur maillot. Beaux acrobates qui manquiez mourir à chaque mouvement et ne daigniez point me montrer votre peau affamante [*sic*] sous ce jersey léger, léger. J'ai eu bien chaud ce jour-là au cirque[2].

Deux ans plus tard, on assiste à l'éveil de la sensualité et du narcissisme, alors qu'il a douze ans. Dans un hôtel de passe, alors qu'il quitte le lit de son délit, il relate comment « la glace d'une méchante armoire [lui] envoyait l'image d'un jeune garçon tout nu » :

> Grâce à l'indulgence de cette glace, je m'aimais comme à douze ans, lorsque, ma famille couchée, j'allais dans la galerie, allumais les lustres et, par la complaisance des miroirs qui me multipliaient, jouissais d'un corps que mes mains aimaient à caresser sans d'ailleurs savoir de quelle façon l'utiliser pour un plaisir précis[3].

---

[1] « Réponse à un questionnaire sur la sexualité enfantine », *op. cit.*, p. 83.
La suite de l'extrait figure au chapitre III.
[2] *Mon corps et moi* (1923-1924), *op. cit.*, p. 131.
[3] *Ib.*, pp. 124-125.

Au temps des premiers émois de la chair tournés vers soi, il fera encore allusion au rôle du miroir dans *Le clavecin de Diderot* où il explique que pour les « éducateurs », « quand on se regarde nu dans une glace on voit le diable. / Cette traduction très catholique du vieux mythe de Narcisse ne réussit tout de même pas à démoraliser ma puberté toute neuve, le jour que cette vieille salope d'armoire à glace, qui m'avait vu naître, m'offrit l'image de ce qu'une trop chaude après-midi n'avait point laissé inanimé[1] ».

Pierre Drieu La Rochelle raconte (à la troisième personne) également ses premiers émois qui complètent *mutatis mutandis* ceux qu'a dû vivre René. Pierre a dix ans quand

> un camarade entre avec lui dans les cabinets et ils se regardent pisser en riant et en ressentant un léger trouble moral. On commence à lui parler de la façon dont naissent les enfants et il s'aperçoit que des camarades se réunissent le soir dans une étude déserte. On le provoque à y venir et là on se jette sur lui et on le déculotte. Il est troublé agréablement et aussi un sentiment de coquetterie s'éveille en lui. Cela c'est à douze ans, en cinquième. En quatrième et en troisième, il touche des camarades et se fait toucher par eux [...]. Il ne jouit pas mais éprouve un émoi général et agréable. Il y a aussi beaucoup d'excitation morale. Aucun émoi sentimental qui se concentre pour tel ou tel : c'est de la simple camaraderie. Beaucoup plus tôt, en huitième et septième, à neuf et dix ans, il avait eu, étant totalement innocent, une sorte de passion pour un camarade. [...] Un jour, marchant en file dans un couloir, une impulsion brusque le lui fait embrasser sur la nuque[2].

Cet extrait illustre ce que la littérature médicale a nommé l'indifférenciation sexuelle : des ados fraîchement nantis d'une puberté envahissante jouent à « touche-pipi » (cela était plus fréquent à l'époque de Crevel et Drieu que de nos jours car la mixité n'existait pas dans les établissements scolaires ; aujourd'hui, ce jeu sexuel a fortement diminué au sein des écoles[3]). Après cette initiation sexuelle, les adolescents vont ensuite se fixer dans le goût des garçons (Crevel) quand d'autres vont se tourner vers le goût des femmes (Drieu) ; il faut cependant remarquer que chez la plupart des enfants, leur orientation sexuelle, informulée, est innée et se révèle et se confirme au fur et à mesure qu'ils grandissent. Ce n'est qu'à l'âge adulte que l'on pourra parler d'homosexualité de circonstance pour des personnes a priori hétérosexuelles (prisonniers, marins...). Reconnaissons qu'il n'est pas toujours aisé de départager ce

[1] *Le clavecin de Diderot* (1931-1932), *op. cit.*, p. 226.

[2] Pierre DRIEU LA ROCHELLE, *Notes pour un roman sur la sexualité* suivi de *Parc Monceau*, édition établie et présentée par Julien HERVIER, Paris : Éditions Gallimard, 2008 (104 p.), pp. 49-50.

[3] Nous avons le souvenir personnel de l'école primaire où, à l'abri du regard de l'instituteur, certains élèves s'exhibaient et se masturbaient devant leurs condisciples ; les toilettes, laissées sans surveillance (les caméras de surveillance n'existaient pas à l'époque...) étaient aussi un lieu de délestage d'un trop-plein de testostérone dans des échanges pas toujours consentis (la notion de harcèlement n'existait pas non plus...).

qui découle de l'acquis ou de l'inné et qu'il vaudrait peut-être mieux les envisager dans leur complémentarité...

II. Oser l'homosexualité, l'assumer et s'y complaire

D'après ce que dit Crevel, c'est la rencontre avec le peintre Eugene McCown qui a provoqué sa prise de conscience de son appétence pour les garçons, même s'il est évident qu'elle eut lieu bien avant (se rappeler son émoi d'enfant face à l'entre-jambes des trapézistes au cirque). René et Eugene ne formeront toutefois jamais un couple solide partageant un foyer commun, et assez vite ils auront des aventures chacun de leur côté jusqu'à leur désunion. Cependant, René conservera pour le bel Américain une sorte de fidélité nostalgique à l'histoire d'amour qui a ensoleillé sa vie.

Inhérent à son mode de vie parisien (fêtes, drogues, alcools...), René a une sexualité désordonnée et il se montre volage. En 1925, il écrit à Marcel Jouhandeau : « [...] Je ne rêve que du bonheur, m'obligeant d'ailleurs, le plus souvent, à le réaliser que dans ses formes basses. / L'ivresse qui me permet d'embrasser toutes les bouches et d'espérer, non, de *vivre* ainsi en quelque communion m'est douce pour cela[1]. »

René Crevel semble avoir pris goût à la manustupration par autrui : « [...] Il est si facile de se laisser caresser par n'importe quelle main, les yeux fermés. Alors on finit par trouver, sans s'apercevoir de rien, goût à la chose[2]. » Il fait partie de ces individus toujours en chasse d'un corps, ce qui est paradoxal quand on connaît sa profonde et inavouée inappétence pour les rapports sexuels. Ces motivations sont diverses, entre le besoin de séduire, son besoin d'altérité, celui de jouir. Autant de bonnes raisons pour fuir la solitude et les pratiques onanistes, afin de chercher une introuvable âme sœur.

Lors de sa « retraite » montagnarde de 1924, taraudé par la libido, esseulé, il se dit que

> la montagne n'est point réservée aux seuls animaux et pourquoi n'espérerai[t-il] point aussi de qui les gardent. Toute peau à cette altitude doit être bien cuite et offrir, à respirer d'un peu près, une surprise plus affamante [*sic*] que celle du pain chaud. Et, déjà, se laissent deviner les rudes secrets dont sauront user naïvement les corps, en vraie peau, en vrais os, en vrais poils et tapissés de vraies muqueuses, pour attiser le désir au plein air, quand le soleil tombe à pic, découpe en tôle l'ombre des arbres et fait plus haletant le souffle des bêtes qui n'ont que la langue pour transpirer[3].

---

[1] « Lettre à Marcel Jouhandeau, Villard-de-Lans, Isère (s. d., avril 1925) », *René Crevel – Lettres de désir et de souffrance*, *op. cit.*, pp 28-29.

[2] *Mon corps et moi* (1923-1924), *op. cit.*, p. 59.

[3] *Ib.*, pp. 116-117.

Dans le déballage de son intimité, Crevel fait une confidence surprenante : « J'aime la légende de la mandragore. J'aime aussi en vérité l'odeur de la semence humaine. Homme mort, ferai-je pousser une plante entre les lattes de ce parquet[1] ? » Curieuse confession scatologique que celle-ci ; l'auteur – qui devait bien s'ennuyer pour en venir à solliciter son sens olfactif pour humer ses sécrétions – atténue la portée par une chute en forme de boutade ; remarquons qu'Antonin Artaud, complètement à l'inverse de René Crevel, écrivait de son inimitable style dans l'un de ses Cahiers : « [...] Rien personnellement qui m'ait jamais dégoûté comme l'odeur du sperme et particulièrement celle du sperme humain AIMANTÉ ET *ANIMALISÉ*[2]. »

À la tentation, Crevel répond par un oscillement entre l'abstinence et l'impénitence, illustré par les deux extraits suivants : « Peu d'histoires de gigolos. Un très beau. Mais je ne suis plus fait pour l'amour. Un printemps d'eunuque[3]. » ; « J'ai descendu l'escalier qui menait au bar souterrain et lumineux. J'ai bu, j'ai dansé. Ma chair devenait insensible. J'ai baisé toutes les bouches pour être bien sûr que je n'avais plus ni désir ni dégoût[4]. »

Alors qu'il est en cure sanatoriale, il ne peut réfréner ses pulsions : « J'ai trouvé un iboune [*sic*] ici très beau, *nègre*. On a fait l'amour dans les champs mais pas souvent[5]. »

Si René Crevel a eu une vie sexuelle avec les garçons plutôt prospère (hors les longues périodes d'hospitalisation), il reste globalement sur sa faim. La vie des homosexuels parisiens pendant les années folles fut assez fastueuse, malgré les interventions de la Rousse. Entre les garnis, les bars, les bals et les nombreux lieux de drague (Montmartre et Pigalle, la Porte Saint-Denis, les jardins publics, les vespasiennes...), il était assez facile, à l'époque, pour un garçon libidineux de faire des rencontres charnelles. La tentation était permanente.

En 1932 la revue serbe *Nadrealizam danas i ovde* (*Le surréalisme aujourd'hui et ici*) engage une enquête sur le désir à laquelle participent entre autres Salvador Dalí, Paul Éluard, René Crevel et André Breton. Dans sa réponse, s'il ne renie pas son choix du lit des garçons, il confesse en creux sa torturante cyclothymie :

> Rien de ce qu'on a coutume de nommer un vice ne m'a jamais empoisonné ni même arrêté. Contradictoires dans le temps, toutes mes soifs (soifs corporelles, soifs d'alcool, soifs de drogues, d'eau pure et d'encre) ont pourtant réussi à

---

[1] *Ib.*, p. 97.
[2] Antonin ARTAUD, « Cahier n° 346, Paris (août 1947) », *Cahiers d'Ivry*, éd. Évelyne GROSSMAN, deux tomes, Paris : Gallimard, 2011 (2334 p.), t. 2, p. 1686.
[3] *Mon corps et moi* (1923-1924), *op. cit.*, p. 96.
[4] « Lettre à Mopsa Sternheim, 6, rue des Marronniers, Paris XVIe (CP : 18.04.1928) », *René Crevel – Lettres à Mopsa*, *op. cit.*, p. 36.
[5] « Lettre à Choura Tchelitchev, La Moubra, Montana, Suisse (12.10.1930) », *René Crevel – Lettres de désir et de souffrance*, *op. cit.*, pp. 282-283.

construire (davantage comme un tourbillon, il est vrai, que comme un temple grec) cette synthèse qu'est ma vie[1].

III. Au lit des femmes

S'il a plutôt été disert sur les rapports sexuels entre garçons, il n'a que peu évoqué ses copulations avec les femmes.

Mais avant de poursuivre, il faut rappeler sur quelles bases contractuelles il envisageait son mariage avec Mopsa : « Tu me permettrais des pouperies [*sic*] blondes et brunes, et moi je bénirais tes béguins avec toutes les Alexa[2]. » Autrement dit, il ne concevait pas une vie avec une femme sans pouvoir aller au lit des garçons. Il était bisexuel mais à ce vilain mot, nous préférons la triviale locution « à voile et à vapeur », ce qui convient mieux à un bateau ivre de solitude en quête d'un amarrage au quai du bonheur.

S'il n'y a que deux seules femmes avec qui il ait formé un couple, dans toute l'acception du terme (sans toutefois l'instauration d'une véritable vie en commun), René Crevel a eu des rapports sexuels avec d'autres femmes, notamment dans les lieux de débauche qu'il fréquentait lorsqu'il était parisien.

Ainsi : « J'étais soldat, ce qui me permit de séduire assez facilement une fille qui pesait cent kilos. » La matamore lui propose de danser et il accepte : « Mes bras sont mêlés à ceux d'un monstre. Hélas ! je n'ai point le goût du pittoresque. Je préfère mon corps de pioupiou aux kilos de la poufiasse[3]. » Finalement, il s'est « mis dans un lit avec la grosse femme » :

> Bien entendu elle m'accusa de n'être pas dévoué au bonheur de son corps. Je me trouvais stupide à vouloir être méchant et lui dis que, si je n'entreprenais rien pour la joie de sa chair, c'est qu'intimidé par toute la masse corporelle qu'elle m'offrait, je ne savais à la vérité par quel bout commencer[4].

Il finit par se masturber et jouir, au grand dam de la putain. Il confie : « [...] Maintes fois, [...] le geste d'amour, non seulement ne m'a point rapproché de la créature, son prétexte, mais m'en a éloigné, libéré. / Ne dit-on pas de Psyché qu'elle perdit l'amour pour l'avoir voulu connaître ? Si le verbe faire remplace le verbe connaître, nous avons l'histoire de tous les couples[5]. »

---

[1] « Réponse à une enquête sur le désir », *Nadrealizam danas i ovde* (*Le surréalisme aujourd'hui et ici*), Belgrade (Yougoslavie), 1932.
Cité par François Buot, *op. cit.*, p. 338.

[2] « Lettre à Mopsa Sternheim, Hôtel du Palais, Pau, Pyrénées-Atlantiques (s. d., mi-janvier 1929) », *René Crevel – Lettres à Mopsa*, *op. cit.*, p. 73.
Extrait recopié d'une citation donnée au chapitre précédent.

[3] *Mon corps et moi* (1923-1924), *op. cit.*, p. 123.

[4] *Ib.*, p. 124.

[5] *Ib.*, p. 126.

Au contraire de certains homosexuels masculins qui se trouvent dans l'impossibilité physique d'avoir des rapports sexuels avec une femme (cela s'implique à l'inverse pour certaines lesbiennes), nous avons vu que René le pouvait. Dans son roman *La mort difficile*, il explique ce qui aurait poussé Pierre dans le lit des garçons par répulsion des femmes :

> Dès lors, si de la chaleur d'une femme, ses désirs plus d'une fois encore surent renaître, ce fut bien plus de la chaleur que de la femme et, ces désirs, dont il acceptait de ne plus chercher à estimer l'objet, s'il les exprimait par des brutalités de chien, la rage exigeante que sa partenaire d'abord avait prise pour de l'amour, laissait bientôt place à un dégoût tel que le lit était déserté. Ainsi très vite, plus rien ne le tenta de la simple chair des filles[1].

Dans cet extrait, Pierre Dumont n'est pas le double de René. En effet, Crevel n'a jamais manifesté de dégoût dans ses rapports avec Mopsa et Tota (et d'autres femmes, inconnues au catalogue !). Ce dégoût évoqué à propos de Pierre, lui aussi l'a connu, mais il n'en parle qu'après avoir quitté la couche d'un garçon d'un soir. Cependant, plus généralement, l'acte sexuel s'accompagnait chez lui d'une sorte de répugnance.

IV. Le désir plus que la libido

On trouve en effet plusieurs fois dans les écrits de Crevel un dégoût de l'acte sexuel. S'il se laisse envahir par le désir, celui-ci semble plus attisé par son besoin de séduire une âme plutôt qu'un corps et si la libido le taraude, elle ne le satisfait pas quand il l'assouvit.

L'épisode qui suit est archétypique de son état psychologique lorsqu'il se retrouvait seul la nuit (la nuit, toujours la nuit, si importante pour lui, le seul moment qui permet de chercher la vérité, d'écrire et de s'aimer physiquement) ; après une rencontre sexuelle, voilà ce qu'il écrit :

> Ai-je donc péché que je me voie, et souffre d'un tel dégoût à me voir : « C'est un péché que de se trop connaître, un péché contre soi », me dit le compagnon qui pleure mais dort bien. Et je rentre seul par des rues couleur de remords. Mes larmes ne coulent pas, mais je ne puis reposer. Ce mal de tête et cette lucidité ce sont tourments d'enfer. Oui c'est péché contre soi-même que d'avoir voulu voir en soi, que d'avoir vu en soi.
> Péché contre soi-même parce qu'on ne va pas jusqu'au bout de sa franchise[2].

On remarquera que la notion de péché est toujours surprenante à lire sous la plume d'un athée revendiqué (nous avons fait le même constat chez Antonin

---

[1] *La mort difficile* (1925-1926), *op. cit.*, p. 85.
[2] *Ib.*, p. 96.

Artaud, si attentif aux mots, qui continue d'employer ce terme après sa véhémente apostasie)... Crevel en donnera une autre acception que sexuelle en 1925, à propos de l'activité rédemptrice du surréalisme : « Le péché n'est pas dans le désespoir. Le péché n'est pas dans ce cri spontané mais dans le silence accepté, complice des plus anciennes lâchetés[1]. »

Au début de *Mon corps et moi*, il livre l'origine de son mal-être sexuel :

> « Bonjour, esprit habillé d'un corps », j'aime cette formule, la répète. L'esprit c'est bien cela, je voudrais me recomposer une pureté de joueur d'échecs, ne pas renoncer au bonheur mais vivre, agir, jouir avec des pensées. Il n'y a pas de contact humain qui m'ait jamais [*sic*] empêché de me sentir seul. Alors à quoi bon me salir ? Finies les joies (?) de la chair. [...]
> Hélas ! Le malheur veut que je sois tout juste en présence d'un corps qui se croit habillé avec esprit[2].

Alors qu'il est rentré avec un garçon, il écrit : « Chez moi, je touche à ce corps, comme j'ai déjà eu l'honneur de toucher à quelques autres, avec la seule volonté de me débarrasser des plus précis de mes désirs, sans l'espoir d'en satisfaire aucun, ni le goût de les prolonger[3]. »

« *Horreur* des drogues, de l'érotomanie. Mais[4] ? » écrit-il à son ami Georges Poupet. D'abord, il faudrait savoir s'il diagnostique cette érotomanie pour lui-même ou pour autrui. Crevel emploie vraisemblablement mal le terme « érotomanie » (terme appartenant à la nosographie psychiatrique tant cette situation d'idée fixe peut causer de dégâts psychologiques). S'il l'applique à lui-même, c'est sans doute dans le sens que, misant sur sa beauté, il s'abandonne de corps en corps avec trop de facilités, n'hésitant pas parfois à payer un gigolo, genre jeune marin ou jeune ouvrier, aux mains caleuses et à l'entre-jambes prometteur. Le « mais ? » prend toute sa dimension quand on connaît la suite de sa biographie : même s'il poursuivra sa lutte contre sa consommation de drogues et de garçons, il continuera d'en faire usage.

Pour finir, voici un nouvel extrait de *Mon corps et moi* qui illustre cyniquement le malaise sexuel dans lequel il se trouvait, alors âgé de vingt-trois ans, sans savoir que ce malaise ne le quitterait jamais et que cette phrase aurait pu être écrite jusqu'en 1935 :

> Ainsi, lorsque, pour le plus précis des gestes, s'est exalté ce qui de ma chair ne demande qu'à s'exalter, au moment de l'échéance voluptueuse, ces quelques centimètres cubes, où se sont multipliées mes faims éparses, parfois semblent ne même point être de ce corps auquel pourtant ils servent de truchement. Était-

---

[1] « La rédemption nouvelle », *Les Cahiers idéalistes*, Nouvelle série, n° 12, juillet 1925, p. 6.
[2] *Mon corps et moi* (1923-1924), *op. cit.*, p. 23.
[3] *Ib.*, pp. 28-29.
[4] « Lettre à Georges Poupet, Hôtel Am Zoo, Berlin (s. d., janvier 1928) », *René Crevel – Lettres de désir et de souffrance*, p. 78.
Extrait d'une citation donnée en amont.

ce que le désir se trouvait par trop localisé pour ne contraster point avec certaine indifférence au fond[1] ?

* *
*

En conclusion de ce chapitre, voici un nouvel extrait de *Mon corps et moi* qui résume bien l'insatisfaction de ce jeune homme de vingt-trois ans, si mal à l'aise avec sa sexualité (il s'agit de l'*explicit* du chapitre IX intitulé « Rendez-vous de sensualité, rendez-vous manqué ») : « Mon désarroi est tel que j'ai toujours demandé aux plus beaux yeux d'être intelligents, et les êtres qui m'ont hanté m'ont hanté comme des pensées[2]. »

Cette quête exigeante et toujours déçue ne le quittera pas, quoi qu'il en dise, même dans ses périodes de farouches renoncements, où la quête (bien que « drague » conviendrait mieux) d'un joli corps n'est jamais bien loin.

Cet autre extrait n'appelle pas de commentaire, tant il est explicite :
« Oui je le redirai, tous mes essais furent prétextes à me dissoudre, à me perdre. Au long des nuits, si je me suis dévoué à certains corps, c'était pour oublier le poids du mien, et si j'ai été curieux des âmes qui passaient, il faut l'avouer, c'est que la mienne était d'elle-même incapable d'exaltantes surprises[3]. »

Par ailleurs, remarquons que l'on ne se caresse pas beaucoup dans les romans de Crevel, hors les caresses que le narrateur prodigue à son propre corps, et il s'agit souvent de caresses utiles et nécessaires à l'auto-plaisir. On ne trouve pas de sensualité comme dans les pages de Bousquet sur le même sujet. Est-ce le reflet de sa sexualité ? A-t-il souffert d'un manque de sensualité dans ses rapports sexuels ?

Enfin, nous ne pouvons conclure sans rappeler que le jeune homme devient doublement contagieux à partir de 1926 (tuberculose par intermittence et syphilis en permanence) et qu'il souffre d'un abcès anal depuis décembre 1928 qui lui interdira (à moins d'être fou !) toute sodomie passive jusqu'à la fin de ses jours. Quel handicap pour vivre une sexualité épanouie ! On peut penser que la masturbation solitaire (il fut si souvent seul, accroché dans son alvéole idiote au flanc des montagnes) lui servait de pis-aller quand la libido se faisait trop exigeante. Comme chez beaucoup d'individus, une sexualité inaccomplie peut provoquer des troubles psychologiques – et Crevel n'y échappa pas – mais *a minima*, elle est un bon carburant pour faire marcher les moteurs de la dépression chronique dont il souffrait. Il aurait pu fuir dans les drogues mais

---

[1] *Mon corps et moi* (1923-1924), *op. cit.*, p. 122.
[2] *Ib.*, p. 136.
[3] *Ib.*, p. 42.
La première phrase de la citation a été donnée en amont par Denis Rougemont.

nous allons voir dans le chapitre suivant comment il a pu échapper à la toxicomanie.

* *
*

II. Un consommateur occasionnel

On a pu lire dans ses écrits, çà et là, que Crevel n'était pas farouche par rapport aux drogues et qu'il s'est laissé aller à en consommer. Après tout, n'était-ce pas la démarche rimbaldienne qui prônait le dérèglement des sens ? En plus de son rôle (délétère !) de carburant à la convivialité aimable et joyeuse aussi bien chez les bourgeois (« Vous me ferez bien l'honneur d'accepter cette coupe. ») que chez les petites gens (« Bon, alors, tu m'le payes ce coup ! »), il pouvait momentanément soulager les souffrances, qu'elles soient physiques ou morales. Nous savons tous que la plupart des drogues (en premier lieu l'alcool) favorisent la désinhibition et font partie, chez certains, du rituel préliminaire aux rapports sexuels.

Dans *La mort difficile*, il décrit à travers Pierre son usage et les effets attendus de l'alcool. Ainsi, pendant une nuit d'errance, Pierre, déprimé, alors qu' « il marchait [et] ne trouvait point ce rêve sans nom et sans visage en quoi il avait décidé de se perdre » et qu' « aucun regard ne retenait le sien »,

> il entrait n'importe où, non pour trouver quelque secours précis, humain, car s'il cherchait à retarder la débâcle c'était par d'étranges aides et il n'eut su que faire d'une peau habitée d'un esprit semblable au sien. Il se rappelle. On ferme les yeux, on respire, on avale n'importe quoi et, au bout de dix minutes, les paupières ne craignent plus de se relever car un monde nouveau s'épanouit à la place des vieux décombres.
> Le corps n'est plus une chair condamnée au malheur, le corps n'a plus froid. Il saute, vole, ne pèse pas plus qu'une chanson dans le soleil de minuit[1].

Quand il écrit à Mopsa « J'ai bu, j'ai dansé[2] », c'est pour annoncer plus loin ses fringales sexuelles. On reste dans le choix de l'alcool, pour l'inhibition qu'il procure.

Dans *Êtes vous fous ?* le narrateur interpelle Vagualame (qui n'est-autre que lui-même, René Crevel, comme il le dévoile quelques lignes plus loin) pour constater que « l'alcool et les drogues » ne lui ont rien apporté :

> Et, dis, à quoi bon le protocole de la sensualité, les corps savants, l'amour dans ses trente-deux positions, sous toutes ses formes et perversités ; à quoi bon, encore, l'alcool et les drogues, dont tu essayas bien des variétés, si, de tes essais, tu n'as pas même contracté ce qui, du côté cour se nomme vice, et passion du côté jardin ? [...]
> Il y a aussi les considérations un tantinet pharmaceutiques, à propos des paradis artificiels, et je t'entends jaspiner des heures et des heures, évoquer les grands fauves qui de ta défectueuse et sautillante personne n'ont pas même daigné

[1] *La mort difficile* (1925-1926), *op. cit.*, pp. 77-78.
[2] « Lettre à Mopsa Sternheim, 6, rue des Marronniers, Paris XVIe (CP : 18.04.1928) », *René Crevel – Lettres à Mopsa*, *op. cit.*, p. 36.
Extrait recopié d'une citation donnée en amont.

faire leur proie. La maladie, tu y as renoncé quand tu as eu vu, de tes yeux vu, comment, au plus haut étage du sanatorium gratte-ciel, le silence, l'immobilité, sournois complices, aidaient à mourir[1].

Dans une autre lettre à Mopsa, il relate un usage peu commun de l'alcool : « Aujourd'hui j'ai la tête très lourde et qui me fait mal. J'ai bu pour faire passer le rhume[2]. »

III. Les obstacles

Les empêchements de consommer des drogues sont essentiellement d'ordre médical : il lui est interdit de boire de l'alcool à cause de ses traitements. Il le dit quand il se trouve à Pau : « [...] La cure le jour, pas d'alcool [...] [3]. » Puis à Montana : « Pas d'alcool, pas d'amour [...] [4]. »

Par ailleurs, compte tenu de la fragilité de son système nerveux, la consommation d'alcool et autres drogues avait dû lui être fortement déconseillée. Mais outre la médecine, il savait lui-même s'imposer des interdits (qu'il lui arrivait de transgresser, nous l'avons vu). René Crevel prenait soin de sa santé et faisait tout pour guérir. Il savait que dans son état, se droguer ne pouvait qu'aggraver ses troubles.

IV. La haine des drogues

Son état était donc difficilement compatible avec une quelconque assuétude aux stupéfiants et à l'alcool ; aussi, est-il plus facile de haïr ce qui nous est interdit. Mais au-delà d'une certaine frustration, on ne peut mettre en cause la sincérité de Crevel qui a vu de près la déchéance des consommateurs, en premier lieu Mopsa et Le Légionnaire.

À l'enquête à tout le moins farfelue de la revue *Raison d'être* sur les « vrais fantômes », René Crevel conclut son article ainsi : « Mon plus grand grief contre les drogues, c'est leur triste corollaire : la monotonie[5]. » Autrement dit, la dépendance à un asservissement incontrôlable.

---

[1] *Êtes-vous fous ?* (1928-1929), *op. cit.*, pp. 171-172.

[2] « Lettre à Mopsa Sternheim, 25, rue Nicolo, Paris XVIe (s. d., fin 1932) », *René Crevel – Lettres à Mopsa*, *op. cit.*, p. 137.
Extrait recopié d'une citation donnée en amont.

[3] « Lettre à Georges Poupet, Grand Hôtel du Palais et Beau-Séjour, Pau, Pyrénées-Atlantiques (06.11.1928) », *René Crevel – Lettres de désir et de souffrance*, *op. cit.*, p. 101.
Extrait recopié d'une citation donnée en amont.

[4] « Lettre à Georges Poupet, La Moubra, Montana, Suisse (s. d., 1re semaine de juillet 1930) », *ib.*, p. 256.

[5] « Réponse à l'enquête sur les "vrais fantômes" », *Raison d'être*, n° 7, juillet 1930, p. 7.

« Horreur des drogues[1] » écrivait-il à son ami Poupet. Son séjour sanatorial facilitait sa posture. Tout laisse à penser que les mois passés dans les sanatoriums l'ont aidé à ne plus consommer.

Alors qu'il se trouve à Paris chez Tony Gandarillas dont on connaît le goût pour l'opium, il écrit à Mopsa : « J'ai horreur des drogues, de l'alcool, des vices, de tous ces mensonges qui ne font que mieux nous trahir. Il nous faut nous jeter en plein, tout droit dans la vie[2]. » En amont dans sa lettre, il explique à Mopsa qu'à Berlin, il a aidé Philippe Lassel, « ce pauvre garçon » à la désintoxication qui l'« a mis dans un état épouvantable ». Là encore, les événements pénibles qu'il avait vécus ont facilité sa prise de position.

Dans une lettre au Légionnaire, Crevel incrimine « la drogue » comme cause de la mort d'Yvonne Georges, de Jeanne Bourgoint, de Jacques Rigaut, du « petit suissaud dont la veuve devait venir », soit « 4 morts des drogues en 6 mois. » Il poursuit :

> Le jour où vous m'aurez juré que depuis 2 semaines vous n'avez rien pris ni l'un ni l'autre, ce jour-là, je respirerai. Vieux légionnaire, parce que je vous aime, je ne voudrais pas être odieux, mais parce que je vous aime, je voudrais vous savoir débarrassés à jamais de vos poisons. La voix de Mopsa m'a semblé une voix de kief. Suis-je soupçonneux à tort[3] ?

On voit à quel point Crevel prend au sérieux la toxicomanie de ceux qu'il aime. Ses remontrances et inquiétudes n'auront que peu d'influence sur eux car ils replongeront, ce qui renforcera Crevel dans son dégoût des drogues.

* *
*

En conclusion de ce court chapitre, même si René Crevel ne fut ni un pochetron ni un toxicomane (encore moins un junky), il ne faut pas sous-estimer le rôle que l'alcool et autres drogues ont pu avoir dans sa vie et les répercussions évidentes dans ses écrits. Il a vraisemblablement été un consommateur d'alcool assez régulier lors de ses nombreuses sorties, mais aussi dans l'intimité de son chez soi. Cependant, il ne laisse pas de lui à la postérité l'image d'un drogué comme a pu apparaître celle d'écrivains et peintres de l'époque,

---

[1] « Lettre à Georges Poupet, Hôtel Am Zoo, Berlin (s. d., janvier 1928), *René Crevel – Lettres de désir et de souffrance*, p. 78.
Extrait recopié d'une citation donnée en amont.

[2] « Lettre à Mopsa Sternheim, 6, rue des Marronniers, Paris XVIe (s. d., fin avril 1928), *René Crevel – Lettres à Mopsa*, *op. cit.*, p. 36.

[3] « Lettre à Carl von Ripper, Pavillon Montevideo, Paris XVIe (s. d., mai 1930) », *René Crevel – Lettres à Mopsa*, *op. cit.*, p. 132.

des contemporains que finalement, il fréquenta peu. En tout cas, il sut s'en protéger.

Nous allons mieux comprendre avec le chapitre suivant consacré aux pathologies et aux traitements, pourquoi il était difficile pour René Crevel d'avoir des pratiques toxicomaniaques.

* *
*

VII. Les maladies et les traitements

Ce dernier chapitre permet au lecteur d'obtenir des précisions sur les différentes pathologies dont souffrait René Crevel et les différentes thérapies mises en place pour le guérir, étant entendu que les guérisons attendues étaient des leurres car on ne savait pas guérir, à l'époque, les deux principales maladies dont il souffrait. Nous nous proposons ici de suivre, dans l'ordre chronologique, les différents accidents de santé qui ont compliqué sa vie, puis, dans une section suivante, les remèdes proposés à l'époque pour les circonscrire. Ce chapitre s'achèvera avec une section consacrée au personnel de santé qui a soigné René Crevel, pour le meilleur ou pour le pire.

I. Les séjours sanatoriaux et hospitaliers

Ainsi que l'auteur le fait parfois dans ses lettres mais de manière fragmentée (voir ses lettres en amont), il semble pertinent de livrer la triste comptabilité de ses différents séjours dans les sanatoriums, les cliniques et les établissements de cure. S'est-il livré lui-même à ce bilan ?

Ajoutons que l'auteur ne datait pas toujours ses lettres et qu'il y a des incertitudes sur la datation de certains séjours ; elles seront à chaque fois signalées par la mention « conjectural ». Enfin, les durées sont arrondies en semaines ou mois.

Liste des séjours sanatoriaux et hospitaliers

Premier séjour dans les Alpes françaises (La Grave dans les Hautes-Alpes puis Monnetier-Mornex en Haute-Savoie) pour « soigner ses nerfs » (avec une interruption d'une quinzaine de jours sur la Côte d'Azur) / mi-juin à mi-septembre 1924 / durée : *deux mois et demi* (conjectural) ;

– séjour médical à Morzine puis au sanatorium de Davos-Platz (Suisse) / courant avril 1927 à mai 1927 / durée : *un mois et demi* (conjectural) ;

– retour au sana de Davos / juillet à septembre 1927 / durée : *deux mois et demi* (conjectural) ;

– clinique Aesculap à Berlin / mi-février à mi-mars 1928 / durée : *un mois* ;

– sanatorium de Seelisberg (Suisse) / juillet à septembre 1928 / durée : *deux mois et demi* (conjectural) ;

– hôtel du Palais à Pau (Pyrénées-Atlantiques) / mi-octobre 1928 à mi-février 1929 / durée : *quatre mois* ;

– clinique Antoine Chantin (Paris) / début juin au 05 juillet 1929 / durée : *un mois* ;

– sanatorium de Leysin (Suisse) / 18 juillet au 07 septembre 1929 / durée : *un mois et demi* ;
– clinique La Source à Lausanne (Suisse) / 8 septembre au 14 octobre 1929 / *durée : un mois* ;
– retour au sanatorium de Leysin / 15 octobre 1929 au 9 mars 1930 / durée : *cinq mois* ;
– convalescence à Lugano (Suisse) / 10 mars à fin avril 1930 / durée : *un mois et demi* ;
– sanatorium de Montana (Suisse) / début juillet à fin octobre 1930 / durée : *quatre mois* ;
– sanatorium de Davos (Suisse) / fin décembre 1931 au 10 février 1932 / durée : *un mois et demi* ;
– sanatorium de Davos / fin décembre 1932 à début février 1933 / durée : *un mois* ;
– sanatorium de Passy (Haute-Savoie) / début février au 15 mars 1933 / durée : *un mois et demi* ;
– sanatorium de Davos / fin octobre 1933 à courant mars 1934 / durée : *quatre mois et demi* (conjectural) ;
– sanatorium de Davos / début août à fin septembre 1934 / durée : *deux mois* ;
– sanatorium de Davos / fin novembre-début décembre, à la mi-mars 1935 / durée : *trois mois et demi.*

René Crevel aura donc passé, les dix dernières années de sa vie, environ *trois ans et demi* dans les sanatoriums et les cliniques. Il faudrait ajouter les périodes de convalescence (nous n'avons inclus que Lugano dans la liste ci-dessus car il y reçut des soins), à Vence dans les Alpes-Maritimes, Ermenonville dans l'Oise (chez Caresse Crosby), Hyères dans le Var (chez les Noailles), La Chapelle-Réanville en Normandie (chez Nancy Cunard)... Enfin, il faudrait aussi prendre en compte tout le temps passé à subir des examens médicaux et certains soins (ceux du docteur Manoukhine par exemple...). On peut donc dire que, hors les heures de torture physique et psychique, René Crevel aura passé plus de la moitié de ses dix dernières années à subir et tenter de guérir ses maladies qui l'ont privé de sa jeunesse et de sa liberté.

II. Les principaux maux et pathologies

Il ne s'agit pas dans cette section de faire l'inventaire exhaustif des maux dont a souffert René Crevel. Par exemple, nous avons écarté « une double sciatique » dont il se plaint à Choura Tchelitchev dans une lettre d'octobre 1932 envoyée de Vence (Alpes-Maritimes). C'est donc une liste réduite à l'essentiel proposée ici.

Par ailleurs, nous avons buté sur le fait qu'il n'était pas toujours facile de départager la symptomatologie et la thérapeutique de la syphilis et de la tuberculeuse. Dans l'introduction à son ouvrage *Études cliniques sur la tuberculose (1908-1920)*, le docteur Émile Sergent écrit : « Pour ce qui est de la syphilis et de la tuberculose, tous les cliniciens connaissent la similitude frappante de leurs manifestations sur les divers tissus, organes et appareils ; pour ne parler que des os, des ganglions, de la peau, les caractères objectifs des lésions syphilitiques et tuberculeuses sont parfois identiques[1]. » Et René Crevel n'est pas toujours explicite ; on ne sait pas toujours s'il parle de ses poumons ou de sa syphilis ! En outre, quand on lit ce qu'écrivait le professeur Joseph Grasset, la confusion s'instaure à propos des traitements car il faut deviner si tel médicament est prescrit pour les nerfs ou la syphilis (ou la tuberculose qu'ici, Grasset ne prend pas en compte) : « [...] Le traitement spécifique [*i. e.* antisyphilitique] peut être utile dans les maladies des centres nerveux, alors même qu'il n'y a aucune syphilis antérieure démontrée, aucune preuve de probabilité de syphilis, alors même qu'il semble cliniquement démontré qu'il n'y a jamais eu de syphilis. » Il en conclut qu' « un traitement spécifique ordonné, conduit et surveillé par un médecin, ne peut jamais nuire à une maladie organique des centres nerveux[2] ». Syphilis et neurasthénie, même traitement ! Comme Crevel, Artaud souffrait de neurasthénie et de syphilis (plus exactement pour Artaud d'une prétendue hérédosyphilis qui n'avait jamais existé...) et c'est le professeur Grasset qui lui infligea le traitement antisyphilitique que, *mutatis mutandis*, Crevel a subi. Aussi, nous remercions le lecteur de sa compréhension si d'aventure quelques erreurs d'attribution d'une clinique à une pathologie, bien malgré nous, se glissent dans les pages qui suivent...

1. Le phimosis (1903)

En voici la définition actuelle (qui n'a pour ainsi dire pas varié des définitions historiques) :

> Le prépuce est le repli de peau qui recouvre le gland. On parle de phimosis lorsque l'anneau au sommet du prépuce est trop étroit et empêche de découvrir le gland. Le rôle du prépuce n'est pas qu'esthétique. Son innervation sensitive/végétative et la présence de mécanorécepteurs sur sa face interne participent à la sensibilité locale et à la fonction sexuelle.
> Le diagnostic est clinique : le prépuce peut être complètement ou partiellement fermé, mais avec un anneau préputial serré qui empêche la rétraction de la peau sur le gland. Parfois, la peau peut être baissée, mais le corps du pénis se déforme, prenant alors une forme en « sablier » due au rétrécissement de l'anneau

[1] Dr Émile SERGENT, *Études cliniques sur la tuberculose (1908-1920)*, « Introduction », Paris : A. Maloine & Fils, 2e éd. (720 p.), p. 1.
[2] Dr Joseph GRASSET, *Thérapeutique des maladies du système nerveux*, Paris : O. Doin, 1907 (600 p.), p. 440.

préputial juste sous le gland [nommé « paraphimosis » dans la médecine actuelle].
Le phimosis peut être primaire (et physiologique) lorsqu'il est présent dès la naissance et sans cause retrouvée, ou secondaire et donc pathologique. Les cicatrices sont souvent la conséquence d'une manipulation traumatique (décalottage forcé suivi de saignements) ou d'un processus inflammatoire local, balanites ou lichen scléro-atrophique essentiellement. Ce dernier est dû à un désordre inflammatoire chronique médié par les lymphocytes qui provoque localement une cicatrice obstructive, avec un aspect blanchâtre, épaissi et friable de la muqueuse, empêchant de voir le méat urinaire[1].

Nous avons signalé qu'aux XIXe et XXe siècles, les médecins hygiénistes diagnostiquaient abusivement le phimosis pour pratiquer la posthectomie. Rappelons qu'en Amérique du Nord et dans plusieurs pays, l'ablation prépuciale des nourrissons mâles est systématique. Les raisons invoquées sont toujours d'ordre prophylactique car le défaut d'hygiène serait la cause de différentes pathologies. Enfin, la posthectomie est préconisée par les instances de santé internationales car le prépuce serait sidogène. Nous sommes au XXIe siècle et certains médecins se croient toujours aux XVIIIe et XIXe siècles, libres de disposer des corps pour des motifs fallacieux.

2. L'appendicite (1923)

Nous ne savons pas si René Crevel a souffert de cette inflammation ou si elle ne fut qu'un subterfuge pour esquiver les réunions épuisantes consacrées aux « sommeils » organisées par André Breton. Le ventre de Crevel en portait-il trace ? En effet, à l'époque, la célioscopie n'existait pas et il fallait nécessairement inciser le ventre pour ôter l'appendice défectueux. Nous n'avons pas trouvé de documents qui corroboreraient cette opération, ce qui ne veut bien sûr pas dire qu'elle n'a pas eu lieu.

3. Les nerfs malades (à partir de 1924)

Ce n'est qu'à partir de 1924 que Crevel évoque ses « nerfs malades ». Il est pourtant évident que ce trouble remonte à l'enfance, à propos de laquelle il a laissé entendre qu'il fut un enfant de santé fragile, « depuis ses dix ans » a-t-il écrit. Il conservera ce problème nerveux jusqu'à la fin de sa vie. Dans les années 1920, on parle de neurasthénie (terme utilisé dans une moindre mesure par l'auteur) et l'on souligne que cette pathologie touche surtout les classes aisées de la population... Même s'il est évident que toutes les classes sociales étaient alors concernées par la neurasthénie, le monde ouvrier, harassé par les heures de travail et l'impécuniosité, n'avait pas le temps de s'apitoyer

[1] Aurora MARIANI, Françoise SCHMITT, « Tout savoir sur le phimosis ! » *La revue de praticien*, 09.10.2023 (page consultée le 18.11.2024), < https://www.larevuedupraticien.fr/article/tout-savoir-sur-le-phimosis >.

sur ses souffrances psychiques ni les moyens financiers de se soigner : c'était bien un luxe de nanti.

Crevel évoque une cause héréditaire ; en effet, d'après un médecin, il ne serait pas tuberculeux mais « malade des nerfs, par ailleurs fils de grand nerveux et petit-fils d'alcoolique (mon grand-père était mort à 27 ans, absinthique) [1] ». C'est la seule fois dans le corpus que l'auteur évoque la piste héréditaire concernant ses problèmes nerveux.

Voici ce qu'en disait le *Larousse* en 1923 :

> Les maladies du système nerveux sont fort nombreuses : on peut les diviser en maladies à lésions organiques (méningites, myélites) et en maladies à lésions nulles ou inconnues, comme les névroses et les maladies mentales. Toutes ces maladies se caractérisent par des troubles de la motilité, de la sensibilité et de l'intelligence. L'étiologie de ces maladies est mal déterminée ; l'hérédité y tient une large place[2].
> La neurasthénie paraît causée par une intoxication du système nerveux, due elle-même soit au surmenage, soit à l'arthritisme [archaïque : troubles de la nutrition et des éliminations, entraînant des affections telles que la goutte et les rhumatismes], soit à l'anémie de croissance, soit à des troubles gastro-intestinaux.
> La neurasthénie affecte des caractères multiples et variables, dont les principaux sont : la céphalée, la dyspepsie gastro-intestinale, la rachialgie, l'asthénie névro-musculaire, une sensation de fatigue intense, l'insomnie, etc.[3]

Le *Larousse* de 1923 ne mentionne pas l'anxiété ni l'angoisse, sujets dont on trouve pourtant une littérature médicale conséquente dès la Grande Guerre (l'« angoisse de guerre »...), tant les soldats en furent les victimes et obligèrent les médecins à s'y pencher. L'angoisse se définit ainsi dans le *TLFI* : « Malaise caractérisé par une peur intense accompagnée de sensations de resserrement à la région épigastrique, d'oppression respiratoire et cardiaque, de sueurs, de frissons, ou au contraire d'une sensation de chaleur. » Elle est une sous-catégorie, comme la neurasthénie, des maladies du système nerveux. Marcel Du Camp évoque ainsi l'angoisse dans son roman sur le suicide d'une manière fort pertinente :

> Une angoisse profonde me serrait la gorge, mes artères battaient violemment à mes tempes, mes paupières étaient chaudes, une insupportable chaleur brûlait mes mains desséchées, une émotion puissante me contractait le diaphragme, et, comme disent les malades, je ne pouvais rattraper ma respiration ; enfin,

---

[1] « Lettre à Gertrude Stein, s. l. (Vence ou Allemagne), s. d. (fin 1927-début 1928) », *Correspondance de René Crevel à Gertrude Stein, op. cit.*, p. 124.

[2] AUGÉ Claude (dir.), « Nerveux / Système nerveux », *Dictionnaire universel Larousse en deux volumes*, tome second, Paris : Librairie Larousse, 1923 (1294 p.), p. 358.

[3] « Neurasthénie », *ib.*, p. 359.

pour parler le langage scientifique, le grand nerf pneumogastrique communiquait à tout mon être les inquiétudes qu'il puisait dans mon cerveau[1].

Si l'angoisse se caractérise par des crises (nous avons vu que Crevel en fut victime), voire des raptus, elle se différencie de l'anxiété qui caractérise un trait de caractère plus ou moins permanent chez un individu. Là encore, René Crevel connut différentes périodes d'anxiété, certes causées par sa maladie mais aussi par ses problèmes domestiques, sexuels... Quoi qu'il en soit, il y avait chez lui un éréthisme nerveux qui transparaît dans ses écrits (surtout ses lettres) et dans les témoignages de ses contemporains : Crevel était un affectif, très sensible à tout. Comme beaucoup de malades, la proprioception de ses pathologies était exacerbée et influait sur son écriture, certes, mais aussi sur son comportement, parfois inexplicable pour l'entourage qui ne pouvait pas embrasser tout le spectre d'une idiosyncrasie complexe.

René Allendy, qui avait tant déçu Crevel comme nous l'avons vu, se pencha sur la santé mentale des tuberculeux, dont nous ne pensons pas qu'elle ait une spécificité particulière car toute personne se sachant atteinte d'une maladie mortelle connaît un profond bouleversement psychologique. Allendy, qui présida en 1931 la Société française d'homéopathie, versa deux articles à la revue *L'Homœopathie moderne* (en 1932 et 1935), basés sur ses observations cliniques dans un dispensaire. Ils sont à nos yeux de peu d'intérêt car l'état psychique d'un tuberculeux est différent selon qu'il survient en milieu rural ou en milieu urbain (et fréquente un dispensaire) ou qu'il réside en sanatorium dans des chambrées de vingt à trente malades pauvres ou dans un sanatorium de luxe en Suisse avec chambre individuelle (comme en a bénéficié Crevel). Les tuberculeux – mais comme tous les malades atteints d'une pathologie mortelle ! – ont cependant en commun la peur de souffrir et l'angoisse de mourir. Il n'est sans doute pas nécessaire d'ajouter à la nosographie boursouflée une improbable névrose qui toucherait les seuls tuberculeux...

Comme Joë Bousquet, Crevel s'est interrogé à différentes reprises s'il n'était pas gagné par la folie. Nous ne creusons pas cette piste coquette, improbable et à nos yeux peu sérieuse. La question s'est toujours posée pour les artistes qui vivent aux confins de la normalité et de l'anormalité, et plus généralement pour les personnes extravagantes, excentriques[2]. Antonin Artaud a bien expliqué ces nuances, lui que l'on interna pendant neuf ans et que l'on

---

[1] Maxime DU CAMP, *Le livre posthume – Mémoires d'un suicidé (recueillis et publiés par)*, *op. cit.*, pp. 65-66.

[2] Dans la préface « C'est la marge qui fait la page » de son ouvrage *Les excentriques*, Michel Dansel rappelle qu'« une société écrémée de ses excentriques deviendrait difficilement acceptable. Ces fleurs sauvages, qui s'épanouissent en dehors des serres traditionnelles, contribuent, bien souvent, à tricoter la vie avec des aiguilles bigarrées, génitrices d'idées nouvelles et de jubilatoires récréations. Les excentriques sont là pour embellir le monde des pesanteurs et de la routine, toutes deux strangulations et insupportables à certains esprits [a] ».

[a] Michel DANSEL, *Les excentriques*, Paris : Éditions Robert Laffont, coll. « Bouquins », 2012 (832 p.), p. 13.

passa cinquante-huit fois à l'électrochoc au prétexte qu'il délirait. Que serait la création artistique sans délire ? Et que serait la vie de tout un chacun sans ces petits moments de délire, de rêve, d'exaltation ? Pour revenir à notre auteur, nous l'avons déjà écrit et nous le répétons : René Crevel n'était pas fou !

Les propos presque pathologistes de Klaus Mann à propos du « caractère presque maniaque » de son ami sont surprenants. Ils ont cependant l'intérêt de porter un regard extérieur sur la nature nerveuse et exubérante de Crevel, ce qui ne permet toutefois pas d'en faire un cas relevant de la médecine mentale :

> J'étais parfois troublé et même horrifié par la rigueur de ses jugements, la véhémence de ses réactions. Son antipathie envers certaines puissances et institutions, avait un caractère presque maniaque ; l'Église catholique, l'Armée, l'Académie française – pour ne nommer qu'elles – il les haïssait comme des ennemis personnels, dont les intrigues lui semblaient menacer sa vie, empoisonner son atmosphère. Dans les diatribes injurieuses qui sortaient de ses tendres lèvres d'enfant, l'argot truculent et humoristique de la banlieue parisienne se mêlait de façon la plus surprenante au lyrisme scientifique du vocabulaire des surréalistes, mouvement dont il faisait partie. Il jurait et tempêtait comme un jeune dieu, auquel sa répulsion devant les turpitudes terrestres et son goût pour le vin ont obscurci l'esprit. De plus, il zézayait un peu, ce qui donnait à son éloquence rageuse une sorte d'émouvante maladresse enfantine[1].

Enfin, nous avons pu lire dans de nombreux extraits à quel point René Crevel était cyclothymique et l'importance de l'amitié sur son moral. Encombré par le clapotis de la neurasthénie qui bruissait toujours au fond de lui, et qui parfois entrait en crue, ses digues (son remède, sa béquille, sa vitamine) étaient alors celle de l'amitié. Outre son charme qui attirait à lui nombre d'admirateur(trice)s, il semble avoir reçu le don de l'amitié, et ses amitiés pour la plupart perdurèrent jusqu'à sa mort. On ne peut être habité que par l'amitié la plus parfaite quand on écrit à autrui : « J'aimerai Berlin toute ma vie parce que c'est là que j'ai été sûr pour toujours qu'on s'aimait comme deux frères[2]. »

4. La syphilis (à partir de 1924-1925)

Rappelons que cette infection n'a jamais été nommée en tant que telle par René Crevel qui l'a toujours évoquée à mots couverts. Jeune homme aux partenaires multiples, il est fort probable qu'il a été contaminé lors de rapports sexuels non ou mal protégés.

Voici comment le *Larousse* de 1923 définit la syphilis :

> Maladie contagieuse ne récidivant pas, et qui se transmet par un virus (on l'appelle aussi Vérole, Maladie vénérienne, Mal français, Mal du saint homme Job, Mal allemand, Mal napolitain, Mal américain).

---

[1] Klaus MANN, *Le Tournant*, *op. cit.*, p. 225.

[2] « Lettre à Marc Allégret, Berlin, février 1928 », citée par François BUOT, *op. cit.*, p. 207.

Longtemps confondue avec d'autres maladies vénériennes, bien qu'elle puisse se contracter en dehors de tout rapport sexuel, la *syphilis* a une origine inconnue et sans doute très ancienne. [...]
Son agent spécifique a été découvert, en 1905, par un savant allemand, Schaudian. C'est un spirochète très petit, nommé, d'après l'aspect pâle de ses cultures, *spirochœte* ou mieux *treponema pallidum* [tréponème pâle]. [...] On l'a trouvé dans toutes les lésions syphilitiques.
Les manifestations de la syphilis, qui sont multiples, peuvent atteindre toutes les parties de l'organisme en trois étapes : les deux premières fatales et rapprochées (accidents primitifs et secondaires), la troisième (accidents tertiaires) non constante, et pouvant se prolonger au-delà de trente ans.
La syphilis se transmet : 1° *directement*, par le virus de la lésion primitive ou des lésions humides secondaires, rarement par des lésions tertiaires, enfin par le sang et par le sperme ; 2° *indirectement*, par un objet ayant eu contact avec les mêmes lésions, par conception et par hérédité. La pénétration du virus se fait très facilement par la moindre érosion de l'épiderme ou d'un épithélium.
L'accident primitif, le chancre infectant, n'apparaît qu'après quinze à trente jours d'incubation. C'est une petite ulcération en godet, lisse, peu douloureuse, non suppurante, à fond rouge sombre ou grisâtre, à base indurée, dont les bords ne sont ni taillés à pic, ni décollés, se cicatrisant spontanément en six semaines environ.
Les ganglions lymphatiques de la région avoisinante sont engorgés (*adénite syphilitique*) et forment une pléiade de noyaux durs, perceptibles pendant plusieurs mois. Environ six semaines après le chancre, apparaissent les accidents secondaires : 1° la *fièvre syphilitique* (abattement, céphalée) ; 2° les éruptions ou *syphilides*. Les principales sont : la *roséole*, qui dure trois à cinq mois ; les *plaques muqueuses*, dépressions humides, rosées ou blanchâtres, siégeant à la gorge, aux lèvres, à la langue, à la vulve ; les taches brunâtres ou *collier de Vénus* ; l'acné, le psoriasis, les tubercules, les bulles, l'orchite, l'iritis ; les cheveux se raréfient. [...] Les *accidents tertiaires* semblent d'autant moins à craindre que le chancre est plus ancien et que le traitement a été fait plus sérieusement. Les principaux sont l'*entérite syphilitique*, et les *gommes*. Certaines affections comme la paralysie générale et le tabes reconnaissent pour cause principale, sinon unique, la syphilis. Au reste on considère actuellement la syphilis comme une maladie générale qui peut atteindre tous les appareils de l'organisme. On décèle son existence et sa virulence dans les cas douteux (ou pour surveiller les effets du traitement) par l'examen de la réaction de Bordet-Wassermann [le si peu fiable test B-W !], qui peut se rechercher soit dans le sang, soit dans le liquide céphalo-rachidien[1].

Un des problèmes majeurs de l'époque était de limiter la propagation de la syphilis et de mettre en place des mesures prophylactiques. Les docteurs Tissier et Blondin leur ont consacré le chapitre III de leur ouvrage, « Prophylaxie générale de la syphilis » (p. 66) en traitant d'abord de « La prophylaxie générale » (*id.*), puis des « Mesures prophylactiques individuelles » (p. 69).

---

[1] *Larousse* de 1923, *op. cit.*, t. 2, p. 1035.

Concernant la prophylaxie générale, ils s'intéressent particulièrement à la prostitution féminine considérée à l'époque, notamment par les tenants de l'ordre moral, comme le principal vecteur de la contamination vénérienne :

> Malgré les enquêtes les mieux conduites, malgré tous les efforts de l'administration pour éviter à une fille « la mise en carte », notamment si la fille est mineure, on ne peut éviter les erreurs ou les abus ; aussi le caractère infamant et parfois arbitraire et injuste de cette mesure, devait-il naturellement provoquer une indignation légitime, au nom du Droit et de la Morale, de la part d'un grand nombre d'adversaires de la Réglementation.
> A-t-on le droit de soumettre des femmes à l'obligation des visites sanitaires ? On sait que ces visites ont lieu tous les huit jours pour les prostituées dites « en maison », et tous les quinze jours pour les prostituées libres, qui doivent, à dates fixes, se rendre à un dispensaire spécial. A-t-on le droit d'exposer des femmes aux représailles de la police des mœurs, trop souvent, il faut le reconnaître, maladroite pour ne pas dire plus ? A-t-on le droit enfin de les enfermer dans un hôpital-prison [[1]], si elles sont malades : ou de les retenir ensuite, par simple mesure administrative, après leur guérison apparente, si elles ont contrevenu à certaines ordonnances ou négligé certaines formalités ? [...]
> En nous plaçant à ce seul point de vue de l'efficacité des mesures sanitaires prises jusqu'à ce jour contre les prostituées, nous devons reconnaître que le nombre des femmes soumises à la visite obligatoire est infime, comparé au nombre total des prostituées. Ce sont, évidemment, les malheureuses dénuées de ressources qui sont seules pourchassées et détenues. Celles qui ont quelque argent ou bien qui occupent une situation élevée dans le monde de la galanterie, échappent à la réglementation et continuent à semer impunément la maladie.
> Le meilleur moyen de prévenir la syphilis est [...] de prévenir la prostitution pour ne pas avoir à la réprimer. En attendant que des mesures plus humaines soient prises contre les prostituées, que les responsabilités de l'homme et de la femme soient mieux établies, que la loi commune sanctionne, et punisse la transmission de la syphilis, il faut reconnaître que les résultats obtenus par la réglementation ne sont pas suffisants et que la syphilis, malgré les mesures sanitaires en vigueur, offre toujours un danger considérable.
> Une autre difficulté dans l'application de ces mesures tient [...] à la durée du traitement. Une fille reconnue syphilitique est internée et soignée jusqu'à ce que les lésions qu'elle présentait au moment de son arrestation soient « blanchies », puis elle est remise dans la circulation. Survienne un nouvel accident, nouvel internement et ainsi de suite, à moins que la fille, se sachant malade, ne se rende plus à la visite et devienne insoumise. En ce cas, le plus souvent, elle ne se soignera plus du tout, et continuera, en se cachant, à propager la maladie.
> Le traitement dont nous disposions jusqu'ici exige de longs mois et ne met pas à l'abri des récidives de plaques muqueuses, auxquelles les malades restent très

[1] La tristement plus célèbre étant à Paris la prison-hôpital Saint-Lazare, que l'on retrouve dans la littérature de l'époque, même dans la chanson, *À Saint-Lazare*, créée par Aristide Bruant en 1887 et enregistrée par lui en 1905.

longtemps exposées. L'importance de ces plaques muqueuses au point de vue de la contagion est [...] considérable[1].

Concernant la prophylaxie individuelle, ils écrivent :

> Nous ne ferons que signaler l'importance extrême qu'il y a à examiner avec le plus grand soin les nourrices au sein et leurs nourrissons. L'examen de la nourrice et de son enfant d'une part, l'examen du nourrisson qu'on lui confie, d'autre part, ont une égale importance, car la contagion est possible des deux côtés. De même certaines professions, comme celles des souffleurs de verre, des infirmiers, exigent des soins particuliers. Les médecins, les chirurgiens et les spécialistes (ophtalmologistes, laryngologistes, vaccinateurs, etc.), peuvent, s'ils ne prennent pas toutes les précautions antiseptiques nécessaires, contaminer un malade par l'intermédiaire d'un instrument. Les mêmes mesures de propreté doivent être prises dans la famille ; le syphilitique doit avoir ses couverts de table, ses objets de toilette particuliers. Il s'abstiendra de caresses dangereuses pour les siens.
>
> Dans le but de mettre en garde les jeunes gens contre les dangers de la syphilis, la Société de Prophylaxie sanitaire et morale et son Président le professeur Fournier se sont efforcés de répandre des enseignements sur le péril vénérien, pour les jeunes gens des deux sexes, mais ces enseignements, dont l'utilité au double point de vue sanitaire et moral est incontestable, ne peuvent malheureusement suffire.
>
> L'usage du *condom* [préservatif] peut donner quelques résultats, mais on ne peut, pour une infinité de raisons, compter beaucoup sur ce moyen prophylactique, qui n'est cependant pas sans valeur[2].

Dans la suite, les deux médecins recommandent aux fornicateurs des deux sexes de se badigeonner (avant ou après l'acte...) avec d'improbables pommades, notamment à base de calomel (minéral qui est la forme brute du chlorure de mercure), *un produit extrêmement toxique* !

Pour conclure cette section, nous rapportons cet extrait du *Tournant* de Klaus Mann qui peut surprendre et nous laisse dubitatif. Si René Crevel a vraiment tenu les propos qui suivent, ne les aurait-il pas prononcés sous forme de provocation et, sous l'énormité de l'aveu, ne se serait-il pas dédouané de sa syphilis en rendant responsable l'hérédité et en accablant son père (pour lequel il a toujours laissé entendre une grande affection) ? Klaus Mann évoque la mère de Crevel :

> Madame était puritaine ; [René] la choquait par ses obscénités. Il prenait plaisir à plaisanter en société du suicide de son père, car il savait que la veuve cherchait à cacher cette honte familiale. Ce n'était pas assez que monsieur Crevel

[1] Dr Paul-L. TISSIER et Dr P. BLONDIN, *Traitement de la syphilis*, Paris : A. Maloine Éditeur, 1912 (396 p.), pp. 68-69.
[2] *Ib.*, pp. 69-70.

> Senior se fût tué (madame le trouva un soir pendu dans son salon où elle s'apprêtait justement à recevoir des hôtes distingués) – il avait également été fou et syphilitique au dernier degré, s'il fallait en croire le récit effroyable et joyeux de son fils. Charmante idée, n'est-ce pas, de mettre, dans ces conditions, un enfant au monde ! « Ma bonne maman était trop pieuse pour se faire avorter, expliquait le fils avec une gaieté désespérée, quoiqu'elle sût que je serais malade... Les péchés des pères... on connaît. Maintenant, c'est moi qui dois payer pour les vices du Vieux Monsieur – et pour la vertu de son épouse[1]. »

Il est nécessaire d'ajouter que rien, dans notre corpus, ne permet d'attester que le père de René fût fou et syphilitique. De plus, Eugène Crevel n'avait pas eu le temps d'être un « Vieux Monsieur » car il s'est suicidé à l'âge de quarante-sept ans.

5. La tuberculose (à partir de 1926)

Dans le roman crevellien, elle est seulement diagnostiquée en 1926 bien que, selon nous, elle le fut dès 1924-1925. René Crevel mourra tuberculeux comme nous l'avons vu, la tuberculose ayant touché en plus de ses poumons, ses intestins et ses reins ; la médecine de l'époque fut impuissante à le guérir.

La tuberculose était, depuis la deuxième moitié du XIXe siècle, considérée, avec l'alcoolisme et la syphilis, comme une maladie à cause sociale (pauvreté, malnutrition, insalubrité des logements, manque d'hygiène, sexualité...). Il est évident qu'elle a concerné toutes les classes sociales (même si la littérature de l'époque accable les classes populaires) à cause de sa grande contagiosité qui s'opérait principalement par les voies respiratoires.

Avant d'entrer dans les définitions de l'époque, nous tenons à présenter le cas de Fañch Abgrall (Francis Louis dit Fañch), 23.05.1906-11.03.1930, un jeune Breton du Finistère, surdoué, dont le roman autobiographique (le narrateur s'appelle Rosmor, son double) *Et moi aussi j'ai eu vingt ans !* [2] nous a bouleversé. À l'inverse de Crevel qui, nonobstant ses problèmes pécuniaires, a eu une existence de malade riche en se faisant soigner dans les meilleurs sanatoriums, notamment suisses, Fañch fait vivre au lecteur son parcours de malade pauvre : « Ce furent les ressources qui s'épuisent, l'aveu pénible, et la rageuse exigence du pain quotidien, inexorable antienne des gueux ! [...] Chaque jour, à la femme aux dents longues, des milliers de pauvres hères sacrifient. » Avant qu'il ne rejoigne ces « milliers de pauvres hères », « la femme aux dents longues » allait lui laisser un délai de quelques malheureuses années, passées pour la plupart à souffrir : Fañch mourra quelques mois avant son vingt-quatrième anniversaire.

---

[1] Klaus MANN, *Le Tournant*, *op. cit.*, p. 225.

[2] Fañch ABGRALL, *Et moi aussi j'ai eu vingt ans !* et autres œuvres [*Alan Kerven* (roman), *L'âme en peine* (nouvelle), *Contes du Yun et de l'Arrée* (contes), *Luc'hed Ha Moged* (poèmes)], Préface de Jean-Marc ABGRALL, Rennes : Terre de Brume, 2000, 288 p.

Fañch-Rosmor a été contaminé par la tuberculose à l'âge de dix-sept ans et en est mort sept ans plus tard. Issu d'un milieu modeste, boursier, il n'aura de cesse jusqu'à sa mort de se cultiver et d'écrire. En effectuant les démarches pour obtenir les soins gratuits de l'Assistance Publique, Rosmor découvre le diagnostic du médecin : « Tuberculose pulmonaire / Début » ; « Mais je ne suis pas dupe » écrit-il. Face à sa mère qui lui avait caché le résultat de l'examen radiologique (« ombre sur le poumon droit »), il se « ressaisi[t] en [s'] armant pour la lutte. L'école de la douleur. [Il] devine [son] énergie qui se retrempe et la rancune coléreuse qui [le] dresse pour le combat[1] ».

Le roman va dès lors dérouler ce combat contre la maladie, avec force écrits cliniques et thérapeutiques dans un dispensaire[2] puis un sanatorium bretons. Nous le retrouverons en aval dans la section suivante consacrée aux traitements.

Faisant la synthèse des connaissances médicales de l'époque, voici comment le *Larousse* de 1923, définit la tuberculose :

> La tuberculose est une maladie infectieuse, contagieuse, qui se généralise rarement, sauf chez les jeunes enfants [...]. Elle est caractérisée, au point de vue microscopique, par la présence d'un microbe, et au point de vue macroscopique par la réaction organique qui produit le tubercule.
> Le microbe, dit *bacille de Kock*, résiste à chaleur sèche à 100°, même après trois heures ; l'ébullition, au contraire, le détruit en quelques minutes. La putréfaction, la congélation, etc., n'ont aucune action sur sa vitalité : le soleil, le grand air l'atténuent rapidement, ainsi que divers antiseptiques (sublimé, formol, etc.).
> La contagion se fait surtout par les voies respiratoires, l'ingestion, l'inoculation par la peau, les relations sexuelles, etc. Le cas le plus fréquent de contagion est dû aux crachats qui se dessèchent, se réduisent en poussières, et sont alors inhalés ; les bacilles pénètrent dans les poumons, s'y localisent, ou, entraînés par la circulation sanguine ou lymphatique, vont infecter les ganglions du cou ou

---

[1] *Ib.*, p. 40.

[2] « La loi du 15 avril 1916 instituant des dispensaires d'hygiène sociale et de préservation antituberculeuse, dit loi Léon Bourgeois, allait étendre à toute la France le réseau mis en place par la Ligue du Nord [de lutte contre la tuberculose, créée en 1900 et dirigée à Lille par Calmette qui était aussi le directeur de l'antenne lilloise de l'Institut Pasteur], avalisant ainsi les conceptions avant-gardistes de Calmette [a]. »

[a] Pierre-Louis LAGET, « La réception du modèle sanatorial germanique dans les milieux médicaux français », *Actes du Colloque Les quinze glorieuses de l'architecture sanatoriale*, Passy, le plateau d'Assy, les deuxièmes rencontres d'Assy, 15 juin-30 septembre 2006, p. 32.

Rappelons que le docteur Albert Calmette (1863-1933) est à l'origine du BCG (**B**acillum **C**almette-**G**uérin), vaccin qui commencera à être inoculé aux nourrissons en 1924. Mais il faudra attendre l'après-guerre pour qu'il se généralise en France et devienne obligatoire à partir de 1950 ; Albert Calmette, sans être formellement opposé aux sanatoriums, pensait qu'il était plus judicieux et moins dispendieux de travailler sur la prophylaxie en créant des dispensaires plutôt que de construire des sanatoriums. Leur construction très coûteuse – pour un bénéfice de santé publique quasiment nul – se poursuivra pourtant en France jusqu'aux années 1960...

du thorax, le larynx, les articulations, les os, la plèvre, le péritoine, le testicule, etc. ou provoquent dans la peau le lupus.

Tuberculose pulmonaire. Causes. Pour que la maladie se développe, il faut des causes prédisposantes. C'est ainsi que la tuberculose est plus répandue dans les villes que dans les campagnes, qu'elle apparaît plus fréquemment partout où l'air et la lumière manquent. Les personnes dont les parents sont morts de la tuberculose sont plus facilement atteintes, non pas que l'on naisse tuberculeux (cas très rare), mais *l'on naît tuberculisable* [*sic*] ; enfin, il existe des prédispositions individuelles reconnaissables à la blancheur de la peau, aux pommettes rouges, à l'étroitesse de la poitrine, à la couleur blond vénitien des cheveux ou de la barbe, etc.

Évolution de la maladie. Une fois l'organisme infecté, avant l'apparition des symptômes nets, on a noté : la phosphaturie, des névralgies, des troubles menstruels, des troubles digestifs, l'amaigrissement, les palpitations, etc. Puis, la toux apparaît, sèche, brève, un peu convulsive, s'accompagnant bientôt de crachats peu abondants *qui contiennent des bacilles* : parfois déjà l'hémophtysie se produit. L'examen du thorax doit être fait avec grand soin : *la percussion, l'auscultation* permettent de faire le diagnostic et de suivre l'évolution de la maladie.

Le tuberculeux se cachectise rapidement : son amaigrissement devient extrême et le malade succombe. L'évolution de la maladie est variable : très longue chez certains héréditaires, plus rapide chez des individus sans prédisposition, elle peut affecter la forme galopante (phtisie aiguë), qui évolue en deux ou trois mois, ou la forme granulique, qui ne dure que quelques semaines[1].

Afin d'éviter les redites, nous invitons le lecteur à se reporter à la section suivante (les traitements de la tuberculose) pour les différents traitements et opérations subis par Crevel dans le cadre de la thérapeutique mise en place. Nous ne signalons donc ici pour la tuberculose de René Crevel que l'hémoptysie.

Les crises d'hémoptysie (à partir de 1929)

Au cours de sa tuberculose, Crevel signale plusieurs épisodes aigus au cours desquels il crache du sang (c'est la définition d'hémoptysie). La première entrée dans le corpus date de 1929 mais il est probable qu'elles eurent lieu dès 1926. Les crises d'hémoptysie, si elles sont douloureuses et désagréables, ont pour avantage d'alerter le malade sur l'état de ses poumons en le poussant à consulter un médecin. La littérature du XIXe et de la première moitié du XXe abonde de mouchoirs blancs tachés de rouge.

Enfin, à la lumière de ce que nous venons de lire, tant sur la syphilis que sur la tuberculose, on voit que ce que décrit Crevel, notamment dans ses lettres à Jouhandeau en 1926, ainsi que nous l'avions souligné en amont, peut aussi bien correspondre à la symptomatologie syphilitique que tuberculeuse.

---

[1] *Larousse* 1923, *op. cit.*, t. 2, p. 1157.

6. L'abcès anal (à partir de juillet 1927) et l'abcès de fixation (1928)

Les descriptions cliniques fournies par René Crevel nous ont fait penser de prime abord, notamment à cause de sa présence chez des sujets jeunes et de sa fréquente récidive, à un « kyste pilonidal » (selon nos recherches, cette dénomination n'existe pas dans la nosographie de l'époque alors que ce kyste avait pourtant été décrit dès 1833 par le médecin britannique William Worrall Mayo, 1819-1911).

« Abcès » est défini ainsi par le *Larousse* de 1923 : « XVIe siècle. Emprunté du latin *abscessus*, participe passé substantivé de *abscedere*, s'éloigner, quitter ; se former en abcès. » ; et par le *Dictionnaire de l'Académie française*, 9e éd. : « Amas de pus dans une cavité accidentelle ou naturelle du corps [...]. On distingue les abcès chauds ou inflammatoires et les abcès froids, d'origine tuberculeuse[1]. »

Voici comment la littérature médicale aborde le kyste pilonidal aujourd'hui :

> Le kyste (aussi appelé sinus) pilonidal (en rapport avec des poils) est une cavité qui se forme sous la peau. Elle est secondaire à l'accumulation de poils ayant pénétré dans le derme le plus souvent par une petite fossette présente chez certains individus au niveau du sillon inter-fessier. La localisation la plus fréquente concerne la région sacro-coccygienne (d'où l'ancienne dénomination de kyste sacro-coccygien).
>
> Pathogénie
>
> Des poils libres, cassés et donc « pointus », pénètrent au niveau des « fossettes » du sillon inter-fessier. Ces poils migrent sous la peau, créant ainsi un trajet fistuleux qui part en profondeur, et s'étend le plus souvent vers le haut du sillon inter-fessier et vers la gauche. Une fois prisonniers sous la peau dans ce trajet fistuleux, ces poils se comportent comme des corps étrangers et déclenchent une réaction inflammatoire [...], [et prennent] la forme d'un pseudokyste (sans paroi propre). Ce pseudokyste sous-cutané peut rester peu inflammatoire et donc quasiment invisible ou aller jusqu'à s'infecter. L'infection dans le pseudokyste peut aboutir à un abcès aigu, et à la formation d'un orifice cutané fistuleux quand il se perce à la peau.
>
> Fréquence
>
> Cette maladie concerne l'adulte jeune, avec une nette prédominance masculine (75%). L'incidence globale dans la population générale est estimée à 26/100 000.
>
> Les facteurs favorisants communément admis sont une pilosité marquée, une peau grasse, une surcharge pondérale (IMC > 25), un pli inter-fessier profond, un manque d'hygiène, la position assise plusieurs heures par jour et des frottements répétés et une histoire familiale[2].

---

[1] *Larousse* de 1923, *ib.*, t. 1, p. 4.

[2] Pr Jean DENIS, Dr Béatrice VINSON-BONNET (déc. 2008), relectures : Dr Élise POMMARET (mars 2015), Dr Alix PORTAL (sept. 2022), « Le kyste pilonidal », Société Nationale Française de Colo-Proctologie (SNFCP), (page consultée le 24.11.2024) < https://www.snfcp.org/informations-maladies/fistules-anales-suppurations/le-kyste-pilonidal/ >.

On voit donc que la piste du kyste pilonidal ne peut être complètement écartée concernant René Crevel. Ajoutons que l'abcès décrit par lui fait plus penser à un abcès anal que rectal (ce dernier étant plus difficile à traiter dans les années 1920-1930, le rectum étant bien sûr moins accessible), voire à un abcès périanal (à l'entrée de l'anus, donc externe au contraire de l'abcès anal, interne). Mais face à la clinique fournie par Crevel (concernant notamment les suppurations extrêmement abondantes décrites par lui, il parle de litres de liquide purulent !), d'autres pistes trouvent une crédibilité. Au regard de ce qui a été exposé en amont concernant la syphilis et la tuberculose, on ne peut exclure ces ceux pistes pour déterminer l'étiologie de cet abcès.

Dans une lettre à Étienne de Beaumont citée en amont, Crevel parlait d' « un abcès dit de fixation [1] » (appelé aussi « abcès de dérivation »), une technique thérapeutique créée en 1900. Le *Larousse* de 1923 fournit dans le même article deux définitions :

> Abcès produit artificiellement, pour fixer en un point de l'organisme une infection diffuse.
> Abcès provoqué à l'aide d'une injection sous-cutanée d'essence de térébenthine et qui constitue un moyen, parfois héroïque, de traiter les grands processus infectieux (grippe, pneumonie, infection puerpérale, etc.)[2].

Le docteur Jacques Carles, en 1903 décrit l'opération :

> Provoquer artificiellement la formation d'abcès dans les états infectieux où l'on peut voir survenir de la suppuration ; mais créer cette pyogénèse [*i. e.* production de pus] en un point où la lésion locale sera facile à traiter et n'entraînera que des inconvénients nuls ou médiocres, telle est la règle dont on ne devra jamais se départir. On verra de la sorte, au prix d'une suppuration localisée et prompte à guérir, s'atténuer ou disparaître les signes d'une infection généralisée peut-être mortelle[3].

Dans une observation d'une tuberculose pulmonaire traitée (entre autres) par un abcès de fixation, le docteur Carles explique que celui-ci a été créé à la cuisse du patient[4]. Cela éclairerait peut-être la confusion dans laquelle on se trouve à la lecture des écrits de Crevel qui aurait donc *à la fois* souffert d'un abcès anal (là-dessus, il est explicite) mais aussi à la jambe (le fameux abcès de fixation). Comment faire la part des choses quand il évoque un abcès jambier pour ne pas avouer le honteux abcès anal ?

---

[1] « Lettre à Étienne de Beaumont, Grand Hôtel du Palais, Pau, Pyrénées-Atlantiques (25.12.1928) », *René Crevel, Les inédits, lettres, textes*, *op. cit.*, p. 87.
[2] *Larousse* de 1923, « fixation », *op. cit.*, t. 1, p. 879.
[3] Dr Jacques CARLES, *Les abcès de fixation dans les maladies infectieuses et les intoxications*, Paris : J.-B. Baillière & Fils Éditeurs, 1903 (156 p.), p. 11.
[4] *Ib.*, p. 48.

L'absence de données dans le corpus ne permet pas d'aller plus loin. Mais il est tout à fait crédible que les médecins de Pau où séjournait alors Crevel aient tenté la thérapeutique de l'abcès de fixation en traitant concomitamment l'abcès anal. Enfin, nous ignorons si les définitions, au sens figuré, étaient aussi communes dans les années 1920-1930 qu'elles le sont aujourd'hui ; elles concernent le champ littéraire, social (mais aussi psychiatrique !) : « Crever, vider l'abcès, intervenir vigoureusement, employer des moyens énergiques pour clarifier une situation troublée ; tactique consistant à laisser des troubles sociaux se développer sur certains points où l'on peut les contrôler plus facilement[1]. » On l'aura compris, il s'agit d'un leurre (subterfuge...) qui consiste à accentuer artificiellement un sujet pour en fixer l'intérêt en le détournant d'autres sujets plus importants.

7. L'hyperhidrose (à partir de 1930)

Nous savons tous que les natures anxieuses ont tendance à transpirer plus que les autres, et notamment lors de crises d'angoisse. Il y avait donc un terrain favorable pour que cette pathologie se développe chez René Crevel, grand nerveux anxieux et angoissé.

La surabondance de sudation, qui peut toucher tout le corps mais avec une prédilection pour les mains et les pieds, est particulièrement invalidante et pose un problème pour la vie sociale car elle s'accompagne souvent de mauvaises odeurs.

Le *Larousse* de 1923 n'ouvre pas une entrée pour l'hypersudation. Pourtant, dès 1881, à propos de l'étiologie de ce qu'il appelle « le mal plantaire perforant » nous retrouvons le professeur Joseph Grasset qui établit un lien avec « des lésions du système nerveux[2] », sans occulter d'autres causes. La piste nerveuse est assez crédible pour René Crevel étant entendu que son système nerveux était en très mauvais état, sans que l'on puisse écarter les conséquences de la tuberculose ou de la syphilis. Nos recherches n'ont rien donné de pertinent dans la littérature médicale de l'époque concernant l'étiologie et la pathogénie.

8. L'entérite-membraneuse (juillet 1930)

L'entérite est une inflammation de l'intestin grêle dont l'étiologie est complexe à cause des différents facteurs qui peuvent la provoquer. On parlera de colite pour le colon et d'entérocolite quand l'intestin grêle et le colon sont touchés.

Les causes peuvent être bactériennes, virales ou parasitaires mais aussi d'origine nerveuse. Concernant René Crevel, nous l'avons cité en amont à

---

[1] *Dictionnaire de l'Académie française*, 9e édition.

[2] Dr J. GRASSET, *Traité pratique des maladies du système nerveux*, 2e éd., Montpellier : Camille Coulet, Libraire-Éditeur et Paris : Adrien Delahaye & E. Lecrosnier, Libraires-Éditeurs, 1881 (1096 p.), pp. 717-718.

propos de la syphilis (*Larousse* 1923), on peut penser que son origine est donc virale. Mais la littérature médicale parle également d'entérite à propos de la tuberculose intestinale. Dans le doute et dans le manque d'informations précises, nous avons préféré la traiter à part, sans la rattacher aux deux principales infections de Crevel.

À propos de l'entérite-membraneuse, le docteur Cautru indique que

> de nombreuses causes sont invoquées pour en expliquer la production, qui paraissent très différentes les unes des autres. En dehors cependant de la cause purement nerveuse, [...] tout se résume dans un trouble vaso-moteur intestinal avec irritation de la muqueuse : abus des purgatifs, des grands lavages caustiques, lithiase intestinale, infection due à une sécrétion biliaire insuffisante, acidité du chyle par hyperchlorhydrie, etc.[1]

Nous allons voir dans la section suivante consacrée aux traitements que René Crevel a été soumis plusieurs fois à des purges intestinales qui ont dû endommager ses intestins et fragiliser ses cicatrices (il écrit d'ailleurs qu'elles « ont craqué[2] »).

De son côté, le professeur Frédéric-Julien Collet précise à propos de l'entérite muco-membraneuse :

> C'est une affection « follement fréquente ». Rarement isolée, elle coexiste souvent avec l'entéroptose [affaissement de l'intestin], et survient surtout chez les femmes, chez les neurasthéniques ou les hystériques, chez les goutteux ou les hémorroïdaires. La constipation et une vie sédentaire sont aussi des causes adjuvantes très fréquentes.
> Symptômes. — La maladie est caractérisée par la présence à la surface des matières fécales de glaires analogues au blanc d'œuf ou de longs rubans muco-membraneux simulant quelquefois des lombrics. La constipation est habituelle ; elle alterne avec des débâcles qui ne sont pas franchement diarrhéiques, mais se composent d'une sérosité mêlée de scybales [selles de petite taille, endurcis et arrondis]. Des douleurs siégeant dans la fosse iliaque ou au niveau du côlon surviennent à tous les moments de la journée le plus souvent sous la forme de paroxysmes ou de coliques intestinales[3].

En conclusion, la piste étiologique la plus probable reste la tuberculose intestinale.

---

[1] Dr CAUTRU, *Entérite muco-membraneuse – Pathogénie de la colite*, « Communication faite à la Société de Thérapeutique de Paris – Séance du 25 janvier 1903 », Paris : Octave Doin Éditeur, 1905 (15 p.), p. 3.

[2] « Lettre à Georges Poupet, La Moubra, Montana, Suisse (01.07.1930) », *René Crevel – Lettres de désir et de souffrance*, *op. cit.*, p. 257. Citation donnée en amont.

[3] Pr Frédéric-Julien COLLET, *Précis de pathologie interne*, t. 1 (*Système nerveux, Appareil digestif et annexes, Appareil urinaire*), Paris : Octave Goin Éditeur, 1907 (868 p.), p. 575.

9. Début de néphrite (juillet 1930)

Bien qu'apparemment, il ne soit pas question de néphrite aiguë concernant René Crevel, il a semblé pertinent de reproduire ce qu'en disait le professeur Collet, notamment à propos des substances toxiques :

> On appelle néphrite aiguë l'inflammation aiguë du parenchyme rénal [Parenchyme : « Tissu fonctionnel d'un organe, par opposition au tissu conjonctif de soutien. », *Dict. de l'Académie française*, 9e éd.].
> Étiologie. —Les principales causes des néphrites aiguës sont :
> 1° Des maladies infectieuses et des intoxications. Parmi les infections figurent la scarlatine, les angines aiguës, la diphtérie, la pneumonie, le choléra, la dothiénentérie, les septicémies ; parmi les substances toxiques, la cantharide, *le phosphore, l'arsenic, le mercure* [s. p. n.] et les balsamiques. De ces deux catégories de facteurs, ce sont les infections qui jouent de beaucoup le principal rôle dans l'étiologie des néphrites aiguës, de même que l'intoxication est au contraire la principale cause des néphrites chroniques ;
> 2° La grossesse et l'état puerpéral ;
> 3° Les dermatoses et les brûlures étendues.
> On a beaucoup incriminé le traumatisme ou le froid ; on s'accorde aujourd'hui pour restreindre l'importance des néphrites *a frigore* [latin : « par le froid »], et pour considérer le froid comme une cause occasionnelle venant ajouter son action à celle plus importante de l'infection ou de l'intoxication, par exemple dans la néphrite scarlatineuse qui se produit le plus souvent à l'occasion d'un refroidissement. Il n'en est pas moins vrai que la néphrite *a frigore* doit être cliniquement maintenue, dans un certain nombre de cas où l'infection nous échappe. — Enfin, assez souvent, la néphrite aiguë vient se greffer sur une néphrite chronique évoluant insidieusement depuis plus ou moins longtemps[1].

Contenu du traitement antisyphilitique auquel il fut soumis, notamment à base d'arsenic et de mercure, on peut comprendre que ses reins finirent par être sérieusement endommagés. De surcroît, nous avons vu que les résultats d'analyses de juin 1935 mentionnaient une tuberculose rénale.

10. Autres douleurs et problèmes de santé

Nous n'allons pas développer ces différentes pathologies parce que, d'une part, René Crevel ne les cite qu'une ou deux fois dans le corpus et, d'autre part, leur étiologie n'a guère varié depuis l'époque étudiée ; de plus, elles sont bien connues par la plupart des lecteurs. Nous les avons mentionnées comme rappel, car elles se devaient de figurer dans cette liste hallucinante des maux endurés par René et qui ont fait partie de sa décision d'en finir avec cette vie de douleurs. La plupart des problèmes pointés par lui sont les conséquences des traitements et des opérations infligés à son corps affaibli, décalcifié, empoisonné par les traitements aux métaux (mercure, arsenic, aluminium, etc.).

---

[1] *Ib.*, p. 788.

Ainsi, il mentionne (liste non exhaustive !) :

– une piqûre de « mouche à vache » entraînant fièvre et alitement (juillet 1928) ;

– des douleurs dorsales (octobre 1929 et juillet 1931) ;

– des douleurs dentaires avec l'extraction d'une dent, puis de plusieurs (novembre 1929 et février 1930) ;

– le cœur « un peu détraqué » (novembre 1930) ;

– une grippe intestinale (mai 1931) ;

– des problèmes hépatiques (mai 1931) ;

– du diabète (mai 1931) ;

– l'opération d'un ongle incarné purulent (août 1934).

À cette liste, il faudrait ajouter les céphalées dont il a toujours souffert par intermittence (la littérature médicale les relie potentiellement à la neurasthénie), l'asthénie dont il se plaint à plusieurs reprises dans ses lettres, et, après la thoracoplastie, une douleur au bras s'étendant à la main, devenue chronique et qui, d'après ses écrits, se réveillait en fonction du climat.

III. Les principaux traitements (médicamenteux, chirurgicaux...)

Nous avons déjà évoqué la difficulté de départager les thérapies antisyphilitiques des thérapies antituberculeuses. Nous en appelons à nouveau au docteur Émile Sergent qui distingue « le syphilitique devenu tuberculeux du tuberculeux devenu syphilitique[1] », ce qui ne va pas beaucoup nous éclairer concernant René Crevel puisque nous sommes dans l'incapacité objective de déterminer une chronologie des contaminations. Pour le premier cas, il préconise « sans négliger pour cela le précieux adjuvant que constitue la cure d'air, de repos et de suralimentation, la première indication thérapeutique est-elle de recourir à l'administration du traitement mercuriel. Je dis mercuriel car la médication iodurée [...] doit être rigoureusement proscrite en pareil cas ». Pour le deuxième cas :

> [...] Lorsque la tuberculose est peu avancée et d'allure peu sévère, elle peut supporter le choc de la syphilisation intercurrente, et, après avoir ou non subi, de ce fait, une exaltation plus ou moins temporaire, y trouver, dans la suite, une source de guérison ; la syphilis, en effet, favorise souvent le processus de sclérose et de cicatrisation fibreuse des lésions tuberculeuses. À ce moment, la tuberculose, qui pourtant avait précédé la syphilisation, est améliorable par le traitement mercuriel qui modifie avantageusement le terrain sur lequel elle s'est acclimatée[2].

Sans le mercure, point de salut !

---

[1] Dr Émile SERGENT, *op. cit.*, p. 153.

[2] *Ib.*, pp. 153-154.

1. La posthectomie et ses conséquences traumatiques (1903)

Nous avons beaucoup écrit au chapitre III sur les dégâts psychologiques provoqués par cette mutilation intervenue chez l'enfant à l'âge de trois ans, en suspectant plus une chirurgie hygiéniste qu'une chirurgie nécessaire à l'élimination d'un phimosis ou d'un paraphimosis. Quelles que furent les motivations de l'opération, elles laissèrent chez l'enfant une blessure telle que cela lui fait écrire, comme nous l'avons vu en amont, que jusqu'à l'âge de trente-deux ans, il confondait dans ses rêves le sang et le sperme.

L'opération consiste à exciser le prépuce, ce qui laisse le gland à découvert, lequel perd forcément de sa sensibilité. Elle était réalisée sans anesthésie à l'époque et la douleur occasionnée chez les adolescents était censée les guérir de leurs pratiques masturbatoires. Il fallait compter deux à trois semaines pour la cicatrisation complète et il était impossible de se servir de sa verge en dehors de la miction.

Le *Larousse* de 1923 distinguait le phimosis congénital du phimosis accidentel : dans le premier cas, il recommandait « la circoncision », dans le second « les injections entre le prépuce et le gland [étaient] le meilleur remède[1] ». Le terme impropre de circoncision (réservé aux pratiques religieuses) était couramment employé à l'époque (Crevel l'emploie) et continue de l'être de nos jours.

2. La neurasthénie (à partir de 1924)

Le *Larousse* de 1923 écrit que « la thérapeutique est subordonnée à la cause, mais trois indications subsistent en tout cas : un régime alimentaire sévère, capable de restreindre les fermentations gastro-intestinales, le repos et l'isolement, les distractions, la gymnastique, enfin les médicaments : acide phosphorique, phosphoglycéroles, lécithine, bromures, etc.[2] »

Le professeur Collet, au début du XXe siècle, recommandait le traitement suivant :

> Il consiste d'abord à supprimer, si possible, la cause de la neurasthénie : c'est-à-dire les préoccupations, le surmenage intellectuel, les travaux ou les plaisirs excessifs. À ce point de vue le traitement moral peut jouer un très grand rôle.
> L'hydrothérapie, le massage, un exercice modéré sont généralement indiqués : en aucun cas il ne faut abuser de ce dernier, et dans les cas graves le repos prolongé au lit est parfois nécessaire.
> L'atonie gastro-intestinale sera combattue avec succès par la teinture de noix vomique (X gouttes, un quart d'heure avant chaque repas). Contre l'insomnie : un bain tiède prolongé le soir, immédiatement avant le coucher[3].

---

[1] *Larousse* 1923 : « Phimosis », t. 2, *op. cit.*, p. 569.
[2] *Ib.*, « Neurasthénie », p. 361.
[3] Pr F.-J. COLLET, *op. cit.*, p. 398.

René Crevel ne donne pas d'informations précises sur la manière dont sa neurasthénie fut traitée. On peut supposer que la thérapeutique signalée ci-dessus par le *Larousse* fut en partie mise en place, la cure psychanalytique avec René Allendy n'ayant rien donné.

On peut sourire de cette « consultation médicale » que donne Crevel à son ami Jouhandeau pour lutter contre la déprime mais elle est sans doute basée sur une partie du traitement qu'il reçut : « Je te donne une consultation médicale. Bois de l'huile de foie de morue, mange de la cervelle, du ris de veau, du foie de veau, des fruits, des légumes et *peu de sel*. Ce régime est paraît-il ce qu'il y a de mieux pour remonter les natures nerveuses. L'huile de foie de morue est magnifique. Tu bouffes une orange après, et ça va[1]. »

Enfin, il est établi sans surprise que c'est parmi les neurasthéniques que l'on trouve nombre de suicidés.

3. La tuberculose (à partir de 1926)

Après la Première Guerre mondiale qui avait vu la promulgation de la loi Léon Bourgeois du 15 avril 1916 (voir *supra*) afin d'endiguer « la peste blanche » qui faisait des ravages parmi les soldats, les autorités se mobilisent afin de poursuivre la lutte et promulguent le 7 septembre 1919 la loi dite Honorat qui impose l'implantation d'un sanatorium ou d'un préventorium dans chaque département. Le sanatorium sera considéré comme la panacée du traitement antituberculeux pendant toute la première moitié du XXe siècle, un endroit de claustration qui permettait aux équipes médicales de mettre en œuvre des thérapies complémentaires.

En amont de l'explicitation des traitements reçus par René Crevel, nous retrouvons Fañch Abgrall pour parcourir ceux qu'il a subis entre 1924 et 1930 dans sa Bretagne natale : sont-ils différents des soins des luxueux sanatoriums suisses ? Voilà ce qu'écrit le jeune Abgrall :

« Le pneumothorax essaiera ses jeunes mérites sur le cobaye que je commence à devenir. Comprimer un poumon par insufflations d'azote et d'air pendant une période de temps variant suivant que le malade résiste ou ne résiste pas[2]. » Pour ce faire, au dispensaire de Huelgoat (Finistère) où il commence à être traité le 21 mars 1924 (il n'a pas encore dix-huit ans), il doit résider dans un hôtel pendant un mois « pour faciliter le traitement » (p. 46) qui consiste à des séries de piqûres dont il ne spécifie pas la nature.

Rosmor (Fañch) entre ensuite au sanatorium de Cozbourg (Finistère) où il reste une longue année : « En entrant dans ce sanatorium de Cozbourg, je n'avais qu'un poumon malade. Maintenant, j'en ai deux. » (p. 55) L'auteur revient sur les traitements suivis (les termes en gras sont explicités en aval) :

---

[1] « Lettre à Marcel Jouhandeau, Le Grand Hôtel, Leysin, Suisse (s. d., décembre 1929) », *René Crevel – Lettres de désir et de souffrance*, *op. cit.*, p. 223.
[2] Fañch ABGRALL, *op. cit.*, p. 45.

> Au bout de trois mois de ma présence ici, réconforté, je criais déjà victoire, lorsqu'un épanchement pleural consécutif au **pneumothorax** me terrassa. Un mois de fièvre intense avec la hantise continuelle de la fin prochaine ; une longue convalescence. Et puis ce fut la cruauté des **ponctions** et la douloureuse tentative de l'**oléo-thorax**. Tous les huit ou dix jours, étouffant, n'en pouvant plus, le cœur affolé, on me retirait du liquide par litres qu'on remplaçait par de l'**huile goménolée**. On y ajouta même (je ne m'en doutais pas) quelques sérums à l'essai dont on attendait des résultats probants. Je faillis y laisser ma peau, mais que diable ! il faut bien employer les nouveaux remèdes.
> Depuis six mois, ce régime de ponctions m'exténue. Je vais de mal en pis. / Je ne mange plus. À peine un dessert de temps à autre[1].

En rémission, il quitte le sanatorium et retourne dans ses monts d'Arée afin de se revigorer. « J'ai foncé tête baissée dans les imprudences » (p. 63) écrit-il. « Cet acompte pris sur le plaisir malgré la formelle interdiction, je l'ai payé cher. » (*ib.*) Mais « je voulais fêter un peu mes vingt ans, leur donner le baptême de l'amour et du soleil et si la froide saison n'a pas tardé à me reprendre dans son manteau gelé, j'ai du moins joué ma chance ». (*ib.*) Il rechute :

> Le liquide est revenu, tiraillant ma plèvre douloureuse. [...] Je maigris, je tousse, je crache. Il m'est impossible de manger. [...] Je deviens maussade, taciturne et je vais à grands pas vers la neurasthénie. Et je suis insociable, malgré l'été splendide où croule la blondeur des moissons. Dieu sait si ma souffrance physique n'est rien auprès de ma torture morale. C'est à devenir fou, d'une folie lancinante que nulle psychie n'analysera.
> Impuissant contre le mal, le docteur Darsel en suit les progrès à la radio. [...] Il a encore fallu me ponctionner et comme le liquide s'épaissit, devient purulent, on a dû employer les grosses aiguilles[2].

Rosmor demande au docteur Darsel s'il peut s'en tirer ; à la réponse évasive du médecin – « Il y a toujours des ressources... –, il rétorque : « Après tout, il me reste mon révolver. / Je ne mens pas. À la hauteur de ma ceinture je sens le dur contact d'une crosse. Suis-je lâche, ou aimé-je trop la vie ? » (p. 65)

Alors que Rosmor se trouve dans une phase de rémission, Luc, Parisien, trente ans, beau, riche, un nouvel ami depuis six mois, venu on ne sait pourquoi soigner ses poumons en Bretagne – que Rosmor a rencontré par hasard dans un cabinet de consultation –, tuberculeux depuis cinq ans, envoie son chauffeur chercher le jeune Breton car il a des confidences à lui faire autrement que par téléphone. Le Parisien est pessimiste : « [...] Contre la nocivité de notre mal, je ne crois pas qu'il y ait jamais [*sic*] de remèdes efficaces. » (p. 67) La réalité médicale de 1926 ne lui donne pas tort... « L'amitié va jusqu'au portefeuille, mais généralement sans l'ouvrir. Luc a toujours le sien

[1] *Ib.*, pp. 57-58.
[2] *Ib.*, p. 64.

en main » (p. 69) et veut aider Rosmor qui refuse en cachant sa condition précaire. En fait, Luc l'a fait venir pour lui annoncer qu'il rentrait à Paris pour se suicider et qu'ils ne se reverraient plus. Rosmor le quitte, « tout tremblant ». Un mois plus tard, il reçoit un faire-part qui signe le passage à l'acte de son ami (p. 70)[1].

Rosmor fait un voyage à Paris[2]. Un éditeur lui prend ses contes et lui donne deux-cents francs. Quelle joie pour un jeune auteur de vingt-et-un ans ! Cependant, il entre à l'hôpital Laënnec pour un mois d'observation (Laënnec était réputé à l'époque pour être à la pointe des traitements antituberculeux) . Il n'a reçu pour tout traitement que deux fois de **la teinture d'iode**, une fois sur le dos, une fois sur le ventre. Il en a assez et décide de partir pour retrouver ses monts d'Arée. Le roman se termine avec une histoire d'amour, en épargnant au lecteur la pénibilité de la mort de Rosmor, celle de Fañch tomba le 11 mars 1930, deux mois avant son vingt-quatrième anniversaire.

Explicitation des termes médicaux employés par Fañch Abgrall :

– **pneumothorax** (voir ci-dessous, avec les traitements subis par Crevel) ;

– **ponctions** (on trouve aussi dans la littérature le terme « thoracentèse ») : « [...] Si [leur] utilité est indiscutable et indiscutée lorsqu'il s'agit d'un très gros épanchement entraînant dyspnée, cyanose, asphyxie, risques de syncope grave par déplacement du cœur et compression des gros vaisseaux, il n'en est pas de même en ce qui concerne les cas beaucoup plus fréquents d'épanchement de moyen volume parfaitement toléré, en apparence[3]. » ; René Crevel a vraisemblablement subi de telles ponctions, même s'il n'en fait pas explicitement mention dans ses écrits ;

– **oléo-thorax** et **huile goménolée** : alors que l'on ponctionne le liquide pleural, est injectée une huile (« oléo ») goménolée : « [...] Nous aurions pu employer de l'huile pure, cependant nous y avons voulu joindre un antiseptique de sécurité et notre choix s'est fixé sur le Gomenol en raison de son grand pouvoir antiseptique, de son action modificatrice dans les tuberculoses locales [...], et aussi de son efficacité contre les suppurations bronchiques. De plus, l'innocuité du Gomenol démontrée par M. le Professeur Desgrez, permet de l'employer à doses fortes et répétées sans risque de toute réaction pénible

[1] Luc est un cas archétypique d'un neurasthénique qui, atteint d'une maladie létale, incapable de concevoir une guérison possible, préfère se suicider plutôt que de poursuivre des soins qu'il juge inutiles puisque voués à l'échec et, de surcroît, source de souffrances physiques et morales. On peut voir une certaine ressemblance avec le cas de René Crevel.

[2] Ah ! que n'a-t-il rencontré Vagualame ! Cette rencontre aurait pu avoir lieu car Fañch passa plusieurs semaines à Laënnec où Crevel se rendait à la même époque pour ses consultations avec le docteur Rist. Ces deux rebelles seraient devenus amis et leurs destins auraient peut-être changé...

[3] Dr Edmond THIN, *L'oléo-thorax, considérations théoriques sur l'action de l'oléo-goménal intra-pleural*, Paris : Amédée Legrand, Éditeur, 1923 (32 p.), p. 5.

ou de tout réflexe fâcheux, point capital pour un médicament devant être injecté dans la plèvre dont on connaît l'extrême sensibilité[1]. » ; René Crevel ne mentionne pas avoir reçu ce traitement ;

– **teinture d'iode** : Fañch ne subit qu'un simple badigeonnage mais on trouve dans la littérature la teinture d'iode utilisée par voie orale ou intraveineuse, ce qui ne laisse de surprendre. Les médecins, dans l'attente d'un sérum qui viendrait à bout du BK, cherchaient à tout prix à trouver une thérapeutique, fût-elle des plus farfelues. Voir cet ouvrage du Dr Louis Vigué qui consacre une section à son « Mode d'administration – Posologie[2] » ; nous n'avons pas trouvé dans les écrits de Crevel mention de la teinture d'iode dans ses traitements.

Nous avions déjà une idée après la lecture de la biographie de René Crevel une assez bonne idée des traitements subis par les tuberculeux. Le roman de Fañch Abgrall a fourni d'autres précisions, et a particulièrement bien montré les incidences désastreuses de la maladie sur le psychisme (nous n'avons pas retranscrit les pages remarquables de la vie de chambrée en sanatorium à laquelle Crevel a échappé).

Avant d'entrer dans le détail de certains traitements évoqués par René Crevel, revenons à une vue d'ensemble des traitements antituberculeux en cours dans les années 1920-1935.

Rappelons d'abord le traitement rapporté par le *Larousse* de 1923 à l'entrée « tuberculose » :

> Le pronostic est grave, mais pas forcément fatal, si le malade veut se soumettre à un *modus vivendi* qui peut se résumer dans les trois indications suivantes : *vivre à l'air pur, se reposer, se suralimenter.*
> Vie d'un tuberculeux dans un sanatorium ou à la campagne. Le sanatorium doit être établi en plein air, loin d'une agglomération, de préférence sur une hauteur. Le malade doit expectorer dans un crachoir de poche. Sa chambre est ouverte jour et nuit. On se couche vers 10 heures, on se lève à 8 heures. / L'alimentation comporte surtout de la viande, des œufs, des graisses, du lait, etc. La médication se borne à traiter les symptômes : fièvre, toux, hémoptysies ; quant aux corps anti-bacillaires, aucun n'a donné de résultats suffisants : la créosote [3] seule, administrée en lavement, semble devoir être conservée[4].

---

[1] *Ib.*, p. 11.

[2] Docteur Louis VIGUÉ, *Contribution à l'étude du traitement de la tuberculose pulmonaire par la teinture d'iode*, Montpellier : Firmin & Montane, 1922 (32 p.), p. 27.

[3] D'après le *TLFI*, la créosote est un « liquide huileux, incolore, jaunissant à l'air, de saveur brûlante, d'odeur forte, obtenu par distillation de goudrons végétaux, notamment du goudron de hêtre et utilisé, en thérapeutique, pour ses propriétés antiseptiques (sert aussi à rendre le bois imputrescible) », dont la dangerosité a été établie et a conduit à son interdiction aujourd'hui. Elle a été utilisée au XIXe siècle et au début du XXe siècle dans le traitement des douleurs dentaires, puis dans celui de la phtisie.

[4] *Larousse* de 1923, *op. cit.*, p. 1157.

Nous en resterons là pour ces généralités parcimonieuses pour nous intéresser aux traitements et opérations antituberculeux évoqués par René Crevel dans les chapitres I et III ; ils sont assez nombreux. Un point rapide va être fait sur chacun d'entre eux. Remarquons que pendant les années qui nous intéressent ici, l'approche physiologiste se conjugua aux approches hygiéniste, médicamenteuse et chirurgicale. Nous rappelons que certaines thérapeutiques ne concernent pas forcément la tuberculose. Nous les avons associées à la tuberculose en nous basant sur les données plutôt parcellaires fournies par René Crevel.

a) La climatothérapie (ou cure sanatoriale)

Elle reposait sur les bienfaits du soleil et du grand air. Elles étaient complétées, en plus des soins, par le repos et une bonne nourriture.

Les cures de soleil (l'héliothérapie)

Nous avons pu voir en amont les différentes et nombreuses prescriptions d'exposition au soleil que reçut René Crevel, lesquelles ne concernaient d'ailleurs pas la seule tuberculose puisqu'on lui conseilla d'exposer aux rayons de soleil son fessier !

> C'est probablement le médecin grison Oskar Bernhard qui le premier élabore au début du XXe siècle la théorie de l'héliothérapie : « Partant de l'expérience du paysan des Grisons qui, depuis toujours, conserve de la viande fraîche en l'exposant à la lumière et au soleil, j'ai essayé d'appliquer cet effet antiseptique de la lumière solaire sur des tissus vivants [...]. Le succès fut surprenant. Dès lors, ce succès m'incita à traiter toutes les plaies granuleuses directement aux rayons solaires et notamment les plaies tuberculeuses ouvertes. »
> Cette technique initialement utilisée – si l'on en croit son promoteur – pour la conservation de mets de boucherie – s'implante rapidement dans les stations sanatoriales de Suisse romande dès les années 1910. Leysin s'en fait une spécialité qui la rend mondialement connue. Le Haut-Plateau n'est pas en reste : l'évidence des chiffres des durées comparées de l' « insolation », que Ducrey sait agiter à bon escient, les transforme en une donnée publicitaire de poids, dont peuvent se prévaloir aussi bien les établissements héliothérapiques – comme la clinique de la Moubra, ouverte à la fin des années 1920 –, pour les patients atteints de tuberculose (notamment osseuse), que les hôtels et pensions envers leur clientèle venue profiter en altitude des bienfaits du soleil. [...]
> Les poumons des patients sont exposés à l'air sur des chaises longues, protégés du froid et du vent par d'épaisses couvertures, des toits et des cloisons latérales : il s'agit au fond de chambres où l'air en tant que qualité matérielle peut pénétrer librement[1].

---

[1] Vincent BARRAQ, « La station climatérique de Crans-Montana : un cas particulier d'une implantation sanatoriale en Suisse », *Actes du Colloque Les quinze glorieuses de l'architecture sanatoriale*, Passy, le plateau d'Assy, les deuxièmes rencontres d'Assy, 15 juin-30 septembre 2006, p. 37.

Dans une lettre déjà mentionnée en amont, Crevel écrit : « Je crois que Wolf, pour remplacer le soleil [le temps n'en finissait pas d'être exécrable], va me faire des ultraviolets[1]. » En effet, pour pallier le manque de soleil, les médecins n'hésitaient pas à exposer les malades aux rayons ultraviolets : l'actinologie (action thérapeutique de certains rayons sur le corps) était alors en vogue depuis le début du siècle, notamment dans les sanatoriums ruraux ou littoraux.

On sait aujourd'hui que l'héliothérapie n'a jamais permis de soigner la tuberculose et que les médecins de l'époque prescrivant cette thérapie exposaient leurs patients au cancer de la peau (mélanome) : « Les analyses statistiques démontrent que la plupart des expositions associées au mélanome mortel se sont produites entre 1910 et 1950, période où l'héliothérapie était courante[2]. »

Les cures d'air (l'aérothérapie)

Dès le début du XXe siècle, des médecins émirent des réserves sur les sanatoriums sans toutefois faire renoncer les politiques sanitaires qui continuèrent de promouvoir les sanas (et conséquemment de les construire !) jusque dans les années 1960 dans notre pays :

> Robert Teutsch, un médecin de Cannes qui avait suivi des malades en cure hygiéno-diététique et avait constaté par lui-même les maigres bénéfices qu'on pouvait en attendre, proféra les critiques les plus assassines. Non content de décrire les effets secondaires néfastes de la cure d'air par grand froid – rhinite, pharyngite, conjonctivite, blépharite, otite, angine – ce que personne n'avait pointé avant lui, il se lança dans une diatribe contre l'esprit sous-jacent aux institutions germaniques en affirmant que l'embrigadement des tuberculeux dans des établissements fermés où ils étaient soumis à une discipline draconienne et à un gavage forcé assimilé à de l'engraissement, relevait purement du caporalisme prussien, aucunement de pratiques médicales éprouvées[28].
>
> [28] TEUTSCH (Robert-Louis-Nicolas). « Les écueils du traitement hygiénique et de l'éducation prophylactique publique dans la tuberculose pulmonaire », *Bulletins et mémoires de la Société médico-chirurgicale de Paris*, 1901, séance du 25 novembre, pp. 483-497. [3]

On ne peut pas exclure que lors de ses séjours sur la Côte d'Azur, René Crevel ait consulté le docteur Teutsch (1878-19.. : ✝ après 1933), alors établi à Cannes ; outre ses publications sur la tuberculose, il avait publié en 1902 un

[1] « Lettre à Tota Cuevas, Pension Rychner, Davos, Suisse (s. d., fin de l'année 1934) », *René Crevel – Les inédits, lettres, textes*, *op. cit.*, pp. 201-202.

[2] Pr David KHAYAT, « Mélanome : l'héliothérapie, une pratique médicale obsolète et dangereuse », *Sciences et Avenir*, 2017 (page consultée le 24.11.2024), < https://www.sciencesetavenir.fr/sante/cancer/melanome-l-heliotherapie-une-pratique-medicale-obsolete-et-dangereuse_112282 >.

[3] Pierre-Louis LAGET, « La réception du modèle sanatorial germanique dans les milieux médicaux français », *op. cit.*, p. 31.

ouvrage sur les maladies vénériennes, et en 1928 un ouvrage sur l'envoûtement (Robert TEUTSCH, *L'Envoûtement*, Paris : J. Peyronnet & Cie, Éditeurs, 1928, 88 p.) ; son esprit critique avait de quoi séduire Crevel, qui, en 1927-1928, était dans la perplexité quant aux diagnostics médicaux.

b) Le sérum du docteur Henri Spahlinger (janvier 1927 à mars 1927)

René Crevel a subi à Genève les injections de ce sérum pendant deux à trois mois. Son sérum provoqua l'intérêt de la presse médicale dès 1923 : « The Spahlinger treatment for tuberculosis », M. P. R., *American journal of public health*, 13(8), août 1923, pp. 665–666. Quatre articles suivront jusqu'à la fin de l'année 1923, qui dans l'*American journal of public health*, qui dans *The British Medical Journal*. Les articles dans ces deux revues continuèrent à être publiés jusqu'en 1932, année où Spahlinger révéla enfin le contenu de son sérum : « Spahlinger treatment of tuberculosis : disclosure of formula », *The British Medical Journal*, 1(3709), 06 fév. 1932, pp. 252-254. Mais pas un mot sur les effets secondaires !

On peut s'étonner de la réaction tardive en France par le docteur Métamet alors que depuis 1923, le sérum de Sahlinger avait fait couler tant d'encre à l'étranger. De surcroît, le docteur Métamet dans son article bavard de 1932, ne nous apprend pas grand-chose ; il rappelle que le sérum de Spahlinger est basé sur des bacilles de Kock morts alors que tous ses confrères travaillent sur des BK vivants, et surtout, comme les auteurs étrangers, il ne dit pas un mot des effets secondaires sur les patients[1]. Il est vrai que c'est souvent la dernière des préoccupations pour certains médecins, obnubilés par la seule thérapeutique.

Enfin, sans que l'on sache si les injections subies par René Crevel eurent des répercussions fâcheuses sur sa santé, on sait qu'il ne contribua en rien à l'amélioration de sa santé et que le BK continuait de grouiller dans son organisme.

c) Le traitement Manoukhine (mars 1928 à juin 1928 ?)

Guérir coûte que coûte, tel était l'état d'esprit de René Crevel qui n'écoutait personne malgré les mises en garde et ne voulait négliger aucune chance de guérison, quitte à se livrer à des mains charlatanesques. Rappelons-nous qu'il avait demandé à Mopsa en mars 1929 de se renseigner à Berlin sur l'efficacité d'un traitement à base de sang de tortue. Nous avons trouvé l'origine de cette demande fantaisiste, ce qui montre une fois de plus que Crevel se tenait très au courant des avancées thérapeutiques. C'est en effet un médecin allemand qui en préconisa l'usage :

---

[1] Dr S. MÉTAMET, « La tuberculose est-elle vaincue ? », *in* « Chronique médicale », 8 fév. 1932, Limoges : *L'ordre*, 4e année, n° 781, p. 2.

On fit grand bruit outre-Rhin, ces dernières années, de la découverte du Remède de Friedmann (Friedmannschen tuberkulose Mittel) : Friedmann avait isolé chez la tortue un bacille acido-résistant qui, inoculé chez l'homme, arrêtait le cours d'une tuberculose en évolution, la guérissait, et pouvait même conférer l'immunité [...]. Des polémiques passionnées engagées, il semble ressortir qu'aucune de ces affirmations ne reposait sur des bases solides[1]. [1]

[1] P. Hartmann. (*Méd. Ges. Z.*, Magdeburg, 24 octobre 1920). Ueber spezifische therapic der Lungen tuberkulose in sonderbeit über dass Friedmannsche Tuberkulose-mittel.

Nous ne saurions dire si le docteur Ivan Manoukhine (1882-1958) faisait partie de ces adeptes des thérapies alternatives qui, encore de nos jours, font la fortune de thérapeutes peu scrupuleux et le malheur de leurs patients. Nos recherches sur ce médecin russe exilé en France n'ont donné que de maigres résultats. Commençons par la première, anecdotique, mais qui classe le personnage. On peut en effet lire sur un site consacré à la franc-maçonnerie : « Certains francs-maçons étaient proches des bolcheviks, comme le Dr Ivan Manoukhine qui cacha Lénine dans son appartement en juillet 1917[2]. » Entre deux séances de rayons, on imagine les discussions entre Manoukhine et Crevel à propos de la révolution bolchévique... S'il croyait qu'en se faisant bombarder la rate de rayons, il allait guérir, il devait se rendre aux séances avec un vif intérêt pour cet exilé russe peu commun.

Ivan Manoukhine avait une certaine notoriété car l'auteure Katherine Mansfield, atteinte de tuberculose, lui adresse une lettre dans un français approximatif, depuis Montana, en décembre 1921 pour prendre rendez-vous avec lui afin de se soumettre à son traitement[3]. Sa correspondance montre qu'elle s'intéressait aussi au traitement de Spahlinger...

Manoukhine n'a, *a priori*, rien publié car on ne trouve pas son nom dans les sources médicales entre 1920 et 1935, dont les *Archives médicales*, sauf dans une publication qui ne garantit pas qu'il s'agisse du médecin qui est intervenu sur Crevel : « Manoukine, 1923, Traitement de certaines formes de paludisme par les irradiations de la rate. Compte rendu Société de Médecine et d'Hygiène tropicale, 1923, p. 23) [4] ». Si c'est bien le médecin que nous cherchons (malgré la faute, mais très courante, d'omettre le « h » après le

---

[1] Dr Roger AMSEL, *Le pneumothorax artificiel dans le traitement en cure libre de la tuberculose – Thèse pour le doctorat en médecine*, Angers : Impr. du Commerce, 1922 (109 p.), p. 14.

[2] *Maconnieke Encyclopedie* (page consultée le 28.11.2024),
< http://www.vrijmetselaarsgilde.eu/Maconnieke%20Encyclopedie/Franc-M/fra-r-04.htm >.

[3] On peut lire cette lettre à l'URL suivante :
< https://www.katherinemansfieldsociety.org/archive/www.katherinemansfieldsociety.org/4-dec-1921/index.html >.

[4] S. n. a., *Travaux de l'École de Médecine de l'Indochine – Extrait des observations recueillies dans les services de clinique médicale, chirurgicale et obstétricale*, Hanoï : Imprimerie d'Extrême-Orient, 1931, p. 23.

« k », même Crevel la fait), on peut voir qu'il a de la constance et que l'irradiation de la rate est un traitement qui permettrait donc selon lui de soigner des pathologies diverses...

On sait que ce traitement n'améliora pas la santé de Crevel mais il n'est pas fait état de dommages, ce qui ne veut bien entendu pas dire qu'il n'y en eût pas.

Après ces deux incursions dans les médecines incertaines (nous en ferons une troisième en aval avec la tuberculine plus bas), nous retrouvons, avec le pneumothorax, la voie une thérapeutique plus classique à l'époque.

d) Le traitement du pneumothorax artificiel (début 1928)

Le traitement d'un pneumothorax est une réalité qui a toujours cours aujourd'hui avec des techniques plus élaborées, même si le principe reste le même. Le pneumothorax se définit ainsi :

> Il s'agit d'un décollement de la plèvre pulmonaire entraînant un affaissement d'un des 2 poumons qui alors ne peut plus servir dans les échanges d'oxygène et de dioxyde de carbone avec le sang de l'organisme. La cavité thoracique n'étant pas expansible, l'air qui passe dans la cavité pleurale finit par comprimer le poumon, provoquant douleur thoracique, toux sèche et dyspnée (difficulté respiratoire) [et risque de collapsus]. Le traitement est indispensable, parfois en urgence[1].

Quant au pneumothorax artificiel, théorisé au début de XXe siècle sous le nom de *collapsothérapie*, il consistait, au contraire du précédent, à pratiquer une insufflation afin de mettre le poumon au repos (car sollicité en permanence par les mouvements respiratoires) pour notamment permettre aux lésions de cicatriser (on bandait d'ailleurs le thorax du malade pour maintenir la pression). René Crevel n'utilise jamais cette locution mais ce sont pourtant au moins deux « pneumothorax artificiels » qu'il a subis à Berlin en 1928 (après deux essais échoués).

Dans sa thèse de 1922, Roger Amsler (1895-1975), titulaire de la chaire de pneumo-phtisiologie à la faculté de médecine d'Angers, apporte les précisions suivantes :

> Dans le poumon collabé [*i. e.* affaissé], l'autopsie montre que l'on ne rencontre que très rarement des lésions jeunes, en évolution : le tassement constitue une barrière qui le soustrait presque complètement à l'atteinte de la granulie miliaire [« Petite nodosité de volume variable, de 0,05 à 3 mm. Ces granulations, multiples, séparées ou confluentes, visibles sur les radiographies pulmonaires, sont formées d'un ou plusieurs follicules tuberculeux se transformant en nodule caséeux. » *Dictionnaire de l'Académie de médecine*, 2020]. S'il existait

[1] S. n. a., « Qu'est-ce qu'un pneumothorax ? », Centre chirurgical Lyon, Mermoz, Ambérieu, Natécia, Médipôle (page consultée le 28.11.2024), < https://www.chirurgie-lyon-mermoz.fr/pulmonaire-et-thoracique/pneumothorax/quest-ce-quun-pneumothorax >.

des cavernes, leurs parois se rapprochent et la vaste plaie va pouvoir accoler ses bords, se cicatriser, se drainer et rejeter son contenu purulent au-dehors. Le bacille de Kock est chassé par la privation d'oxygène. Les germes associés, qui entretenaient la suppuration, disparaissent. La circulation diminuée, ou même arrêtée, dans l'organe comprimé, favorise un processus de sclérose intense. Le ralentissement de la circulation lymphatique arrête le processus caséeux. Les toxines sécrétées qui se répandent dans l'organisme ne peuvent plus être résorbées. En résumé, les régions comprimées encore indemnes ne pourront être atteintes et c'est là l'action *préventive* du pneumothorax. Les parties malades seront mises dans les meilleures conditions contre le bacille et c'est là son action *curative*[1].

Amsel reconnaît cependant des limites à cette thérapie lorsque les deux poumons sont affectés :

> Les cas de lésions bilatérales traités par le pneumothorax [artificiel] dans les observations que nous possédons ne semblent pas très encourageants. Dans [une observation] où les lésions du côté droit étaient minimes, le pneumothorax gauche parut, pendant sept mois, donner de bons résultats, lorsque brusquement le poumon droit se mit à évoluer et amena la chute de l'état général[2].

La collapsothérapie sera abandonnée au début des années 1950.

e) La phrénicotomie (mars 1929)

Le nerf phrénique est « le nerf du diaphragme. Naît du plexus cervical profond, chemine au cou le long du muscle scalène antérieur, passe dans le thorax entre le péricarde et la face interne du poumon, et se distribue au diaphragme. C'est le véritable nerf respiratoire[3] ». Il faudrait plus exactement parler des nerfs phréniques : le nerf phrénique droit et le nerf phrénique gauche. L'étymologie est la suivante : « Dérivé de l'ancien français *phrene*, « diaphragme », lui-même emprunté du grec *phrên*, « membrane, diaphragme », puis « cœur (considéré comme le siège des sentiments) ; esprit[4]. » Cette dernière acception du terme grec a permis la création en 1911 par le psychiatre suisse Eugen Bleuler (1857-1939) du mot schizophrénie (depuis les mots grecs *skhízô*, « séparer, partager » et *phrên*, « l'esprit »).

Quant à la phrénicotomie, comme son nom l'indique, elle consiste à exciser en tout ou en partie d'un des deux nerfs phréniques. Son objet était d'immobiliser le poumon ou les deux poumons quand le pneumothorax artificiel avait échoué.

---

[1] Dr Roger AMSEL, *op. cit.*, p. 15.
[2] *Ib.*, p. 23.
[3] *Larousse médical illustré*, Paris : Librairie Larousse, 1952 ; rééd. 1969 (1214 p., IV p. et sup. 21 p.), p. 866.
[4] *Dictionnaire de l'Académie française*, 9e éd.

f) Injections de tuberculine (juillet 1929 ; arrêt fin août début sept. 1929)

La tuberculine mise au point par Kock était un sérum obtenu à partir d'un filtrat de culture de bacilles tuberculeux stérilisé à 100°C. Le docteur Laget se montre bien critique à l'encontre de ce traitement :

> Koch [...], après l'isolement du bacille tuberculeux, puis du vibrion cholérique, annonça la découverte d'une nouvelle médication antituberculeuse encore sans équivalent. L'annonce était prématurée car on s'aperçut très vite que le produit en question, la fameuse lymphe, un liquide extrait d'une culture de bacilles tuberculeux (qu'on appelle depuis la tuberculine), présentait une toxicité à forte dose et semblait au surplus dépourvu d'action thérapeutique[1].

Nous tenons là l'explication de l'arrêt du traitement chez René Crevel, sans que le patient ne donne d'informations sur les conséquences sur sa santé.

g) Divers traitements (à partir de 1929)

Nous avons déjà fait remarquer une certaine confusion dans les lettres de Crevel entre les traitements médicamenteux qu'il reçut pour soigner sa tuberculose et sa syphilis.

Les sels d'or (à partir d'octobre 1928) et d'aluminium (décembre 1929)

René Crevel évoque à plusieurs reprises les sels d'or. Dans les années qui nous intéressent, la thérapeutique a eu recours aux sels minéraux utilisés parfois concomitamment (ne sont cités ici que ceux utilisés pour notre auteur) : les sels d'or, le mercure, l'arsenic et les sels de calcium...

Nous avons déjà évoqué l'arsenic et les sels de calcium et nous développerons le mercure en aval à propos du traitement antisyphilitique. Quant au traitement aurique, on peut être surpris que Crevel y fût soumis (par injections intra-musculaires ou intra-veineuses, il ne le précise pas) car « des effets toxiques des sels d'or furent signalés dès 1924 : fièvre, troubles gastro-intestinaux, chute de pression sanguine, leucocytoses, hépatites, albuminuries, arthrites, dermatites et troubles nerveux. Des dysfonctionnements généralisés des reins surtout divisaient l'opinion américaine et anglaise sur l'intérêt du traitement[2] ».

Enfin, René Crevel parle des « fioles d'aluminium » qu'il dit prendre (par voie orale) à Étienne de Beaumont[3] et qui avaient pour objet la diminution de l'absorption digestive.

---

[1] Pierre-Louis LAGET, *op. cit.*, p. 31.

[2] Josette FOURNIER, « Des "sels d'or" nanométriques contre la tuberculose », *L'Actualité chimique*, n° 425, janvier 2018, p. 50.

[3] « Lettre à Étienne de Beaumont, Grand Hôtel, Leysin, Suisse (10.12.1929) », *René Crevel – Les inédits, lettres, texte*, *op. cit.*, p. 107.

La calcithérapie (à partir d'octobre 1933)

René Crevel, qui n'emploie pas ce terme médical (il parle de « piqûres de calcium »), subit cette thérapie par injections intraveineuses. Il suivra certaines indications du traitement préconisé par le docteur Sergent :

> Voici, d'une façon générale, comment j'ai coutume de prescrire le traitement de recalcification :
> 1° S'alimenter avec des potages épais, des laitages, des œufs, des rognons, ris de veau, des poissons bouillis, des viandes grillées ou rôties, sans sauce, des légumes en purée (de préférence pommes de terre, carottes, pois cassés, haricots...), des pâtés, du riz, des entremets, des fruits cuits et des confitures.
> Supprimer les aliments gras (graisses, fritures, beurre en excès – le faire fondre à l'anglaise), le bouillon non dégraissé, les aliments acides (salades, vinaigre, cornichons, oseille, citrons, oranges...), les aliments fermentés (fromages faits, gibiers).
> Ne manger que du pain grillé ou très cuit (la croûte seulement).
> Supprimer le vin, la bière, le cidre, les liqueurs, en un mot toutes les boissons alcooliques.
> Boire de l'eau de Pougues (Saint-Léger) ou de Saint-Galmier, un verre et demi au maximum pendant le repas, mais en boire un verre une heure environ avant chaque repas (avoir soin de déboucher d'avance les bouteilles pour dégager l'acide carbonique libre).
> Manger suffisamment sans chercher à faire de la suralimentation.
> Ne jamais rien prendre, sauf un verre d'eau bicarbonatée calcique (Pougues, Saint-Galmier), entre les repas, qui devront être pris à des heures très régulières.
> 2° Cachets suivants (dose d'adulte) :
>
> Carbonate de chaux 0,30 centigr. ;
> Phosphate tricalcique 0,60 – ;
> Chlorure de sodium 0,15 – ;
> Magnésie calcinée 0 à 0,10 cgr.
>
> pour un cachet.
> À ces cachets, on pourra parfois substituer ou même ajouter du chlorure de calcium, en solution, à la dose de 1 gr. 50 à 2 grammes par jour, chez les sujets qui sont en voie de fonte rapide ou qui présentent une évolution particulièrement hémoptoïque [souffrant d'hémoptysie : crachats sanglants].
> [...]
> Les corps gras (huile de morue...), les médicaments acides (ferments lactiques...) devront être rigoureusement écartés, de même que certains agents médicamenteux susceptibles d'irriter l'estomac et de troubler les fonctions digestives, tels le sirop iodo-tannique [préparation obtenue par l'action de l'iode sur le tanin pour ses vertus dépuratives et toniques], les balsamiques... Par contre, certains moyens thérapeutiques, capables de favoriser la reminéralisation générale, seront utilement prescrits : c'est ainsi que les injections de cacodylate[1] de soude [ou de sodium, composé de l'arsenic faiblement dosé, très

[1] Les amateurs de peinture reconnaîtront le titre d'un célèbre tableau de Picabia (qui fut traité avec cette médication fort malodorante), *L'Œil cacodylate* (*circa* 1921).

répandu au début du XXe siècle pour différentes pathologies, y compris mentales mais aussi connu pour son efficacité comme produit phytosanitaire, notamment à l'encontre des fourmis ! : autrement dit, c'était un poison] pourront rendre de réels services[1].

Alors que l'huile de foie de morue était inscrite au tableau des traitements alimentaires des tuberculeux, Sergent la proscrit donc quand le patient est traité pour la recalcification. Cela questionne sur les nombreux traitements auxquels fut soumis René Crevel et de leurs réactions sur son organisme en cas d'incompatibilité : en 1933, il reçut des injections intraveineuses de cacodylate de soude alors qu'il prenait de l'huile de foie de morue. Rappelons que l'huile de foie de morue, outre les acides polyinsaturés (non fabriqués par l'organisme), contient les précieuses vitamines A et D, deux vitamines qui ont besoin l'une de l'autre pour une bonne assimilation par l'organisme. Or, la vitamine D, dont les vertus pour la santé étaient connues depuis des siècles, est synthétisée par l'organisme grâce aux rayonnements solaires, ce qui, à l'époque, était une opportunité pour les tuberculeux traités dans les sanatoriums de montagne. D'où sa prescription que l'on trouve dans les ouvrages de médecine de l'époque traitant de la tuberculose.

Enfin, pour clore cette rubrique sur les traitements divers, nous rappelons les règles diététiques qui ont traversé toute la vie de malade de René Crevel (notamment le régime sans sel).

h) Les frictions (juillet 1929)

« On me frictionne à l'eau de Cologne [...][2] » écrit Crevel en juillet 1929. Ce traitement secondaire est vraisemblablement la réminiscence d'une pratique qui date des années 1840 : « On applique sur le haut de la poitrine un linge doux, transversalement, que l'on imbibe d'une solution d'alcool et d'eau tiède, de manière à ce que la peau absorbe l'alcool tiédi. L'imbibition doit s'effectuer toutes les cinq minutes, pendant toute la journée[3]. » René Crevel ne fut pas soumis à des soins aussi contraignants, tant pour le soignant que pour lui-même (à coup sûr, il en aurait fait état !), mais il subissait les frictions au moins une fois par jour (l'odeur agréable de l'eau de Cologne devait satisfaire son olfaction qu'il disait avoir particulièrement développée). Les frictions perdurèrent au moins jusqu'en octobre 1929. Le bénéfice était, entre autres, pour les patients devant rester alités, l'évitement de la formation d'eschares.

---

[1] Dr Émile SERGENT, *op. cit.*, pp. 380-382.

[2] « Lettre à Étienne de Beaumont, Grand Hôtel, Leysin, Suisse (vers le 20 juillet 1929) », extrait d'une citation donnée en amont.

[3] Dr MARSCHALL, cité par Nathalie VERGNE, *L'histoire de la tuberculose et de ses traitements*, Thèse de doctorat en médecine, Limoges : Faculté de médecine, 1994 (88 p.), p. 24.

i) La thoracoplastie (septembre 1929)

L'exérèse pratiquée sur René Crevel a porté sur six côtes (sur les onze que compte chaque côté de la cage thoracique) à droite, dans le but de libérer de ses attaches pariétales la partie du poumon atteinte et provoquer ainsi son affaissement et, partant, la réduction, voire la fermeture, des cavernes. L'opération était risquée pour un bénéfice très discutable.

Outre le préjudice esthétique, une des conséquences a été pour Crevel une paralysie partielle de son bras droit. Il dut subir un traitement à l'électricité pour rendre de la motilité à son bras (et conséquemment à sa main, celle avec laquelle il écrivait), engourdi suite à l'opération (il continuera en souffrir pendant plusieurs années, reliant ses douleurs au climat).

j) Traitement du début de néphrite (juillet 1930)

Les médecins ont constaté chez leur patient un dysfonctionnement rénal et un taux d'albumine élevé entraînant le diagnostic d'un début de néphrite. Dans son ouvrage (déjà cité), le docteur Collet distinguait les néphrites toxiques des néphrites infectieuses, or il est possible que René Crevel fût atteint des deux néphrites : toxique à cause notamment des traitements à base de métaux (mais aussi le diabète évoqué par lui), infectieuse à cause du BK qui commençait de se propager ou à cause d'autres sources infectieuses. Le patient n'écrit rien du résultat des analyses de sang et d'urine qui ont permis le diagnostic. Collet raconte qu'en présence d'un tuberculeux (dont il avait découvert qu'il était en fait un syphilitique tuberculeux) souffrant de néphrite, il le soumit « au traitement mercuriel (injections de benzoate de Hg), et [il] vit les accidents laryngés et bronchiques, en même temps que la néphrite, disparaître en trois semaines[1] », ce qui laisse pantois. De son côté, le docteur Combe évoque la possibilité d'une « néphrite post-entéritique » (p. 125). Les traitements préconisés (médicamenteux, diététiques) étaient fonction de la nature de la néphrite ; aussi n'irons-nous pas plus loin, car nous manquons d'éléments de la part de Crevel pour nous éclairer.

k) Traitement de la tuberculose intestinale (septembre 1930)

Dans ses écrits, René Crevel ne l'évoque qu'une fois. Il faut vraisemblablement la relier à l'entérite muco-membraneuse à laquelle nous avons consacré une rubrique dans la section précédente (les pathologies) et dont nous allons voir les traitements ci-dessous ; en effet, ne sachant pas si elle est liée à son abcès anal, dans le doute, nous l'avons isolée, tout comme l'abcès anal qui, lui, peut être rattaché à la syphilis.

Concernant la tuberculose intestinale, on lit, non sans quelque surprise, le traitement préconisé par le professeur Collet, en 1907, il est vrai quelque vingt ans avant les interventions sur René Crevel : « Il se résume dans l'emploi de la viande crue et du lait. On donne de l'acide lactique à la dose de 6 grammes

---

[1] Dr Émile SERGENT, *op. cit.*, pp. 216-217.

par jour en potion[1] ». Si le traitement s'en était tenu là, l'auteur n'en aurait peut-être pas parlé ! Or, le traitement auquel il a dû se soumettre a sans doute été l'un des plus douloureux jamais enduré par lui. Pour le docteur Sergent, le diagnostic de la tuberculose intestinale, au même titre que la tuberculose rénale, est « le prélude de la tuberculisation générale » car elles entretiennent « le processus de décalcification ». Il est donc nécessaire d'entreprendre un traitement de recalcification[2]. Il écrit que « la viande crue, associée au tanin, est souvent l'aliment le mieux toléré et le plus efficace chez ces malheureux[3] ».

Dans une citation donnée en amont, Crevel évoque « ce cul sanglant, douloureux (il y avait 8 cm d'intestin tuberculeux)[4] ». Il dit qu'on brûle ses plaies intestinales au nitrate d'argent. On prêtait alors des vertus antibactériennes à ce composé qui a continué à être utilisé, notamment pour la cautérisation des plaies, jusque vers 1960. Il continue d'être utilisé aujourd'hui sous des formes différentes (la sulfadiazine argentique) pour les mêmes vertus, et reste douloureux pour les patients mais sans doute moins qu'à l'époque de Crevel qui parle de douleurs atroces le faisant hurler.

Enfin, dans une lettre à André Gide citée en amont, il écrit que sa tuberculose intestinale « est à peu près guérie[5] », ce qui est sans doute un mensonge amical...

4. Traitement de la syphilis (à partir de 1926-1927)

L'article du *Larousse* de 1923, à l'entrée « syphilis », en donne les éléments suivants :

> Le *traitement* reposait presque exclusivement sur l'emploi de deux substances, le mercure et l'iodure de potassium. Le mercure est administré par ingestion par la peau ou par piqûres hypodermiques (protoiodure de mercure, liqueur de Van Swieten [soluté de bichlorure de mercure], onctions mercurielles, onguent napolitain [pommade mercurielle, formée de poids égaux de mercure et d'axonge benzoïnée], et injections intramusculaires d'huile grise [médication mercurielle (dosée à 40% de mercure purifié) qui était effectivement injectée en intramusculaire], de sels mercuriques, auxquels plus tard on associe l'iodure de potassium et les eaux sulfureuses). Aujourd'hui, on combat ordinairement la syphilis par l'injection de produits arsenicaux organiques (606 ou 904), les arsénobenzols [composés arsenicaux] qui se sont montrés beaucoup plus actifs que le mercure. Ils permettent de rechercher surtout au début, non seulement la disparition des accidents visibles, mais la stérilisation de l'organisme, c'est-à-dire la guérison définitive. Celle-ci est atteinte dans un certain nombre de

[1] Pr F.-J. COLLET, *op. cit.*, p. 585.
[2] Dr É. SERGENT, *op. cit.*, p. 418.
[3] *Id.*, p. 433.
[4] « Lettre à Georges Poupet, La Moubra, Montana, Suisse (14.08.1930) », *René Crevel – Lettres de désir et de souffrance*, *op. cit.*, pp. 273-274.
[5] « Lettre à André Gide, La Moubra (s. d., mi-septembre 1930) », *ib.*, p. 277.

cas. Le traitement mixte par l'arsénobenzol et le mercure est actuellement très usité[1].

On remarquera une certaine contradiction dans cet article qui laisse entendre qu'au mercure serait préféré « aujourd'hui », donc au début des années 1920, les « produits arsenicaux organiques » et « les arsénobenzols » alors que la conclusion assène que « le mercure est actuellement très usité »...

Le professeur Henri Gougerot (1881-1955) préconisait le traitement suivant qui, *mutatis mutandis*, est le même que celui indiqué par le *Larousse* : « Le traitement d'attaque (arsenic, mercure, bismuth, en alternance) durait un an ; le traitement de consolidation (bismuth, huile grise) prenait quatre autres années ; et le traitement de sûreté (bismuth, mercure) se poursuivait quinze années supplémentaires[2]. » Les individus syphilisés qui s'en remettaient à la médecine devaient donc s'attendre à passer un quart de siècle à subir des traitements délétères dans l'espoir d'une guérison illusoire et qui risquaient de les tuer avant la syphilis !

Au contraire d'Antonin Artaud qui livre des écrits cliniques et proprioceptifs de premier ordre, René Crevel est peu disert sur les traitements qu'il reçut, souvent escamotés par l'expression de rendez-vous avec « le pique-cul », vraisemblablement toujours Antonin Gosset, souvent cité en amont. Rappelons que la grande nocivité du mercure sur le corps était connue dès la fin du XVe siècle (on l'appelait à l'époque « le vif-argent ») mais faute de mieux, il continua d'être la panacée des traitements antisyphilitiques pendant trois siècles et demi jusqu'à la mise au point et la généralisation des traitements pénicilliniques qui ont permis de neutraliser la maladie et d'immuniser leurs porteurs. Enfin, associés aux autres traitements à base de métaux, ils ont eu des retombées catastrophiques sur la santé de Crevel. L'urgence sanitaire d'endiguer la syphilis permet seule de comprendre pourquoi les médecins de l'époque ont, en toute connaissance de cause, fait usage de traitements aussi délétères.

5. Traitement de l'abcès anal (à partir de 1927)

Ainsi qu'évoqué en amont, nous avons isolé la thérapie reçue par Crevel pour son abcès anal, ne pouvant trancher s'il fallait l'inclure dans la rubrique « tuberculose » ou dans celle consacrée à la « syphilis » ou si elle n'était rattachée à aucune de ces deux pathologies.

---

[1] *Larousse* de 1923, *op. cit.*, t. 2, p. 1035.

[2] Dr Henri GOUGEROT, *Le traitement de la syphilis en clientèle* (4 éditions, de 1914 à 1927), cité par Thierry LEFEBVRE, « Genèse pharmacologique d'une œuvre : Antonin Artaud », *Revue d'Histoire de la pharmacie*, 2002, volume 90, n°334 (pp. 271-284), p. 274. Dans cette même page, Thierry Lefebvre rapporte les propos sidérants du Pr Grasset (cité en amont à propos de la neurasthénie que le traitement antisyphilitique était censé guérir...) : « Au bout d'un quart de siècle, le patient pouvait donc espérer être débarrassé d'une syphilis, aurait-elle été imaginaire ! »

Voici ce que disait le *Larousse* de 1923 à l'entrée « abcès » concernant le traitement :

> Les abcès chauds sont douloureux et doivent être ouverts au bistouri dès que le pus est collecté, c'est-à-dire vers le troisième ou quatrième jour ; auparavant, on applique sur la région enflammée des compresses imbibées d'un antiseptique (sublimé). Les abcès froids sont à marche indolente ; on essayera d'abord les régimes reconstituants : l'iode, la cure saline, solaire et marine ; si la fluctuation apparaît, on vide l'abcès par ponction fine, et on injecte dans la poche des modificateurs énergiques, comme l'éther iodoformé[1].

Cet abcès récidivant fut à l'origine de grandes souffrances pour Crevel comme on a pu le lire en amont et fut l'objet de plusieurs interventions chirurgicales : à Pau en décembre 1928, à Paris en juin 1929 et à Montana en août 1930.

Comme nous n'avons pas complètement écarté que la première manifestation de l'abcès anal de René Crevel fût celle d'un abcès pilonidal, il faut préciser à son propos que la manière de le traiter aujourd'hui, comme dans les années 1920-1930, est chirurgicale, sauf qu'elle bénéficie principalement à présent de la technique du laser ; elle se fait sous anesthésie locale et en ambulatoire, bien loin des semaines d'hospitalisation et des souffrances subies par Crevel, même si l'opération reste douloureuse et invalidante, avec une assez grande fréquence de récidive.

6. Hyperhidrose (à partir de 1930)

Hormis l'alitement, René Crevel ne donne pas de détails sur les soins qu'il a reçus pour ce dérèglement intense des glandes sudoripares qui se sont localisées sous la plante des pieds avec l'apparition de cloques. La physiothérapie de l'époque mettait en avant la galvanisation (des électrodes humides imbibées de chlore et de sodium sont placées autour de la zone à traiter). A-t-il subi ce traitement ? Un peu plus sophistiquée car nécessitant un appareil, existait aussi l'iontophorèse qui reposait sur le même principe : un courant électrique unidirectionnel continu et constant permettait de faire pénétrer un produit dans les tissus sous-cutanés. Quel que soit le traitement reçu, il n'en fut débarrassé que momentanément car il se plaint à nouveau de ses douleurs plantaires en avril 1931 lors de son séjour à Vernet-les-Bains.

7. L'entérite-membraneuse (juillet 1930)

Le traitement préconisé par le docteur Sergent

> consiste dans le lavage de l'intestin par de grands lavements au moyen d'une sonde molle profondément introduite, dans l'hydrothérapie et une alimentation pauvre en albuminoïdes : lait, féculents, régime végétarien. Il faut aussi traiter

---

[1] *Ib.*, t. 1 p. 4.

> la constipation et les affections concomitantes. Les poussées aiguës douloureuses nécessitent le séjour au lit et l'application de cataplasmes laudanisés[1].

Quant au docteur Cautru, il écrit que « les cures hydrominérales constituent un élément, sinon essentiel, du moins des plus utiles, de son traitement[2] ».

Il n'aura pas échappé au lecteur la grande confusion des traitements diététiques qui proscrivent certains aliments pour certaines pathologies et les recommandent pour d'autres...

IV. Liste des médecins traitants de René Crevel

À la lecture de la biographie abrégée de René Crevel proposée au chapitre premier, le lecteur a pu percevoir l'importance des médecins dans sa vie, même s'il se montre parfois critique à leur encontre ; ses propos restent cependant relativement mesurés, comparativement à ceux tenus par Antonin Artaud et Joë Bousquet. Il se plaint notamment du désaccord entre les médecins français entre eux mais aussi entre les médecins français et suisses, voire allemands. À propos d'un médecin au sanatorium de Passy, il écrit que c'est « une sale vache ». Mais d'une manière générale, il est plutôt satisfait de ses rapports avec le corps médical, allant même à leur endroit jusqu'à utiliser l'épithète « gentil ». Sa critique porte plus sur la médecine que sur ceux qui la mettent en œuvre.

La liste proposée est bien sûr incomplète. La plupart du temps, Crevel ne livre pas leur identité, s'en tenant à écrire qu'il a consulté « un médecin » ou que tel « médecin » lui a recommandé ceci ou cela. Nous ne reportons ici que les personnes *nommées* par l'auteur, entre 1926 et 1935, en suivant l'ordre chronologique et en regroupant les médecins non pas selon leur nationalité mais selon le pays où Crevel les a consultés ; aussi, trois groupes principaux sont proposés (France, Suisse, Allemagne), en excluant le médecin qu'il a vu en Espagne et celui ou ceux qu'il a peut-être consulté(s) en Grande-Bretagne, dont il ne livre pas le patronyme. Pour beaucoup de ceux dont les noms suivent, nous n'avons pas trouvé leur état civil.

Mais auparavant, nous allons partager trois évocations des médecins par l'auteur. En effet, Crevel ne manque pas d'être critique envers le corps médical mais il sait aussi le brocarder avec humour, par exemple quand, dans *Êtes-vous fous ?* il envoie Vagualame chez un chirurgien esthétique, Karl Herzog, afin « de lui demander si pouvait se métamorphoser en nez du style grand Condé celui quelque peu en truffe dont il était porteur. — Enfance de l'art, lui fut-il répondu. Anesthésie locale. On ouvre, on bourre de paraffine, et, après

[1] Dr Émile SERGENT, *op. cit.*, p. 577.
[2] Dr CAUTRU, *op. cit.*, p. 11.

avoir modelé, on recoud. » Pour prouver l'efficacité de son talent à Vagualame, il fait quérir « Frau Dr Herzog elle-même, puisque sur le visage de sa propre femme il s'était exercé la main. / De profil, vue de droite, Frau Doktor a vingt ans. De gauche, elle en porte cinquante. De face, mi-virginale, mi-flétrie, on croirait qu'une ligne verticale lui passe par le milieu du front, du nez, des lèvres, du menton, pour séparer jeunesse et flétrissure d'un trait non moins idéal, mais aussi net que l'équateur entre les deux hémisphères de notre globe[1]. »

Nous devons aussi évoquer comment il a rendu ridicule le Dr Hirschfeld sous le sobriquet du Dr Optimus Cerf-Mayer tout au long de ce même roman (à partir de la p. 133), au grand dam de Klaus Mann, ami du docteur berlinois.

Enfin, dans son seul livre refusé par les éditeurs, *L'Arbre à méditation*, il se paye les psychiatres : « [Le psychiatre] vient [...] de se couvrir de gloire au Congrès international d'hygiène mentale par une communication audacieuse sur la kleptomanie dont il a découvert qu'elle n'était pas sans rapport avec le vol[2]. »

Liste des médecins nommés par René Crevel

Nature inquiète, avec une profonde volonté de guérir, le jeune malade a consulté plus de médecins que ceux de la liste suivante. Nous nous sommes limité aux seuls médecins dont il donne le patronyme, ce qui ne veut pas dire que des médecins non nommés n'ont pas joué un rôle important (par exemple le médecin de Nice, en 1926 et fin 1927-début 1928, dont il met en opposition le diagnostic avec celui des médecins français, ce qui fait penser que ledit médecin était d'origine étrangère).

En France

- Ivan Manoukhine, 1882-1958 (1929) ;
- Henri Gougerot, 1881-1955 (à partir de 1929) ;
- Antonin Gosset, 1872-1944 (à partir de 1929) ;
- Édouard Rist, 1871-1956 (à partir de 1929) ;
- Julien (1928-1929) ;
- Rolland, chef de laboratoire (1929) ;
- Brissaud, pneumologue parisien (à partir de 1929).

---

[1] *Êtes-vous fous ?* (1928-1929), *op. cit.*, pp. 128-129.

René Crevel était-il dyslexique ? On attend un méridien plutôt qu'un parallèle ! C'eut été plus spectaculaire de réaliser l'opération ainsi que l'indique Crevel avec un parallèle (mais que met-on en haut et que met-on en bas, la jeune et la vieille ou la vieille et la jeune ?) ; il est vrai que le parallèle nous aurait privé du sensationnel spectacle des profils : je suis jeune et hop ! une pirouette à 90°, et me voilà vieille, ce que l'auteur exprime ainsi (pp. 130-131) :

> « Mère et fille », si naturellement « petite vieille » d'un côté, « fillette » de l'autre, [que Frau Dr Herzog] semblait faite de deux morceaux de temps, joints par une soudure invisible.

[2] *L'Arbre à méditation* (1930-1931), *op. cit.*, p. 364.

En Suisse

- Henri Spahlinger, 1882-1965 (1927) ;
- Jacquerod (1929) ;
- Léon Picot, 1888-1957 (1929) ;
- Merex (1930) ;
- Charles (?) Wolf (1933-1934) ;
- Lessen (1933) ;
- Jansen (1933-1934).

En Allemagne

- Nuverricht (1928).

* *
*

Ce chapitre a permis d'éclairer le contexte médical dans lequel René Crevel s'est démené pour survivre aux deux pathologies létales dont il était atteint. Il a aussi permis de mieux comprendre les maladies et les traitements auxquels il fait souvent référence, particulièrement dans ses lettres, et de constater que les dix dernières années de sa vie ont été en partie vampirisées par les soins. Même si nous n'avons fait que survoler la médecine de l'époque, on a pu voir comment la faculté faisait face à ses insuffisances en expérimentant des techniques et des remèdes, le plus souvent avec sincérité. Certains médecins étaient toutefois conscients, notamment pour les traitements minéraux (mercure, arsenic, aluminium...), et ce dès les années 1920 (voire même avant) de la létalité de leurs prescriptions. À leur décharge, ils étaient soumis à une forte pression de l'État pour tenter d'éradiquer – ou, à tout le moins, d'endiguer leur contagiosité – les deux fléaux majeurs de la santé publique entre les deux guerres, la tuberculose et la syphilis qui faisaient des milliers de morts chaque année. Et il faut reconnaître que les patients ont alors souvent servi de cobayes comme le dit d'ailleurs le jeune Fañch Abgrall cité en amont.

Enfin, ce chapitre a permis de constater que les souffrances tant morales que physiques dont René Crevel se plaint dans ses lettres ne sont pas exagérées. Malgré toute la compliance qu'il a montrée, les privations et les souffrances endurées, quelle déception de se rendre compte que, comme il le dit, cela n'a servi a rien. Pouvait-il continuer à vivre sans espoir de guérison ?

* *
*

Conclusion

Il n'y a pas chez René Crevel la tartuferie d'une démarche résiliente, avatar de la méthode Coué. Il ne ressent pas la nécessité de vouloir surmonter ses traumas, voire de s'en débarrasser car il sait parfaitement qu'ayant grandi avec eux, ils font partie de lui, ils ont pétri l'homme qu'il est devenu. Il leur reste attaché, comme certaines personnes restent attachées à leurs douleurs physiques. Il ne cessera d'ailleurs d'y référer dans son œuvre, directement ou indirectement à travers des personnages, qui, comme lui, souffrent dans leur tête (le poids du père ou celui de la mère, parfois des deux, l'horreur de se savoir atteint de maladies mortelles), dans leur corps (la posthectomie, la tuberculose, la syphilis...).

En effet, de manière généralement flagrante dans les romans de Crevel (voire dans certains essais et articles), la vie et l'œuvre s'entremêlent. L'auteur ne parvient pas à s'oublier. Sa façon à lui, surtout à partir de 1929-1930, c'est la haine : « La haine absolue, à la fois générale et particulière, se révèle à qui l'éprouve par des poussées d'abord étouffantes qui emplissent le gosier, sans y laisser place pour le passage du moindre mot. Mais, bientôt, cette haine va devenir l'oxygène combien meilleur aux poumons malades que l'air des sommets[1]. »

Dans sa préface aux *Pieds dans le plat*, « Un palmier rose vif », Annie Le Brun (1942-2024), donne une interprétation des excès crevelliens (qui s'apparentent cependant au Crevel de la deuxième période) : « Crevel est violent, Crevel est brutal, Crevel est vulgaire, Crevel est grossier, Crevel est impudique. Tout cela parce que Crevel a froid, parce que Crevel crève de froid. Et Crevel crève de froid par ce qu'il est nu[2]. » Certes, il a craint le froid et en a souffert, certes il fut nu comme la sincérité (tellement qu'elle en devient obscène), mais le froid ne fut pas seul à le faire trembler, l'empêchant d'écrire. Il tremblait aussi de peur. Non pas tant de la mort, il s'y était préparé depuis longtemps et il ne l'envisageait pas comme une tragédie. Non, s'il avait peur, c'était de la maladie et des ravages qu'elle occasionnait sur son corps et des tortures qu'elle lui faisait subir. Il avait peur des souffrances sans cesse recommencées, il avait peur d'assister à sa déchéance, il avait peur de voir la mort dans les yeux de ses amis à travers leur expression de pitié.

Les longs séjours sanatoriaux eurent au moins pour René Crevel l'avantage de le pousser à la réflexion et, montagnes aidant, à prendre de la hauteur. On peut trouver dans son œuvre plusieurs exemples de pensées assez pertinentes

---

[1] *Les pieds dans le plat* (1930-1933), *op. cit.*, p. 237.

[2] Annie LE BRUN, « Un palmier rose vif », Préface, *L'Esprit contre la raison et autres écrits surréalistes*, *op. cit.*, p. 14.

pour avoir été développées et enrichies des décennies plus tard. Voici un exemple qui n'a pas dû laisser Michel Foucault indifférent s'il a lu ce texte :

> [...] À l'abri des prétextes expérimentaux, derrière la soi-disant expérience et les prétendues expertises, les spécialistes de la science, de la médecine mentale et de la justice décident impunément de la liberté ou de la réclusion, de la vie ou de la mort.
> [...]
> Il n'est pas de tribunal capitaliste qui ne trouve à s'associer un psychiatre digne de lui, pour affirmer la responsabilité sinon entière du moins atténuée du pauvre bougre à écrasante hérédité[1].

Mais son état le rend parfois avachi, incapable de se livrer à l'écriture : cet état se déclenche soit pour des raisons médicales (impossibilité physique : asthénie), soit pour des raisons psychologiques (absence de volition, pusillanimité). Peu importe les raisons : il se ressent « gâteux », c'est son mot.

Par ailleurs, on constate en général sa grande compliance aux traitements, à l'opposé de sa nature rebelle, frondeuse, emportée. Une sorte de sagesse face à la maladie s'est emparée de lui et sa posture est pour ainsi dire stoïque. C'est en tout cas ce qu'il laisse apparaître à travers ses lettres, voire ses autres écrits.

Nous avons pu voir l'importance de la correspondance dans la vie de René Crevel, surtout dans les périodes d'hospitalisation. Il évoque à Gide son « épistolaromanie[2] ». Il n'a pas laissé (ni publié) de journal intime (*L'Arbre à méditation* pouvant cependant se rapprocher du genre) car au lieu de consigner ses maux et états d'âme dans un dit-journal, il s'en déchargeait dans des lettres à ses nombreuses relations. Crevel savait qu'il n'y avait aucun retour à attendre d'un journal intime dans lesquels les mots mourraient aux autres dès lors qu'ils avaient été écrits, n'ayant à offrir qu'un effet miroir dont Crevel ne voulait surtout pas (il préférait les vrais miroirs). Avec la correspondance, ses mots vivaient et sa détresse était entendue par ses destinataires. Il partageait impudiquement ses maux avec eux et recevait en retour leurs mots comme des pansements sur sa désespérance et leurs cadeaux comme des offrandes au culte de l'amitié.

Son engagement dans le surréalisme et dans le marxisme est sous-tendu par un profond désir de révolte qui s'est enraciné chez lui dès son adolescence. Eddy Batache écrit qu' « avant d'être un surréaliste ou un communiste, Crevel était fondamentalement un anarchiste pour lequel seule comptait la révolte absolue », ce en quoi on peut faire un parallèle avec le positionnement d'Antonin Artaud. Batache poursuit :

---

[1] *Les pieds dans le plat* (1930-1933), *op. cit.*, pp. 257-258.

[2] « Lettre à André Gide, Mirabaous Hôtel Biffi, Vence, Alpes-Maritimes (fin nov. 1930) », *René Crevel – Lettres de désir et de souffrance*, *op. cit.*, p. 290.

> Il est vain de chercher à établir lequel du surréalisme ou du communisme était plus révolutionnaire. Il est évident que Crevel a été tenté par l'un et par l'autre et que, s'il a renié le surréalisme peu avant son suicide, ce n'était certes pas pour chanter les louanges du « réalisme socialiste » mais parce que susceptible d'être rangé dans « l'armoire à glace » littéraire.
> La révolte absolue qui l'avait enchanté dans le surréalisme, et qu'il avait lui-même annoncée un peu partout, se révélait trop esthétique et trop littéraire, après tout[1].

Grâce à la presse qui, au gré de nouveaux ouvrages, fait un article, presque toujours avec une photo avantageuse, en ne manquant jamais de rappeler son triste *fatum*, René Crevel, s'il reste assez peu lu, a toutefois conquis un petit lectorat. Seuls l'adaptation d'un de ses romans ou un film biographique permettraient de lui assurer de nombreux nouveaux lecteurs. En effet, nous sommes persuadé que les romans de Crevel, emplis de personnages loufoques, de cocasserie, de rythme, de couleurs, pourraient faire l'objet d'adaptations cinématographiques. Alors jeunes cinéastes, emparez-vous des livres qui ont été écrits par un jeune homme de votre âge et faites exploser votre talent avec le sien !

Enfin, nous n'avons pas assez dit le rôle important que joua René Crevel dans la vie artistique entre 1920 et 1935. Personnage charismatique, il n'a eu de cesse de mettre en relation les uns et les autres, facilitant la carrière d'artistes débutants. Sa générosité naturelle fut récompensée car, dans les moments difficiles, ses amis fortunés l'ont secouru. Il laisse à la postérité une œuvre modeste mais dense qui n'a pas encore été reconnue à sa juste place. Nous espérons que cet ouvrage donnera envie à des lecteurs de partir à l'aventure de ses romans ou de ses écrits politiques, qui restent d'actualité : le chemin est encore long à parcourir pour vivre dans un monde de paix et de fraternité, tel que celui auquel il aspirait de tous ses poumons épuisés d'avoir hurlé à dénoncer la misère et l'injustice.

[1] Eddy BATACHE, *op. cit.*, p. 34.

BIBLIOGRAPHIE

N. B. : la bibliographie proposée n'est pas la bibliographie exhaustive des œuvres de René Crevel (tous ses articles n'y ont pas été intégrés) ni celle de ses exégètes et autres articles parus sur lui ; elle est constituée des œuvres et des textes qui ont fait l'objet d'au moins une citation ou d'un commentaire dans notre texte.

1. Œuvres de René Crevel

En amont des listes d'ouvrages et d'articles, nous plaçons les deux tomes édités par les éditions du Sandre sous le titre *René Crevel – Œuvres complètes* (abréviés *O. C.* dans l'appareil de notes), lesquels rassemblent les rééditions de ses volumes et de quasi-totalité de ses articles. En revanche, les *O. C.* du Sandre ne proposent pas la correspondance de l'auteur : *René CREVEL, Œuvres complètes*, deux tomes, Paris : Éditions du Sandre, 2014, 864 p. (t. 1), 832 p. (t. 2).

Nous signalons également la réédition de belle qualité de plusieurs titres de René Crevel, non reprise dans notre bibliographie, par les éditions Ombres, dans leur collection « Petite bibliothèque Ombres ».

Titres anthumes (tous genres confondus)

En volumes

. *Détours*, portrait de l'auteur en frontispice par Eugene MacCown, Paris : Éditions de la NRF, coll. « Une œuvre un portrait », 1924, 104 p. ; rééd. Paris : Pauvert, préface de Michel CARASSOU : « Mal de vivre, mal du siècle », 1974, 1979, 182 p.

. *Mon corps et moi*, portrait de l'auteur en frontispice par Alice Halicka, Paris : Éditions du Sagittaire, « Collection de *La Revue européenne* », n° 20, 1925, 204 p. ; rééd. Paris : Pauvert, préface de Jean FRÉMON : « Le divorce », 1974, 1979, 252 p.

. *La mort difficile*, portrait de l'auteur en frontispice par Manuel-Angeles Ortiz, Paris : Éditions Simon Kra, « Collection Européenne » n° 25, 1926, 204 p. ; rééd. Pauvert, 1979 ; rééd. Paris : Le Livre de Poche, présentation de Nicole CHARDAIRE, Préface de Salvador DALÍ, coll. « Biblio », 1987, 192 p.

. *Babylone*, portrait de l'auteur en frontispice par Christian Bérard, Paris : « Collection Européenne », n° 30, Paris : Éditions Simon Kra, 1927, 196 p. ; rééd. Paris : Société Nouvelles des Éditions Jean-Jacques Pauvert, 1975, 264 p.

. *L'Esprit contre la raison*, Marseille : *Les Cahiers du Sud*, n° 6, déc. 1927, 59 p. ; rééd. complétées d'autres textes, éd. de Jean SCHWARTZ, Préface de Marcel JOUHANDEAU, Paris : Tchou, 1969, XII-153 p. ; rééd. dans *René Crevel – L'Esprit contre la Raison et autres écrits surréalistes*, Paris : Société Nouvelle des Éditions Pauvert, 1986, 336 p.

. *Êtes-vous fous ?* , Paris : Éditions de La NRF, 1929, 216 p. ; rééd. Paris : Gallimard, coll. « L'imaginaire », 1981, 1988, 180 p.

. *Paul Klee* (1929), portrait de P. Klee en frontispice par Georges Aubert, Paris : Éditions de la N.R.F., coll. « Peintres nouveaux » (sur la couverture « Peintres allemands »), 1930, 64 p. (dont 33 ill.) ; rééd. sans les ill. dans *L'Esprit contre la raison et autres écrits surréalistes, op. cit.*

. *Renée Sintenis*, Paris : Éditions de la N.R.F., coll. « Sculpteurs nouveaux », 1930, 64 p., 24 ill. ; rééd. sans les ill. dans *L'Esprit contre la raison et autres écrits surréalistes, op. cit.*

. *Les Sœurs Brontë, filles du vent*, avec cinq lithographies hors texte de Marie LAURENCIN, Paris : Éditions des Quatre Chemins, 1930, 24 p. dont 5 ill. ; rééd. (sans les lithos !) dans *Babylone*, Paris : Société Nouvelle des Éditions Jean-Jacques Pauvert, Éditions du Sagittaire, 1975, 264 p.

. CREVEL René (poems) ; ERNST, Max (19 ill.), *Mr Knife Miss Fork*, Kay BOYLE (*translation*), Paris : The Black Sun Press, 1931, 90 p. ; rééd. René CREVEL, Max ERNST, *Monsieur Couteau, mademoiselle Fourchette*, avec 19 photogrammes, Notice de François BURKARD, Paris : Éditions Prairial, 2021, 88 p.

. *Dalí ou l'anti-obscurantisme, avec dix planches hors-texte de reproductions en N&B de tableaux de Salvador Dalí,* Paris : Éditions surréalistes, 1931, 40 p. (dont 10 p. ill.); rééd. sans les ill. dans *L'Esprit contre la raison et autres écrits surréalistes, op. cit.*

. *Le Clavecin de Diderot*, éditions surréalistes-José Corti, 1932, 170 p. ; rééd. dans *L'Esprit contre la Raison et autres écrits surréalistes, op. cit.*

. *Les pieds dans le plat*, portrait de l'auteur en frontispice d'Alberto Giacometti, Paris : Éditions du Sagittaire, 1933, 358 p. ; rééd. Paris : Pauvert, préface de Ezra POUND (*The Criterion*, janv. 1939), trad. Pierre ALIEN, 1974, 1979, 318 p.

Articles parus dans la presse

N. B. :l'ordre alphabétique, prenant en compte les articles définis et indéfinis (L', La, Le, Les ; Un, une...), a été privilégié à l'ordre chronologique.

. « An der Wegkreuzung der Liebe, der Dichtung, der Wissenschaft und der Revolution » (« « Au carrefour de l'amour, la poésie, la science et la révolution »), trad. Kurt STERN, *Die Sammlug*, avril 1935.
. « Bobards et fariboles », *Le Surréalisme au service de la révolution*, n° 2, octobre 1930.
. « C'est la mythologie qui change », *Studio 28, revue-programme, L'Âge d'or*, Paris, novembre 1930.
. « Colonies », *Le Surréalisme au service de la révolution* », n° 1, juillet 1930.
. « De la candeur », *Le Mouvement accéléré*, Paris, 2e année, novembre 1924.
. « Discours aux peintres », « Fragments d'une conférence faite le 9 mai à la Maison de la Culture », *Commune*, 2e année, n° 22, juin 1935.
. « Du côté de chez Proust », *L'Université de Paris*, n° 240, mars 1922.
. « Du général au maréchal », *Le Surréalisme A.S.D.L.R.*, n° 3, décembre 1931.
. « Enterrement », *L'Université de Paris*, n° 239, février 1922.
. « Hémorragie d'or ou bras cassé », *Monde*, 8e année, n° 338, 30 mai 1935.
. « L'Art dans l'ombre de la Maison Brune », *Commune*, 2e année, n° 21, mai 1935.
. « L'enfance de l'Art », *Minotaure*, « Chronique », n° 1, 1933, 78 p.
. « L'Octobre rouge d'Espagne », *Pour Thaelmann*, n° 5, avril 1935.
. « La mobilisation contre la guerre n'est pas la paix ! », tract surréaliste, 1933.
. « La rédemption nouvelle », *Les Cahiers idéalistes*, Nouvelle série, n° 12, juillet 1925.
. « Le bien du siècle », *in* « Chroniques », *La Révolution surréaliste*, 2e année, n° 6, 1er mars 1926.
. « Le poète et la nuit », *in* « Hommage à Léon-Paul Fargue », *Les Feuilles libres*, nos 45-46, juin 1927.
. « Le point de vue du capitaine », *La Révolution surréaliste*, 5e année, n° 12, 15 décembre 1929.
. « Le sommeil », *La Révolution surréaliste*, n° 2, 15 janvier 1925.
. « Surréalisme », Paris : *VU*, n° 275, 21 juin 1933, avec sept ill.
. « *Les Pas perdus* par André Breton », *Les Feuilles libres*, n°34, mars 1924.
. « Les Pincengrain, par Marcel Jouhandeau (N.R.F., éditeur) », Paris : *Les Feuilles libres*, n° 37, septembre-octobre 1924.
. « Mais si la mort n'était qu'un mot », contribution de René Crevel, « Le suicide », *Le Disque vert*, 3e année, 4e série, n° 1, 1925.
. « Merci Paul Klee », *56 Œuvres de Klee*, Berlin : Éditions Galerie Albert Fleichtheim, mars 28, 102 p.

. « Mort, maladie et littérature », *Le Surréalisme au service de la révolution* », numéro 1, juillet 1930.
. « Note en marge du jeu de la vérité », Bruxelles : *Documents*, 2e année, n° 20, avril 1934.
. « Nuit », *aventure*, n° 3, janvier 1922.
. « Réponse à un questionnaire », texte en anglais traduit par Michel CARASSOU, *The Little Review*, vol. 12, n° 2, mai 1929.
. « Réponse [de René Crevel] à l'enquête sur les fantômes », *Raison d'être,* n° 7, juillet 1930.
. Réponse de René Crevel à l'Enquête « Le suicide est-il une solution ? », *La Révolution Surréaliste*, n° 2, 15 janvier 1925.
. « Réponse à une enquête sur le désir », *Nadrealizam danas i ovde* (*Le surréalisme aujourd'hui et ici*), Belgrade (Yougoslavie), 1932.
. « Résumé d'une conférence donnée à Barcelone », *Le Surréalisme ASDLR*, décembre 1931.
. « Révolution, surréalisme, spontanéité », *Les Cahiers du mois*, n° 8, janv. 1925.
. « Tels qu'en eux-mêmes tous leurs propos les changent », *Commune*, 2e année, n° 20, avril 1935.
. « The Period of Sleeping-fits [La période des sommeils] », *This Quarter*, vol. 5, n° 1, sept. 1932, pp. 181-188 ; retraduction de Michel CARASSOU et Gérard PILOQUET, *O. C.*, t. 1, Paris : Éditions du Sandre, *op. cit.*
. « Terres étrangères par Marcel Arland », *Les Feuilles libres*, n° 35, janv.-fév. 1924.
. « Un traité de morale », *L'Université de Paris*, n° 235, oct. 1921.
. « Voici... Marcel Arland », *Les Nouvelles littéraires, artistiques et scientifiques*, Hebdomadaire d'information, de critique et de bibliographie, directeurs-fondateurs Jacques GUENNE et Maurice MARTIN du GARD, n° 109, 15 novembre 1924.
. « VOICI... UNE ENQUÊTE / Et quelques opinions sur le suicide », *Les Nouvelles littéraires, artistiques et scientifiques*, n° 121, 7 février 1925.
. « Un cas social à Sainte-Anne », rubrique « Par le temps qui court », *Commune*, 2e année, n° 22, juin 1935.

Titres posthumes (tous genres confondus)

En volumes

. *L'Arbre à méditation*, dans *René Crevel – Les Inédits, lettres, textes*, édition établie et présentée par Alexandre MARE, Paris : Éditions du Seuil, coll. « Fiction & Cie », 2013, 400 p.

. *Correspondance de René Crevel à Gertrude Stein*, traduction, présentation et annotation par Jean-Michel DEVÉSA, Paris : L'Harmattan, coll. « Espaces littéraires », 2000, 270 p.

. CREVEL René, GIACOMETTI Alberto, *Mais si la mort n'était qu'un mot*, préface de Véronique WIESINGER, Paris : L'Échoppe, 2007, 40 p.

. *Le roman cassé*, 1re éd. par Jean-Michel Devésa, *Mélusine*, 1983 ; rééd. *Le roman cassé et derniers écrits*, éd. Michel CARASSOU, Préface de Louis JANOVER, Paris : Société Nouvelles des Éditions Pauvert, 152 p.

. *René Crevel – Lettres de désir et de souffrance*, « L'ange du suicide » : Préface de Julien GREEN, Présentation et annotation par Éric LE BOUVIER, Paris : Librairie Arthème Fayard, 396 p.

. *René Crevel –Lettres à Mopsa, Textes établis et présentés par Michel CARASSOU,* Paris : Éditions Paris-Méditerranée, coll. « Cachet volant », 1997, 168 p.

In *revues, ouvrages...*

N. B. : certains articles ont peut-être paru du vivant de l'auteur mais nous n'avons pu les consulter que dans des éditions posthumes, d'où leur place ici.

. « Fin du monde » (1919), poème, *O. C.*, t. 1, *op. cit.*, p. 499.

. « Individu et société », *Commune*, 2e année, n° 23, juillet 1935.

. « Discours aux ouvriers de Boulogne », *Commune*, 2e année, n° 24, août 1935.

. « Le cygne de Pau » (1924), *Feuilles éparses*, Paris : Éd. Louis Broder, 1965.

. « Nouvelles vues sur Dalí et l'obscurantisme », 1re éd. *L'Esprit contre la raison*, Paris : Tchou, 1969, *op. cit.* ; rééd. *L'Esprit contre la raison et autres textes surréalistes*, *op. cit.*

. « Trois réponses à un questionnaire sur la sexualité enfantine » [non publiées], *Problème sexuel*, n° 2, 1934, *Le Roman cassé et derniers écrits* (1934), *op. cit.*

2. Ouvrages anthologiques, biographiques et exégétiques

. BATACHE Eddy, *La mysticité charnelle de René Crevel*, 1re éd. Georges Visat, 1976 ; rééd. 1978, diffusion Paris : J.-M. Place, 88 p.
. BUOT François, *Crevel*, Paris : Grasset, 1991, 490 p.
. CARASSOU Michel, *René Crevel*, Paris, Fayard, 1989, 292 p.
. *Lettre pour Arabelle et autres textes*, éd. Franck GUYON, Angoulême : Éditions Marguerite Walkine, 2013, 176 p.

3. Articles, contributions... consacrés à René Crevel

. ALTMAN Georges, « Les livres. Romans de jeunes. Essais sur la Russie nouvelle » [à propos de *Babylone*], *L'Humanité*, 11 juin 1928.
. ARLAND Marcel, *Les Feuilles libres*, n° 37, sept.-oct. 1924.
. BATAILLE Georges, « René Crevel, *Le Clavecin de Diderot*, Paris : Éd. Surréalistes, 168 p. », rubrique « Bibliographie – Revue des livres – Littérature », *La Critique sociale*, n° 7, janvier 1933.
. BIDOU Henry, « Avec les livres », *Vogue*, 1er sept. 1926.
. BOST Pierre, « Les livres » [à propos de *Babylone*], *Jazz*, n° 7, 1929.
. CASSOU Jean, « René Crevel », *Monde*, 4 juillet 1935.
. CHAR René, *Recherche de la base et du sommet*, « III. Grands astreignants ou la conversation souveraine », Paris : Gallimard, 1971.
. CHÉNIEUX-GENDRON Jacqueline (« René Crevel – Biographie », *La République des Lettres*, s. d., (page consultée le 26.08.2024)
< https://républiquedeslettres.fr/crevel.php >.
. CORTI José, *Souvenirs désordonnés*, Paris : Éditions José Corti, 1983.
. CUÉNOD Jean-Noël, « Révolte au cœur : la comète René Crevel », 8 fév. 2023, < https://jncuenod.com/revolte-au-coeur-la-comete-rene-crevel/ >.
. DEMANGEAT Michel, « Le "folklore de foyer" et la "mort difficile" de René Crevel », *in* Claude BARTHÉLÉMY et Michel DEMANGEAT, « Le roman familial et son expression littéraire, René Crevel », *Imaginaire & Inconscient*, 2006/2 n° 18.
. DORSENNE Jean, « *Mon corps et moi* par René Crevel », rubrique « Essais », *Les Nouvelles littéraires*, 20 fév. 1926.
. FELLOWES Daisy, « *Les pieds dans le plat* par René Crevel », rubrique « Romans », *Les Nouvelles littéraires, artistiques et scientifiques*, 3 juin 1933, 2e année, n° 555.
. FIERENS Paul, « *Détours*, par René Crevel », *La NRF*, nov. 1924.
. JALOUX Edmond, « René Crevel », rubrique « L'esprit des livres », *Les Nouvelles littéraires*, samedi 29 juin 1935.
. JOUHANDEAU Marcel (signé « La Girouette ») « Le surréalisme mortel », *Le Figaro*, 3 août 1935.

. LALOU René, « De quelques livres » [à propos de *Détours*], *Le Journal littéraire*, 11 oct. 1924.

. LAURENCIN Marie, « Sous la lampe. René Crevel », *Marianne*, n° 140, 26 juin 1935.

. MARE Alexandre, « Cette curieuse solitude de René Crevel », *René Crevel – Les inédits, lettres, textes*, *op. cit.*

. O. G. (?), « *Les pieds dans le plat*, récit par M. René Crevel, Éditions du Sagittaire », *L'Intransigeant*, 54e année, n° 19504, 30 nov. 1933.

. PARIJANINE Maurice, « René Crevel, *La mort difficile* (Simon Kra) », « Notes bibliographiques », *L'Humanité*, 23e année, n° 10227, 11 déc. 1926.

. POGNANT Patrick, « *Mon corps et moi*, de René Crevel, le roman d'une impossible conciliation », *Archéologie du moi*, Gisèle BERKMAN et Caroline JACOT GRAPA (dir.), Saint-Denis : Presses universitaires de Vincennes, 2009, 236 p.

. PRÉVOST Claude, *L'Humanité* [sur l'écriture de R. Crevel], s. d. (*circa* fin des années 1970).

. ROSSI Baptiste, « Des nouvelles de Crevel », *La Règle du jeu*, juin 2014 (page consultée le 30.08.2014), < https://laregledujeu.org/2014/01/06/15176/des-nouvelles-de-crevel/ >.

. ROUGEMONT Denis de, « René Crevel, Mon corps et moi », *Revue de Genève*, mai 1926.

. —, « René Crevel, *La mort difficile* », *ib.*, mai 1927.

. SEBBAG Georges, « René Crevel métaphysicien », *Mélusine*, n° 22, mai 2002.

. SERVÈZE Gérard, « René Crevel. *Les pieds dans le plat.* (Éditions du Sagittaire) », rubrique « Revue des livres », *Commune*, juillet 1935, n° 1, hors série.

. SÉVERAC J.-B., « Livres et revues – Carnet du lecteur », *Le Populaire*, n° 2284, 8 mai 1929.

. SKIRA Albert, « Souvenirs », préface en français et en anglais, *Minotaure*, fac-similés des 13 numéros de la revue, New York : Arno-Press, 1968.

. SOUPAULT Philippe, *Les Feuilles libres*, n° 44, nov.-déc. 1926.

. THIBAUDET Albert, « Les lettres », *Europe nouvelle*, 1er nov. 1924.

. TZARA Tristan, « René Crevel », *Les Étoiles*, 2e année, n° 19, 18 sept. 1945.

. UNIK Pierre, « *Êtes-vous fous ?* par René Crevel », *Variétés*, 15 août 1929, année n° 4.

4. Littérature générale (ouvrages, articles...)

. ABGRALL Fañch, *Et moi aussi j'ai eu vingt ans !* et autres œuvres [*Alan Kerven* (roman), *L'âme en peine* (nouvelle), *Contes du Yun et de l'Arrée* (contes), *Luc'hed Ha Moged* (poèmes)], Préface de Jean-Marc ABGRALL, Rennes : Terre de Brume, 2000, 288 p.

. ALQUIÉ Ferdinand, « Lettre à André Breton, Carcassonne, 7 mars 1933 », *Le Surréalisme au service de la révolution*, n° 5, juin 1933, 52 p.
. ARAGON Louis, « Le Surréalisme et le devenir révolutionnaire », *Le Surréalisme Au Service de la Révolution*, décembre 1931.
. —, « Un ''Salon'' photographique », *Commune*, 2e année, n° 22, juin 1935.
. ARLAND Marcel, *L'Ordre*, Paris : Gallimard, 1929 (3 vol. : 253, 258 et 253 p.), rééd. Paris : Gallimard, 1951, 544 p.
. ARTAUD Antonin, sans titre, « Le monde physique est encore là... », *La Révolution surréaliste*, n° 2, 15 janvier 1925.
. —, « Sûreté générale : la liquidation de l'opium », *ib.*
. —, « Cahier n° 346, Paris (août 1947) », *Cahiers d'Ivry*, éd. Évelyne GROSSMAN, deux tomes, Paris : Gallimard, 2011, 2334 p., t. 2.
. BATAILLE Georges, « André Breton, *Le revolver à cheveux blancs* » (Paris : Édition des Cahiers Libres, 1932, 173 p.) ; « Tristan Tzara, *Où boivent les loups* » (Paris : Éditions des Cahiers Libres, 1932, 173 p.). ; « Paul Éluard, *La vie immédiate* » (Paris : Édition des Cahiers Libres, 1932, 170 p.), rubrique « Bibliographie – Revue des livres – Littérature », *La Critique sociale*, n° 7, janvier 1933.
. BOUHADJERA Hocine, « SM, paranoïa, nazisme : le programme cultuel de Salvador Dalí », extraits de la lettre envoyée par Dalí à Breton, *Actualité*, 05.09.2022 (page consultée le 24.07.2024),
< https://actualitte.com/article/107676/insolite/sm-paranoia-nazisme-le-programme-cultuel-de-salvador-dali >.
. BRETON André, *Manifeste du surréalisme,* Paris : Kra, 1924 ; rééd. Paris : Jean-Jacques Pauvert éd., 1962 ; rééd. Paris : Société Nouvelle des Éditions Pauvert ; rééd. *Manifestes du surréalisme*, Paris : Gallimard, coll. « folio essais », 1985, 2007, 176 p.
. —, *Nadja*, Paris : Éditions de La NRF, 1928, 219 p.
. —, *Misère de la poésie – « L'Affaire Aragon » devant l'opinion publique*, Paris : *Éditions surréalistes*, mars 1932, 32 p.
. —, *Entretiens 1913-1952*, avec André Parinaud *et al.*, Paris : NRF, coll. « Le Point du Jour », 1952, 322 p.
. —, *Anthologie de l'humour noir*, 1re éd. définitive, Paris : Jean-Jacques Pauvert éditeur, 1966 ; rééd. Paris : Librairie Générale Française, coll. « Le livre de poche », 446 p.
. Collectif, « Lettre ouverte à M. Paul Claudel, Ambassadeur de France au Japon », tract imprimé le 1er juillet 1925.
. —, *Paillasse ! Fin de « L'Affaire Aragon »*, Paris : Éditions surréalistes, mars 1932, 12 p.
. CUÉNOT Alain, « *Clarté* (1919-1928) – Du refus de la guerre à la révolution », *Cahiers d'Histoire*, n° 123.
. CUNARD Nancy, *Negro Anthology*, 385 illustrations, 250 textes signés de 155 auteur(e)s des États-Unis, d'Amérique du Sud, des Caraïbes, d'Afrique et d'Europe, Londres : Nancy Cunard at Whisart & Co, 15 février 1934, 854 p. ;

rééd. Paris : Nouvelles éditions Place en 2018, 912 p. ; rééd. Paris : Éditions du Sandre, *Anthologie noire*, trad. Geneviève CHEVALLIER, 900 p.
. DALÍ Salvador, « Rêverie », *Le Surréalisme au service de la révolution*, n° 4, décembre 1931.
. —, *La Conquête de l'irrationnel*, Paris : Éditions surréalistes, 1935, 24 p. et 32 planches hors texte.
. DANSEL Michel, *Les excentriques*, Paris : Éditions Robert Laffont, coll. Bouquins, 2012, 832 p.
. DRIEU LA ROCHELLE Pierre, *Notes pour un roman sur la sexualité* suivi de *Parc Monceau*, édition établie et présentée par Julien HERVIER, Paris : Éditions Gallimard, 2008, 104 p.
. DU CAMP Maxime, *Le livre posthume – Mémoires d'un suicidé (recueillis et publiés par)*, Paris : Victor Lecou éditeur, 1853, 332 p.
. ÉLUARD Paul, *Lettres à Gala (1924-1948)*, Paris : Gallimard (544 p.)
. FAUCIGNY Jean-Louis de, *Fêtes mémorables, bals costumés, 1922-1972*, Paris : Éditions Herscher, 1986, 126 p., illustrations N&B et couleurs.
. —, *Un gentilhomme cosmopolite*, Paris : Perrin, 1990, 278 p.
. FERDIÈRE Gaston, *Les Mauvaises Fréquentations – Mémoires d'un psychiatre avec la collaboration de Jean Queval*, Paris : Éditions Jean-Claude Simoën, 1978, 300 p.
. FRIOUX-SALGAS Sarah, « Introduction ''L'Atlantique noir'' de Nancy Cunard, *Negro Anthology*, 1931-1934 », *Gradhiva*, n° 19, 2014.
. GIDE André, *Si le grain ne meurt*, Paris : Éditions Gallimard, 1954 ; rééd. Paris : Le Livre de poche, 1969, 384 p.
. GILBERT-LECOMTE Roger, « Avant-propos », *Le Grand Jeu,* n° 1, été 1928.
. GREEN Julien, *Journal intégral* 1919-1940*, éd. établie par Guillaume FAU *et alii*, Paris : Robert Lafont, coll. « Bouquins », 2019, 1334 p.
. « Hommage à Saint-Pol-Roux », contributions diverses, Paris : *Les Nouvelles littéraires*, samedi 16 mai 1925, 4e année, n° 134.
. HUGNET Georges, *Petite Anthologie du surréalisme*, Paris : Galerie Jeanne Bucher, 22 juin 1934, 169 p.
. ISTRATI Panaït, « L'Affaire Roussakov ou l'URSS d'aujourd'hui », *La NRF*, n° 193, 1er octobre 1929, 146 p.
. JEAN PAUL [Johan Richter dit], *Être là dans l'existence*, textes choisis depuis *Ideengewimmel* (« Fourmillement d'idées »), Francfort-sur-le-Main : Éditions Eichborn, 1996 ; trad. de l'allemand et présentation par Pierre DESHUSSES, Paris : Rivages poche, coll. « Petite bibliothèque », 1998, 166 p.
. KRAMER Antje, *Les grands manifestes de l'art des XIXe et XXe siècles*, Paris : TTM Éditions, coll. « Beaux-Arts éditions », 2011, 264 p.
. LAURE [PEIGNOT Colette], *Histoire d'une petite fille*, Lyon : Éditions de la Lanterne, 2024, 88 p.

. LEDUC Alain (Georges), *Le Maitron*, « Notice Roger Vailland », « Dictionnaire biographique » (page consultée le 28.06.2024),
< https://maitron.fr/spip.php?article179724 >.
. MANN Klaus, *Der Wendepunkt – Ein Lebensbericht* [*Le Tournant – Parcours d'une vie*][1], München : Spangenberg im Ellermann Verlag, 1976, 596 p. ; 1re éd. française, *Le Tournant*, trad. française Nicole ROCHE, Malakoff : Solin, 1984, 692 p.
. MANN Thomas, *Der Zauberberg* [*La montagne magique*], 2 vol., Berlin : Deutsche Buch-Gemeinschaft, 1924 ; 1re éd. française, trad. Maurice BETZ, Paris : Arthème Fayard et Cie, 2 vol., 1931, 530-[2] et 580-[4] pp. ; rééd. Paris : LGF, Le Livre de poche, 1991, 2007, 824 p.
. MINET Pierre, *La Défaite, confessions* (1945-1946), Paris : Éditions du Sagittaire, 1947 ; rééd. Paris : Éditions Jacques Antoine, 1973 ; rééd. Paris : Allia, 1995, 2e éd., 2010, 256 p.
. PEIGNOT Colette : voir LAURE.
. RACINE Nicole, *Le Maitron*, « Notice Istrati Gherasim, dit Panaït », « Dictionnaire biographique » (page consultée le 27.06.2024),
< https://maitron.fr/spip.php?article87677 >.
. RATEL Simonne, *Trois parmi les autres*, Paris : Librairie Plon, 1929 ; 20e éd., Prix Minerva 1930, 1933, 280 p.
. —, « L'ailier du surréalisme », *Dialogues à une seule voix*, Paris : Éditions du Tambourin, 1930, 211 p.
. ROLLAND Romain, *La vie de Ramakrishna*, Paris : Librairie Stock, 1929, 314 p. et VI p. ; rééd. illustrée à Paris : Éditions Robert Laffont, 1973, 334 p.
. ROUSSEAU Jean-Jacques, *Les confessions*, Paris : Gallimard, 1959, rééd. 1973, 1995, coll. « Folio Classique, 864 p.
. —*Émile ou de l'éducation* (1757 à 1762), 1re éd., La Haye [Paris] : Jean Néaulme [Duchesne], 1762, 4 volumes in-8, 466 p., 407 p., 384 p. 455 p. ; rééd. Paris : Garnier Flammarion, coll. « GF Flammarion », 634 p.
. S. n. a., « Mise au point communiquée par l'Association des Écrivains Révolutionnaires », *L'Humanité*, 29e année, n° 12140, 10 mars 1932.
. SAUVAGEOT Marcelle, *Laissez-moi (commentaire)*, Paris : René-Louis Doyon, 1933 ; 2e éd., Paris : La Connaissance, 1934 (avant-propos de Charles Du Bos) ; rééd., « Notes de l'éditeur », Jean-Pierre SICRE, Paris : Phébus, coll. « d'aujourd'hui », 2004, 128 p.
. SCOTT FITZGERALD Francis, « Lettre du 21 janvier 1930 », Matthew BRUCCOLI et Judith BAUGHAM, *The Sons of Maxwell Perkins – Lettres of F. Scott Fitzgerald, Ernest Hemingway, Thomas Wolfe and their Editor*, University of South Carolina Press, 2004, 396 p.
. SOHN Anne-Marie, *Du premier baiser à l'alcôve*, Paris : Aubier, coll. « Collection historique », 1996, 314 p.

[1] L'autobiographie de Klaus Mann a connu sa première édition en anglais, aux États-Unis : *The Turning Point – Thirty-Five Years in this Century*, New York : L.B. Fischer, 1942.

. SOLLERS Philippe, « Quand les surréalistes criaient : "À bas la France !" », *Le Nouvel Observateur*, 30 mai 2013.
. STEIN Gertrude, *Autobiographie d'Alice Toklas* (*The Autobiography of Alice B. Toklas*, New-York : *The Literary Guild*, 1933), trad. Bernard FAŸ, Paris : Gallimard, 1934, 319 p.
. TADIÉ Jean-Yves (dir.), *La littérature française, dynamique et histoire*, t. 2, Paris : Gallimard, coll. « folio essais / inédit », 2007, 930 p.
. THIRION André, *Révolutionnaires sans révolution*, Paris : Laffont, 1972, 580 p.
. UNIK Pierre, « Recherches Sur La Sexualité Part D'objectivité, Déterminations Individuelles, Degré De Conscience / 1re Soirée / 27 janvier 1928 », Paris : *La révolution surréaliste*, 4e année, n° 11, 15 mars 1928.
. VACHÉ Jacques, Préface et Chronologie, Patrice ALLAIN, *Lettres de guerre 1914-1918*, éd. établie et annotée par Patrice ALLAIN et Thomas GUILLEMIN, Paris : Éditions Gallimard, 476 p.
. VERHAAR Marijke Peyser, « Salvador Dalí et le mécénat du *Zodiaque* », thèse Université d'Utrecht, Igitur, 2008, 352 p.

5. Littérature médicale

. ALLENDY René (Dr), *Journal d'un médecin malade ou six mois de lutte contre la mort*, Paris : Éditions Denoël, 1944, 188 p.
. AMSEL Roger, *Le pneumothorax artificiel dans le traitement en cure libre de la tuberculose – Thèse pour le doctorat en médecine*, Angers : Imprimerie du Commerce, 1922 (109 p.
. ARESU Yan, *Évolution du discours médical sur l'onanisme de 1710 à nos jours*, Thèse de méd. générale, Faculté de méd. de Nancy, 2004, 201 p.
. AUGÉ Claude (dir.), « Sonde », *Dictionnaire universel Larousse en deux volumes*, tome second, Paris : Librairie Larousse, 1923, 1294 p.
. *Dictionnaire de l'Académie de Médecine*, versions 2015-2024, <https://www.academie-medecine.fr/dictionnaire/>.
. BARRAQ Vincent, « La station climatérique de Crans-Montana : un cas particulier d'une implantation sanatoriale en Suisse », *Actes du Colloque Les quinze glorieuses de l'architecture sanatoriale*, Passy, le plateau d'Assy, les deuxièmes rencontres d'Assy, 15 juin-30 septembre 2006.
. CARLES Jacques, *Les abcès de fixation dans les maladies infectieuses et les intoxications*, Paris : J.-B. Baillière & Fils Éditeurs, 1903, 156 p.
. CAUTRU, *Entérite muco-membraneuse – Pathogénie de la colite*, « Communication faite à la Société de Thérapeutique de Paris – Séance du 25 janvier 1903 », Paris : Octave Doin Éditeur, 1905, 15 p.
. COLLET Frédéric-Julien, *Précis de pathologie interne*, t. 1 (Système nerveux, Appareil digestif et annexes, Appareil urinaire), Paris : Octave Goin Éditeur, 1907, 868 p.

. DENIS Jean, VINSON-BONNET Béatrice (déc. 2008), relectures : POMMARET Élise (mars 2015), Dr Alix PORTAL (sept. 2022), « Le kyste pilonidal », Société Nationale Française de Colo-Proctologie (SNFCP), (page consultée le 24.11.2024)
< https://www.snfcp.org/informations-maladies/fistules-anales-suppurations/le-kyste-pilonidal/ >.
. FOURNIER Josette, « Des ‘‘sels d’or’’ nanométriques contre la tuberculose », *L’Actualité chimique*, n° 425, janvier 2018
. FREUD Sigmund, *Abrégé de psychanalyse* (1940) ; rééd. PUF, coll. « Bibliothèque de psychanalyse », 1997, 88 p.
. —, *Trois essais sur la théorie de la sexualité*, 1re éd. allemande, 1905 ; rééd. avec ajouts 1910, 1915, 1920, 1922, 1924 ; rééd. trad. de 1923 du Dr Blanche REVERCHON-JOUVE, Paris : Gallimard, coll. « Idées NRF », 1962, 190 p.
. —, *Le petit Hans : analyse de la phobie d'un garçon de cinq ans ; sur l'éducation sexuelle des enfants*, suivi de *Sur l'éducation sexuelle des enfants*, Paris : Payot, coll. « Petite Bibliothèque Payot », 2011, 272 p.
. Henri GOUGEROT, *Le traitement de la syphilis en clientèle* (4 éditions, de 1914 à 1927).
. GRASSET Joseph, *Traité pratique des maladies du système nerveux*, 2e éd., Montpellier : Camille Coulet, Libraire-Éditeur et Paris : Adrien Delahaye & E. Lecrosnier, Libraires-Éditeurs, 1881, 1096 p.
. —, *Thérapeutique des maladies du système nerveux,* Paris : O. Doin, 1907, 600 p.
. KHAYAT David, « Mélanome : l’héliothérapie, une pratique médicale obsolète et dangereuse », *Sciences et Avenir*, 2017 (page consultée le 24.11.2024),
< https://www.sciencesetavenir.fr/sante/cancer/melanome-l-heliotherapie-une-pratique-medicale-obsolete-et-dangereuse_112282 >.
. LAGET Pierre-Louis, « La réception du modèle sanatorial germanique dans les milieux médicaux français », *Actes du Colloque Les quinze glorieuses de l’architecture sanatoriale*, Passy, le plateau d’Assy, les deuxièmes rencontres d’Assy, 15 juin-30 septembre 2006.
. LEFEBVRE Thierry, « Genèse pharmacologique d’une œuvre : Antonin Artaud », *Revue d’Histoire de la pharmacie*, 2002, volume 90, n°334.
. MARIANI Aurora, SCHMITT Françoise, « Tout savoir sur le phimosis ! », *La revue de praticien*, 09.10.2023 (page consultée le 18.11.2024),
< https://www.larevuedupraticien.fr/article/tout-savoir-sur-le-phimosis >.
. MARSCHALL, cité par Nathalie VERGNE, *L’histoire de la tuberculose et de ses traitements*, Thèse de doctorat en médecine, Limoges : Faculté de médecine, 1994, 88 p.
. MÉTAMET S., « La tuberculose est-elle vaincue ? », *in* « Chronique médicale », 8 fév. 1932, Limoges : *L’ordre*, 4e année, n° 781.

. POGNANT Patrick, *La répression sexuelle par les psychiatres – Corps coupables*, « La masturbation », Paris : L'Harmattan, coll. « Médecine à travers les siècles », 2011 (186 p.), pp. 83-119.
. —, « Il faut sauver les prépuces », *Le Monde*, 2012, <https://www.lemonde.fr/idees/article/2012/01/24/il-faut-sauver-les-prepuces_1632492_3232.html>.
. —, *Antonin Artaud - La mise en échec de la médecine*, Paris : L'Harmattan, coll. « Médecine à travers les siècles », 2024, 404 p.
. S. n. a., *Travaux de l'École de Médecine de l'Indochine – Extrait des observations recueillies dans les services de clinique médicale, chirurgicale et obstétricale*, Manoukhine, Hanoï : Imprimerie d'Extrême-Orient, 1931.
. S. n. a., « Qu'est-ce qu'un pneumothorax ? », Centre chirurgical Lyon, Mermoz, Ambérieu, Natécia, Médipôle (page consultée le 28.11.2024), < https://www.chirurgie-lyon-mermoz.fr/pulmonaire-et-thoracique/pneumothorax/quest-ce-quun-pneumothorax >.
. Émile SERGENT, *Études cliniques sur la tuberculose (1908-1920)*, « Introduction », Paris : A. Maloine & Fils, 2e éd., 720 p.
. THIN Edmond, *L'oléo-thorax, considérations théoriques sur l'action de l'oléo-goménal intra-pleural*, Paris : Amédée Legrand, Éditeur, 1923, 32 p.
. TISSIER Paul-L. et BLONDIN P., *Traitement de la syphilis*, Paris : A. Maloine Éditeur, 1912, 396 p.
. TRÉHEL Gilles « Magnus Hirschfeld (1868-1935) et la femme soldat », *Topique* 2013/4 (n° 125), Paris : Éditions Association Internationale Interactions de la Psychanalyse (A2IP).
. VIGUÉ Louis, *Contribution à l'étude du traitement de la tuberculose pulmonaire par la teinture d'iode*, Montpellier : Firmin & Montane, 1922 (32 p.)

6. Divers (ouvrages, articles, films, musique...)

Ouvrages, articles...

. AVÉ A. (dir.), *VIIIe Olympiade – Paris 1924*, « Rapport officiel », Paris : Librairie de France, 1924, 852 p.
. BUNDI Martin, « Davos », *Dictionnaire historique de la Suisse (DHS)*, version du 02.12.2016 (page consultée le 30.07.2024), < https://hls-dhs-dss.ch/fr/articles/001571/2016-12-02/ >.
. C. A. T. [?], « Sur la poésie moderne, une interview de Paul Claudel à Florence », rubrique « Belles Lettres », *Comœdia*, n° 4570, 24 juin 1925.
. *Comité Jean-Michel Frank* (page consultée le 06.04.2024) < https://www.comite-jean-michel-frank.com/biographie-jean-michel-frank.html >.
. *BCU Lausanne* [Bibliothèque Cantonale Universitaire] (page consultée le 11.06.2024), < https://www.bcu-lausanne.ch/?s=Alfred+Rosset >.

. *Bibliothèque Municipale de Lyon*, « Guichet des savoirs » (page consultée le 11.06.2024), < https://www.guichetdusavoir.org/question/voir/28643 >.
BINDÉ Joséphine, *Beaux Arts* « Quand l'art concourait aux Jeux olympiques », 15 sept. 2021, mis à jour le 24 avril 2024 (page consultée le 26.04.2024), < https://www.beauxarts.com/grand-format/quand-lart-concourait-aux-jeux-olympiques/ >.
. Régis CREPET, météorologue, « Qu'est-ce que l'effet de Foehn, ce vent sec et chaud qui modifie le climat ? », *La chaîne Météo Consult*, 20.02.2024 (page consultée le 08.06.2024), <https://www.meteoconsult.fr/actualites-meteo/2024-02-20/69999-qu-est-ce-que-l-effet-de-foehn-ce-vent-sec-et-chaud-qui-modifie-le-climat >.
. DORIOT GALOFARO Sylvie, « Que reste-t-il des sanatoriums construits à Crans-Montana à partir de 1899 ? », *Actes du colloque annuel Histoire de l'art et conservation des monuments historiques...* 14-15 novembre 2014, Association suisse des historiens et historiennes de l'art (ASHHA), Université de Berne, 10 mars 2016.
. *Maconnieke Encyclopedie* [Encyclopédie de la franc-maçonnerie, les Russes], (page consultée le 28.11.2024), < http://www.vrijmetselaarsgilde.eu/Maconnieke%20Encyclopedie/Franc-M/fra-r-04.htm >.
. MANSFIELD Katherine, « Lettre à Yvan Manoukhine », < https://www.katherinemansfieldsociety.org/archive/www.katherinemansfieldsociety.org/4-dec-1921/index.html >.
. GASPARRI (Cardinal), *Catéchisme catholique*, Juvisy (Seine-et-Oise) : Éditions du Cerf, 1932, 651 p.
. *J Forum, le portail juif francophone*, « La Tragique histoire du cousin d'Anne Frank », s. n. a., 14 février 2017 (page consultée le 28.07.2024), < https://www.jforum.fr/la-tragique-histoire-du-cousin-danne-frank.html >.
. *Légifrance*, « Loi du 5 août 1914 Relative à l'état de siège » (page consultée le 02.04.2024), < https://www.legifrance.gouv.fr/jorf/id/JORFTEXT000000868909/ >.
. PEYRALBE Jean, « Les arts – Au sujet de la section française des artistes révolutionnaires », *L'Humanité,* 29e année, n° 12098, jeudi 28 janvier 1932.
. *Musée de la Grande guerre*, « La Bataille de la Marne de 1914 » (page consultée le 02.04.2024), < https://www.museedelagrandeguerre.com/collections/la-bataille-de-la-marne-1914/ >.
. *Site Interarmées des Réserves Militaires*, « Historique de la Réserve » (page consultée le 02.04.2024), < https://www.reserve-operationnelle.ema.defense.gouv.fr/index.php/armee-de-l-air/la-reserve/historique/485-historique-de-la-reserve >.
. *Ville de Genève*, s. n. a. (page consultée le 05.06.2024), <https://www.geneve.ch/faire-geneve/decouvrir-geneve-quartiers/champel/anecdotes>.

Cinéma

. BUÑUEL Luis, *L'Âge d'or* ; musique : Beethoven, Mendelssohn, Mozart, Schubert, Wagner, Georges van Parys (paso doble) ; moyen métrage, N&B ; film français : prod. vicomtesse Marie-Laure de Noailles et vicomte Charles de Noailles ; 1930, 63'.
. MALLE Louis, *Le Feu follet*, rôle titre : Maurice RONET (Alain Leroy) ; musique Éric SATIE ; long métrage, N&B ; film franco-italien : prod. Nouvelles Éditions de Films, Arco Film ; 1963, 108'.
. MERCANTON Louis, HERVIL René, *Le Torrent*, long métrage, N&B, muet ; prod. : Paris : Société des Films Éclipse ; 1917, durée non trouvée.
. VISCONTI Luchino, *Les Damnés* (*La caduta degli dei*), rôles principaux : Dirk BOGARDE (Friedrich Bruckmann), Ingrid THULIN (la baronne Sophie von Essenbeck), Helmut BERGER (Martin von Essenbeck) ; musique Maurice JARRE ; long métrage couleur ; film italo-allemand : prod. Pegaso Cinematografica, Ital-Noleggio Cinematografico, Praesidens, Eichberg Film ; 1969, 156'.

Musique

Yvonne George et Kiki de Montparnasse, Y. George 19 titres, K. de Montparnasse 6 titres, CD Disques Chansophone, n° 114, 1991.

Table des matières

Remerciements

Mes sincères remerciements à :

Bernard Mouralis et à son épouse France pour l'intérêt qu'ils portent à mes travaux ; directeur de ma thèse, Bernard Mouralis a dirigé une équipe de chercheurs que j'ai rejointe, « Arts littéraires arts cliniques », et c'est donc grâce à lui que j'ai poursuivi une passionnante recherche sur les liens entre la médecine et la littérature, thème de la plupart de mes publications, dont ce triptyque Artaud-Bousquet-Crevel que je parachève aujourd'hui avec René Crevel ;

Le docteur Xavier Riaux, directeur de la collection « Médecine à travers les siècles » chez L'Harmattan (et auteur d'ouvrages passionnants !) pour son soutien indéfectible depuis tant d'années ;

Perrine Fourgeaud du Service fabrication de L'Harmattan pour son aimable efficacité et sa généreuse implication pour la finalisation de ce livre ;

Yoan Reboul, sympathique assistant d'administration et de valorisation, qui m'a efficacement éclairé sur le fonds Crevel à la Bibliothèque littéraire Jacques Doucet ;

Mes fidèles amis Barbara Meister et Claude Ozanne pour leur attentive relecture et l'attention qu'ils portent à mon travail ;

Enfin, ma famille et mes amis (ils se reconnaîtront) aux yeux de qui j'ai disparu pendant plusieurs mois, le moi Crevel, vampirique et chronophage, m'ayant fait perdre la notion du temps et de la vie en société...

Patrick Albert Pognant

Structures éditoriales du groupe L'Harmattan

L'Harmattan Italie
Via degli Artisti, 15
10124 Torino
harmattan.italia@gmail.com

L'Harmattan Hongrie
Kossuth l. u. 14-16.
1053 Budapest
harmattan@harmattan.hu

L'Harmattan Sénégal
10 VDN SICAP AMITIE 3
BP 45034 Dakar-Fann
direction@senharmattan.com

L'Harmattan Cameroun
Tsinga/Derrière polyclinique FECAFOOT
BP 11486 Yaoundé
Jacques.koukam@harmattan.fr

L'Harmattan Burkina Faso
Villa 281, secteur 23 623, rue 14.32
Ouagadougou
zagbie@outlook.fr

L'Harmattan Guinée
Almamya, rue KA 028 OKB Agency
BP 3470 Conakry
harmattanguinee@yahoo.fr

L'Harmattan RDC
185, avenue Nyangwe
Commune de Lingwala – Kinshasa
matangilamusadila@yahoo.fr

L'Harmattan Congo
219, avenue Nelson Mandela
BP 2874 Brazzaville
deunovmikhael@gmail.com

L'Harmattan Mali
Immeuble Mgr Jean Marie Cissé
Aci Hamadallaye
BP 145 Bamako
syllaka@yahoo.fr

L'Harmattan Togo
Djidjole – Maison Amela
face EPP BATOME
02 BP 20680 Lomé
didieramela11@gmail.com

L'Harmattan Côte d'Ivoire
Résidence Karl – Cité des Arts
Abidjan-Cocody
03 BP 1588 Abidjan
harmattan.ivoire@gmail.com

L'Harmattan Bénin
Rue 604, (Immeuble à l'entrée
de la rue UCAO- Cite de Saint-Jean)
Cotonou
stepcorpus@gmail.com

Nos librairies en France

Librairie internationale
16, rue des Écoles
75005 Paris
librairie.internationale@harmattan.fr
01 40 46 79 11
www.librairieharmattan.com

Librairie des savoirs
21, rue des Écoles
75005 Paris
librairie.sh@harmattan.fr
01 46 34 13 71
www.librairieharmattansh.com

www.ingramcontent.com/pod-product-compliance
Lightning Source LLC
LaVergne TN
LVHW011249061026
849535LV00005B/1199